内科常见疾病临床诊治概要

俞婧佳　袁　茜　伍炯星　白焕强　主编

中南大学出版社
www.csupress.com.cn

编　委　会

主　编

俞婧佳　袁　茜　伍炯星　白焕强

副主编

蔡剑凯　李春喜　钟艺华　王灿飞

编　者（以姓氏笔画为序）

王灿飞　中南大学湘雅二医院

白焕强　青海省中医院

伍炯星　中南大学湘雅三医院

李春喜　阜阳师范大学附属第一医院

钟艺华　重庆大学附属肿瘤医院

俞婧佳　中南大学湘雅三医院

袁　茜　陆军军医大学第一附属医院

蔡剑凯　揭东区第二人民医院（揭东区锡场镇卫生院）

前　　言

内科学是临床医学中一门涉及面非常广泛的综合性学科,几乎是其他临床医学的基础,亦有"医学之母"之称。内科疾病是临床常见病和多发病,也是危害人类健康的主要疾病。近年来,随着人民生活水平的提高,人民群众对健康的需求越来越高,对医生的要求也越来越高。医学的基础及临床研究日新月异,各种新理论、新治疗观念不断出现,且内科疾病病种繁多、病情复杂,如何全面、准确掌握内科常见病和多发病的诊疗方法是内科医生当下面临的重大挑战。

全书分别从呼吸系统疾病、循环系统疾病、消化系统疾病、神经系统疾病、血液系统疾病、内分泌和代谢疾病、泌尿系统疾病七个方面去讲述,详细讲解各系统常见疾病的诊疗过程。本书从临床实际出发,重点突出诊断与治疗的先进性和实用性,对各疾病有关病因、发病机制、诊断和治疗方面的新进展和新理念都尽可能予以反映,且书稿内容翔实、结构严谨、思路清晰,颇具实用性和可靠性,适用于各级医生阅读和借鉴。

由于内科学涉及范围浩瀚且发展迅速,而编者受专业所限,遗漏和不足之处在所难免,恳请各位同道批评指正,以期在后期编写中不断提高。

目　　录

第一章　呼吸系统疾病

第一节　急性上呼吸道感染

急性上呼吸道感染简称上感,为外鼻孔至环状软骨下缘包括鼻腔、咽或喉部急性炎症的总称,是呼吸道最常见的一种传染病。主要病原体是病毒,少数是细菌。发病不分年龄、性别、职业和地区,免疫功能低下者易感。本病全年皆可发病,冬春季节多发,多为散发,但常在气候突变时小规模流行。人体感染后对其产生的免疫力较弱且短暂,病毒间也无交叉免疫,故可反复发病。主要通过患者喷嚏和含有病毒的飞沫经空气传播,或经污染的手和用具接触传播。通常病情较轻、病程短、可自愈,预后良好。本病不仅具有较强的传染性,而且少数可引起严重并发症。

一、病因及发病机制

急性上呼吸道感染有70%～80%由病毒引起,主要有鼻病毒、腺病毒、呼吸道合胞病毒、流感病毒(甲、乙、丙)、副流感病毒、冠状病毒等。另有20%～30%由细菌引起,细菌感染可以是原发的,也可以继发于病毒感染,以溶血性链球菌为最常见,其次是流感嗜血杆菌、金黄色葡萄球菌、肺炎链球菌、卡他莫拉菌等,偶见革兰氏阴性杆菌。肺炎支原体和肺炎衣原体较少见。

接触病原体后是否发病,还取决于传播途径和人群易感性。各种可导致全身或呼吸道局部防御功能降低的因素,如受凉、气温变化、淋雨、疲劳等,均会导致原已存在于上呼吸道的病毒或细菌迅速繁殖,或者直接接触携带病原体的患者喷嚏、空气以及污染的手和用具诱发本病。老幼体弱、免疫功能低下或有慢性呼吸道疾病(如鼻窦炎、扁桃体炎)者更易发病。

二、病理生理和病理

组织学上可无明显病理改变,亦可出现上皮细胞的破坏。当病毒到达咽喉部腺体区时,病毒与气道上皮细胞特异性结合。病毒在呼吸道的上皮细胞及局部淋巴组织中复制,引起细胞病变及炎症反应。病毒感染后释放的炎性介质包括激肽、白三烯、IL-1、IL-6、IL-8和肿瘤坏死因子-α等,导致血管通透性增加,使鼻腔及咽黏膜充血、水肿、上皮细胞破坏,伴单核细胞浸润,有浆液性及黏液性渗出。临床上出现流清涕、鼻塞等呼吸道症状,并产生发热、全身疼痛等全身症状。症状往往在病毒感染机体后的16小时内出现,并在24～48小时内达到高峰,在2～3天内达到病毒排出高峰。继发细菌感染者可有中性粒细胞浸润及脓性分泌物产生。

三、临床表现和辅助检查

（一）临床表现

根据病因不同,临床表现可有不同的类型,主要有以下类型:

1.普通感冒

普通感冒为病毒感染引起,俗称"伤风",又称急性鼻炎或上呼吸道卡他。起病较急,早期主要表现为鼻部卡他症状,如打喷嚏、鼻塞、流清水样鼻涕,也可表现为咳嗽、咽干、咽痒或烧灼感甚至鼻后滴漏感。咽干、咽痒和鼻后滴漏感与病毒诱发的炎性介质导致的上呼吸道传入神经高敏状态有关。2~3天后鼻涕变稠,可伴咽痛、头痛、流泪、味觉迟钝、呼吸不畅、声嘶等,有时由咽鼓管炎致听力减退。严重者有发热、畏寒、四肢酸痛、头痛及食欲缺乏等全身症状。无并发症的普通感冒一般5~7天后可痊愈。老年人和儿童容易出现感冒并发症。伴有基础疾病的普通感冒患者临床症状可能较重、迁延,容易出现并发症,使病程延长。查体可见鼻腔黏膜充血、水肿、有分泌物,咽部可有轻度充血,胸部多无异常。伴有基础疾病或出现并发症者查体可见相应体征。

2.急性病毒性咽炎和喉炎

由鼻病毒、腺病毒、流感病毒、副流感病毒以及肠病毒、呼吸道合胞病毒等引起。临床表现为咽痒和灼热感,咽痛不明显,咳嗽少见。急性喉炎多由流感病毒、副流感病毒及腺病毒等引起,临床表现为明显声嘶、讲话困难,可有发热、咽痛或咳嗽,且咳嗽时咽喉疼痛加重。查体可见喉部充血、水肿,局部淋巴结轻度肿大和触痛,有时可闻及喉部的喘息声。

3.急性疱疹性咽峡炎

多由柯萨奇病毒A引起,表现为明显咽痛、发热,病程约为1周。查体可见咽部充血,软腭、腭垂、咽及扁桃体表面有灰白色疱疹及浅表溃疡,周围伴红晕。多发于夏季,多见于儿童,偶见于成人。

4.急性咽结膜炎

主要由腺病毒、柯萨奇病毒等引起。表现为发热、咽痛、畏光、流泪、咽及结膜明显充血。病程4~6天,多发于夏季,由游泳传播,儿童多见。

5.急性咽扁桃体炎

病原体多为溶血性链球菌,其次为流感嗜血杆菌、肺炎链球菌、金黄色葡萄球菌等。起病急,咽痛明显,伴发热、畏寒,体温可在39℃以上。查体可发现咽部明显充血,扁桃体肿大、充血,表面有黄色脓性分泌物,有时伴有颌下淋巴结肿大、压痛,而肺部查体无异常体征。

（二）辅助检查

1.血液检查

因多为病毒性感染,白细胞计数常正常或偏低,伴淋巴细胞比例升高,严重病毒感染时淋巴细胞比例可以降低。细菌感染时白细胞计数与中性粒细胞比例升高,出现核左移现象。

2.病原学检查

因病毒类型繁多,且明确类型对治疗无明显帮助,一般无须进行病原学检查。需要时可用免疫荧光法、酶联免疫吸附法、血清学诊断或病毒分离鉴定等方法确定病毒的类型。脓性分泌物可做细菌培养和药物敏感试验,有助于判断细菌类型,指导临床用药。

四、诊断和鉴别诊断

(一)诊断

诊断依据:包括危险因素、症状、体征和辅助检查。

1.危险因素

各种可导致全身或呼吸道局部防御功能降低的因素均可诱发本病,如受凉、气温变化、淋雨、疲劳、人员拥挤的环境、久坐的生活方式、免疫力低下、与高危人群接触或营养不良等。

2.症状

以鼻部卡他症状为主,如鼻塞、流鼻涕、打喷嚏。根据病毒或细菌侵犯的部位不同,症状有所不同。如鼻腔:鼻黏膜受刺激后可有鼻塞、流清水样鼻涕、打喷嚏等。咽部:咽部干燥、灼热感、咽痛等。喉部:声音嘶哑、咳嗽咳痰、喉部不适等。急性扁桃体炎的症状主要为咽痛、发热、吞咽困难等。急性上呼吸道感染时可伴有不同程度的全身症状,如发热、畏寒、全身酸痛和疲乏等。

3.体征

普通感冒时可见鼻腔黏膜充血、水肿、有分泌物,咽部轻度充血;急性咽炎时可见咽部明显充血、水肿;急性扁桃体炎时可见扁桃体肿大、充血,表面有或无脓性分泌物;急性喉炎时可见喉部充血、水肿,有黏液性分泌物或黏膜溃疡。

具备上述危险因素并根据鼻咽部的症状和体征,结合周围血象和胸部 X 线检查阴性结果可作出临床诊断。一般无须病因诊断,特殊情况下可进行细菌培养和病毒分离或病毒血清学检查等确定病原体。但须与初期表现为感冒样症状的其他疾病鉴别。

(二)鉴别诊断

1.流行性感冒(以下简称流感)

起病急,具有较强的传染性,以全身中毒症状为主,呼吸道症状较轻。老年人及伴有慢性呼吸道疾病、心脏病者易并发肺炎。普通感冒与流感的鉴别诊断见表 1-1。

表 1-1　普通感冒与流感的鉴别诊断

症状	普通感冒	流感
发热	少见	常见
鼻塞	很常见,且通常在 1 周内症状自然缓解	常见
打喷嚏	常见	常见
咽痛	常见	常见
头痛	少见	非常常见
咳嗽	通常为间断的、排痰性(有黏液产生)咳嗽	通常为间断性干咳
寒战	少见	有轻至中度恶寒症状

症状	普通感冒	流感
疲倦	较轻微	通常为中度疲倦,且常伴有乏力
胸部不适	轻至中度	中度

2.急性细菌性鼻窦炎

致病菌多为肺炎链球菌、流感嗜血杆菌、金黄色葡萄球菌、大肠埃希菌及变形杆菌等,临床多见混合感染。多在病毒性上呼吸道感染后症状加重,主要症状为鼻塞、脓性鼻涕增多、嗅觉减退和头痛。急性鼻窦炎患者可伴有发热和全身不适症状。

3.过敏性鼻炎

分为季节性和常年性,多于接触过敏原后(如花粉等)出现症状,主要症状为阵发性喷嚏、流清水样鼻涕,也可仅表现为鼻部症状或感疲劳,一般无发热等全身症状,且病程较长,常年反复发作或季节性加重。普通感冒与急性鼻窦炎、过敏性鼻炎的鉴别诊断见表1-2。

表 1-2 普通感冒与急性鼻窦炎、过敏性鼻炎的鉴别诊断

普通感冒
①以鼻部卡他症状为主,初期可有咽部不适或咽干、咽痒或烧灼感
②四肢酸痛和头痛等全身症状较轻
③诊断主要依据典型的临床症状

急性鼻窦炎
①致病菌多为肺炎链球菌、流感嗜血杆菌、金黄色葡萄球菌等,临床多见混合感染
②多于病毒性上呼吸道感染后症状无改善或加重
③主要症状为鼻塞、脓性鼻涕增多、嗅觉减退和头痛
④急性鼻窦炎患者可伴发热及全身不适症状

过敏性鼻炎
①分为季节性和常年性,多于接触过敏原后(如花粉等)出现症状,主要症状为阵发性喷嚏、流清水样鼻涕,发作过后如正常人
②仅表现为鼻部症状或感到疲劳,一般无发热等症状,且病程较长,常年反复发作或季节性加重

4.链球菌性咽炎

主要致病菌为 A 组溶血性链球菌。其症状与病毒性咽炎相似,发热可持续 3～5 天,所有症状基本在 1 周内缓解。其特点:①好发于冬、春季节。②以咽部炎症为主,可有咽部不适、发痒、灼热感、咽痛等,可伴有发热、乏力等。③检查时可见咽部明显充血、水肿,颌下淋巴结肿大并有触痛。链球菌性咽炎的诊断主要靠咽拭子培养或抗原快速检测。

5.急性传染病前驱症状

如麻疹、脊髓灰质炎、脑炎、肝炎、心肌炎等病,患病初期可有鼻塞、头痛等类似症状,应予重视。如果在 1 周内,呼吸道症状减轻但出现新的症状,需进行必要的实验室检查,以免误诊。

五、治疗

上呼吸道病毒感染目前尚无特殊抗病毒药物，通常以对症处理、休息、忌烟、多饮水、保持室内空气流通、防治继发细菌感染为主。

1.对症治疗

可选用含有解热镇痛、减少鼻咽充血和分泌物、镇咳的抗感冒复合剂或中成药，如对乙酰氨基酚、双酚伪麻片、美扑伪麻片、银翘解毒片等。儿童忌用阿司匹林或含阿司匹林药物以及其他水杨酸制剂，因为此类药物与流感所致的肝脏和神经系统并发症（Reye综合征）相关，偶可致死。

2.支持治疗

休息、多饮水、注意营养，饮食要易于消化，特别在儿童和老年患者更应重视。密切观察和监测并发症，抗菌药物仅在明确或有充分证据提示继发细菌感染时有应用指征。

3.抗流感病毒药物治疗

现有的抗流感病毒药物有两类：离子通道 M_2 阻滞药和神经氨酸酶抑制药。其中离子通道 M_2 阻滞药只对甲型流感病毒有效，治疗患者中约有30%可分离到耐药毒株；而神经氨酸酶抑制药对甲、乙型流感病毒均有很好作用，耐药发生率低。

（1）离子通道 M_2 阻滞药：金刚烷胺和金刚乙胺。

1）用法和剂量：见表1-3。

表1-3　金刚烷胺和金刚乙胺用法和剂量

药名	年龄/岁			
	1～9	10～12	13～64	≥65
金刚烷胺	5 mg/(kg·d)（最高 150 mg/d），分2次	100 mg，每天2次	100 mg，每天2次	≤100 mg/d
金刚乙胺	不推荐使用	不推荐使用	100 mg，每天2次	100 mg/d 或 200 mg/d

2）不良反应：金刚烷胺和金刚乙胺都可引起中枢神经系统和胃肠道不良反应。中枢神经系统不良反应有神经质、焦虑、注意力不集中和轻微头痛等，其中金刚烷胺引起的不良反应较金刚乙胺的发生率高。胃肠道不良反应主要表现为恶心和呕吐，这些不良反应一般较轻，停药后大多可迅速消失。

3）肾功能不全患者的剂量调整：金刚烷胺的剂量在肌酐清除率≤50 mL/min 时酌情减少，并密切观察其不良反应，必要时可停药，血透对金刚烷胺清除的影响不大。肌酐清除率<10 mL/min 时，金刚乙胺推荐量为 100 mg/d。

（2）神经氨酸酶抑制药：目前常用药有2种，即奥司他韦和扎那米韦。我国目前只有奥司他韦被批准临床使用。

1）用法和剂量：奥司他韦，成人75 mg，每天2次，连服5天，应在症状出现2天内开始用药。儿童用法见表1-4,1岁以内不推荐使用。扎那米韦,6岁以上儿童及成人剂量均为每次吸入 10 mg,每天 2 次,连用 5 天,应在症状出现 2 天内开始用药。6 岁以下儿童不推荐使用。

表1-4　儿童奥司他韦用量　　　　　　　　　　单位:mg

药名	体重/kg			
	≤15	16~23	24~40	>40
奥司他韦	30	45	60	75

2)不良反应:奥司他韦不良反应少,一般为恶心、呕吐等消化道症状,也有腹痛、头痛、头晕、失眠、咳嗽、乏力等不良反应的报道。扎那米韦吸入后最常见的不良反应有头痛、恶心、咽部不适、眩晕、鼻衄等。个别哮喘和慢性阻塞性肺疾病患者使用后可出现支气管痉挛和肺功能恶化。

3)肾功能不全的患者无须调整扎那米韦的吸入剂量。对肌酐清除率<30 mL/min 的患者,奥司他韦减量至 75 mg,每天 1 次。

4.抗菌药物治疗

通常不需要抗菌药物治疗。如有细菌感染,可根据病原菌选用敏感的抗菌药物。经验用药,常选青霉素、第一代和第二代头孢菌素、大环内酯类或氟喹诺酮类药物。

第二节　急性气管-支气管炎

急性气管-支气管炎:主要由生物性因素(如感染)和非生物因素(如物理化学刺激、过敏等)引起的气管、支气管黏膜的急性炎症反应。临床症状主要为咳嗽和咳痰。急性气管-支气管炎是一种常见病、多发病,常发生于春冬季节、气温突降或季节交替时。

一、病因及发病机制

生物性因素中感染可为病毒和细菌直接感染所致,也可由上呼吸道感染病毒(如腺病毒、流感病毒、呼吸道合胞病毒和副流感病毒等)或细菌(如流感嗜血杆菌、肺炎链球菌、葡萄球菌等)蔓延而来。近年来,支原体和衣原体导致的急性气管-支气管炎日益多见。本病多以受凉、淋雨、过度疲劳等为诱因,导致机体的气管-支气管防御功能受损,并且往往在病毒感染的基础上继发细菌感染。

非生物因素如冷空气、粉尘、刺激性气体或烟雾的吸入,均可刺激气管、支气管黏膜导致急性损伤和炎症反应。

二、病理生理和病理

(一)病理生理

急性气管-支气管炎中 85%~95% 是由呼吸道病毒直接引起,患者感染呼吸道病毒后,CD4 和 CD8 淋巴细胞亚群参与和终止病毒的复制过程,以 CD8 起主要作用。IL-4 能诱发 IgE

的生成,体内产生 IL-2 和蛋白-γ 干扰素的细胞克隆受抑制,而释放 IL-4 的细胞克隆优先激活,使 IL-4 分泌增加,IL-4 能特异性地诱导 B 细胞合成 IgE,且通过抑制蛋白-γ 干扰素产生而促进 IgE 生成。IL-4 和其他淋巴因子激活中性粒细胞和巨噬细胞脱粒,从而引发Ⅰ型变态反应。血清和支气管分泌液中特异性 IgG 和 IgE 上升,并出现气道反应性增高。

病变主要在细支气管、支气管。受累上皮细胞的纤毛脱落、坏死,继之细胞增生形成无纤毛的扁平或柱状上皮细胞。管壁水肿、黏液分泌,加之管壁内充满脱落的上皮细胞、白细胞、巨噬细胞碎屑及纤维蛋白形成的渗出物,造成细支气管管腔部分阻塞。细支气管周围有大量细胞浸润,其中绝大多数为单核细胞。黏膜下层和动脉外膜水肿。炎症和水肿易使患者细支气管管腔引流不畅。坏死物质和纤维蛋白形成的栓子可使细支气管部分或完全阻塞。部分阻塞的管腔远端区域出现过度充气。这些病变致气流阻力增加、潮气量下降、通气量降低、肺内的气体分布不均、通气/灌注比例异常,最终引起低氧血症。最后因 CO_2 潴留,发生高碳酸血症。气道阻塞、气道阻力显著增加(较正常平均增加 2.7 倍)、肺顺应性降低(为正常的 1/3)、潮气量降低、呼吸频率增快从而引起一系列临床症状。

(二)病理

气管、支气管黏膜充血、水肿,有淋巴细胞和中性粒细胞浸润,可伴纤毛细胞损伤、脱落,黏液腺体增生、肥大和分泌物增加。炎症消退后,气道黏膜的结构和功能可恢复正常。

近年来有人注意到急性支气管炎与气道高反应性之间的关系。在复发性急性支气管炎的患者中,轻度支气管哮喘发作较正常人群多。急性支气管炎患者既往多有支气管哮喘史或特异质病史,提示支气管痉挛可能是急性支气管炎患者咳嗽迁延不愈的原因之一。

三、临床表现和辅助检查

(一)临床表现

咳嗽是急性气管-支气管炎的主要表现。发病初期常常表现为上呼吸道感染症状,患者通常有鼻塞、流清涕、咽痛、头疼等临床表现,而全身症状较为轻微,但可出现发热、寒战、周身乏力等,并有刺激性咳嗽及胸骨后疼痛。早期痰量不多,痰液不易咳出,2～3 天后痰液可由黏液性转为黏液脓性。如果患者受凉、吸入冷空气或刺激性气体往往可使咳嗽加剧或诱发咳嗽。患者在晨起时或夜间咳嗽常常较为显著。咳嗽可为阵发性,有时呈持久性咳嗽。咳嗽剧烈时常伴有恶心、呕吐及胸部、腹部肌肉疼痛。如伴有支气管痉挛,可表现出哮鸣和气急。一般而言,急性气管-支气管炎的病程有一定的自限性,全身症状可在 4～5 天内消退,但咳嗽和咳痰可延续 2～3 周才消失。查体可发现两肺呼吸音粗,黏液分泌物在较大支气管时可闻及较粗的干、湿啰音,部位不固定,咳嗽后啰音消失;支气管痉挛时可闻及哮鸣音。

(二)辅助检查

1.外周血象

多数病例的白细胞计数和分类无明显改变,细菌感染时白细胞总数和中性粒细胞可增多。

2.痰液检查

痰涂片和痰培养可发现致病菌。

3.胸部 X 线检查

多数表现为肺纹理增粗,少数病例无异常表现。

四、诊断和鉴别诊断

(一)诊断依据

急性气管-支气管炎的诊断主要依靠病史及咳嗽、咳痰等临床症状,两肺闻及散在干、湿啰音,结合外周血象和胸部 X 线检查结果,可对本病作出临床诊断。对于导致急性气管-支气管炎的病原微生物,一般采用病毒分离、血清学检测以及痰液分析进行明确,但是鉴于本病的自然转归周期一般不做常规推荐。但是对于疑似流感和百日咳患者,必须行相关病原微生物检测。

(二)鉴别诊断

鉴别诊断见表 1-5。

表 1-5 急性气管-细支气管炎鉴别诊断

疾病名称	疾病特点
支气管哮喘急性发作	哮喘病史,起病急,有过敏原接触史
慢性阻塞性肺疾病急性发作	慢性阻塞性肺疾病病史,呼吸困难重,中老年抽烟患者多见
充血性心力衰竭急性发作	心脏病史,有劳累、感染诱因、端坐呼吸、咳粉红色泡沫痰
胃食管反流性咳嗽	反酸、嗳气、食欲缺乏、夜间熟睡后症状明显
肺炎	胸部影像学异常
上气道咳嗽综合征	鼻部卡他倒流感明显,鼻部病史
鼻窦炎	鼻部症状明显伴鼻塞、鼻部压痛等

此外,急性气管-支气管炎还应与流感及各种小气道的急性炎症相鉴别。流感的症状与急性气管支气管炎颇为相似,但从流感的广泛性流行、急骤起病、全身明显的中毒症状、高热和全身肌肉酸痛等鉴别并不困难,病毒分离和补体结合试验可以确诊。

哮喘及毛细支气管炎常表现为进行性咳嗽并伴有喘息、气急、呼吸窘迫及低氧血症。支气管扩张则表现为慢性咳嗽及支气管的永久扩张。急性支气管炎的病程初期难以同上呼吸道感染鉴别,但前者常表现为咳嗽时间更长(大于 5 天),且肺功能检测显示异常,即第 1 秒用力呼气容积(FEV_1)小于预计值的 80%,气道反应性增高,激发试验阳性,但在随后的 5~6 周会恢复正常。大多情况下,如患者的生命体征正常,查体肺部无干、湿啰音,则患肺炎的可能性较小,不需要进一步的检查;但老年患者除外,因为老年肺炎患者常缺乏特异的症状及体征。其他肺部疾病如肺结核、肺癌、肺脓肿、麻疹、百日咳等在发病时均可能出现类似急性气管-支气管炎的临床症状,应根据这些疾病的临床特点逐一鉴别。

五、治疗

以休息和对症治疗为主,不宜常规使用抗菌药物。如出现发热、咳脓性痰、重症咳嗽,可应用抗菌药物治疗。

（一）一般治疗

适当休息,注意保暖,多饮水,摄入足够的热量,防止冷空气、粉尘或刺激性气体的吸入等。

（二）药物治疗

1.祛痰、平喘、解热药

(1)可补充适量维生素 C,每次 0.2 g,每日 3 次。

(2)干咳者可用喷托维林(咳必清)25 mg、右美沙芬 10 mg 或可待因 15～30 mg,每日 3 次。

(3)咳嗽有痰而不易咳出者,可选用祛痰剂溴己新(必嗽平)8～16 mg 或盐酸氨溴索 30 mg,每日 3 次;也可选用中成药止咳祛痰药,如复方甘草合剂、鲜竹沥口服液等,每次 10 mL,每日 3 次。

(4)发生支气管痉挛时,可用茶碱类平喘药及 β₂ 受体激动剂等,如氨茶碱 0.1 g,每日 3 次;茶碱缓释片(舒弗美)0.2 g,多索茶碱(安塞玛)0.2 g,每日 2 次;特布他林 2.5 mg 或沙丁胺醇 2.4 mg,每日 3 次;沙丁胺醇气雾剂(万托林、喘乐宁),每日 4 次。

(5)如有发热、全身酸痛者,可用阿司匹林 0.3～0.6 g 或布洛芬 0.3 g,每日 2～3 次。

2.抗菌药物

如出现发热、咳脓性痰和重症咳嗽,为应用抗菌药物的指征。可应用针对肺炎衣原体和肺炎支原体的抗菌药物,如红霉素,每日 1 g,分 4 次口服,也可选用克拉霉素或阿奇霉素。多数患者口服抗菌药物即可,症状较重者可用肌内注射或静脉滴注。目前常用的为阿奇霉素。

(1)阿奇霉素的用药指征:适用于敏感致病菌株引起的下列感染,如肺炎衣原体、流感嗜血杆菌、嗜肺军团菌、卡他莫拉菌、肺炎支原体、金黄色葡萄球菌或肺炎链球菌引起的,需要首先采取静脉滴注治疗的社区获得性肺炎。对耐红霉素的产 β-内酰胺酶的菌株使用阿奇霉素也有效。

(2)阿奇霉素的用药方法:将本品用适量注射用水充分溶解,配制成 0.1 g/mL,再加入至 250 mL 或 500 mL 的 0.9% 氯化钠注射液或 5% 葡萄糖注射液中,最终使阿奇霉素浓度为 1.0～2.0 mg/mL,然后静脉滴注。浓度为 1.0 mg/mL,滴注时间为 3 小时;浓度为 2.0 mg/mL,滴注时间为 1 小时。成人每次 0.5 g,每日 1 次,至少连续用药 2 日,继之改用阿奇霉素口服制剂每日 0.5 g,7～10 日为 1 个疗程。转为口服治疗时间应由医生根据临床治疗反应确定。

(3)联合用药注意:①与茶碱合用时能提高后者在血浆中的浓度,应注意检测血浆茶碱水平。②与华法林合用时应注意检查凝血酶原时间。③与利福布汀合用会增加后者的毒性。

与下列药物同时使用时,建议密切观察患者用药后反应。①地高辛:使地高辛水平升高。②麦角胺或二氢麦角胺:急性麦角中毒,症状是严重的末梢血管痉挛和感觉迟钝。③三唑仑:通过减少三唑仑的降解,而使三唑仑药理作用增强。④细胞色素 P450 系统代谢药:提高血清中卡马西平、特非那定、环孢素、环己巴比妥、苯妥英的水平。

(4)用药体会:阿奇霉素为大环内酯类抗菌药物中的代表,不良反应较少,临床疗效好。应用时建议每日给药 1 次,应用 2～3 日针剂后改用口服制剂,再应用 5～7 日。

第三节　支气管哮喘

支气管哮喘是致敏因素或非致敏因素作用于机体引起可逆的支气管平滑肌痉挛、黏膜水肿、黏液分泌增多等病理变化，是由多种细胞特别是肥大细胞、T淋巴细胞参与的气道炎症。本病常发生于过敏体质和支气管反应过度增高的人。支气管哮喘与变态反应关系密切，在易感者中此处炎症可引起反复发作的喘息、气促、胸闷或咳嗽等症状，多在夜间和凌晨发生，本病后期可继发慢性阻塞性肺气肿及慢性肺源性心脏病，可严重影响心肺功能，已成为严重威胁公众健康的一种主要慢性疾病。我国哮喘的患病率约为 1%，儿童为 3%，据测算全国有 1000 万以上哮喘患者。

一、临床表现和辅助检查

（一）临床表现

典型的支气管哮喘，发作前有先兆症状如打喷嚏、流涕、咳嗽、胸闷等，如不及时处理，可因支气管阻塞加重而出现呼吸困难，严重者被迫采取坐位或呈端坐呼吸，干咳或咳大量白色泡沫痰，甚至出现发绀等。一般症状可自行缓解或用平喘药物等治疗后缓解。某些患者在缓解数小时后可再次发作，甚至出现重度急性发作。

此外，在临床上还存在非典型表现的哮喘。如咳嗽变异型哮喘，患者无明显诱因咳嗽 2 个月以上，常于夜间及凌晨发作，运动、冷空气等诱发加重，气道反应性测定存在高反应性，经抗菌药物或镇咳、祛痰药治疗无效，使用支气管解痉剂或皮质激素有效，但需排除引起咳嗽的其他疾病。

发作时，可见患者取坐位，双手前撑，双肩耸起，鼻翼扇动，辅助呼吸肌参与活动，颈静脉压力呼气相升高；由于呼气相用力使胸腔内压升高，胸部呈过度充气状态，因此两肺可闻及哮鸣音，呼气延长。

重度或危重型哮喘时，患者在静息时气促，取前倾坐位，讲话断续或不能讲话，常有焦虑或烦躁。危重时则出现嗜睡或意识模糊，大汗淋漓，呼吸频率增快，多大于 30 次/min，心率增快，达 120 次/min，胸下部凹陷或出现胸腹矛盾运动，喘鸣严重时，哮鸣音反而减轻或消失。也可出现心动过缓，有奇脉。

（二）辅助检查

1.血常规

红细胞及血红蛋白常在正常范围内，如伴有较长期而严重的肺气肿或肺源性心脏病者，则二者均可增高。白细胞总数及中性粒细胞数一般均正常，如有感染时则相应增多，嗜酸性粒细胞比例一般在 6% 以上，可高至 30%。

2.痰液检查

多呈白色泡沫状，大多含有水晶样的哮喘珠，质较坚，呈颗粒样。并发感染时痰呈黄或绿色，质较浓厚而黏稠。咳嗽较剧时，支气管壁的毛细血管可破裂，出现痰中带血。显微镜检查可发现库什曼螺旋体及雷盾晶体。痰液经染色后,可发现大量的嗜酸粒细胞,这对哮喘的诊断帮助较大。并发感染时,则嗜酸粒细胞数减少,而中性粒细胞数增多。脱落细胞学检查可发现大量柱状纤毛上皮细胞。一般哮喘患者的痰液中,并无致病菌发现,普通细菌以卡他细菌及草绿色链球菌最多见。同一患者在不同时间的痰培养,可得不同的细菌。

3.血生化

哮喘患者血液中电解质都在正常范围之内,即使长期应用促皮质激素或皮质激素后,亦无明显细胞外液的电解质紊乱现象。血中的空腹血糖、非蛋白氮、钠、钾、氯、钙、磷及碱性磷酸酶等均在正常范围以内。

4.X线检查

在无并发症的支气管哮喘患者中,胸部X线片无特殊发现。有X线变化者多见于经常性发作的外源性儿童哮喘患者,胸部X线片可见肺野透亮度增强,支气管壁增厚,肺主动脉弓突出,两膈下降,窄长心影,中部及周围肺野心血管直径均匀性缩小,肺门阴影加深等。如果在中部和周围肺野可见散在小块浓密阴影且在短期内出现,提示肺段短暂的黏液栓阻塞引起的继发性局限性肺不张。

5.肺功能检查

(1)通气功能。

1)哮喘患者呼气流速、气道阻力和静态肺容量测定:喘息症状发作时累及大、小气道,但最主要的病变部位在小支气管,且呈弥漫性。第1秒用力呼气容积(FEV_1)、最大呼气流速(PEF)、用力肺活量(FVC)均明显下降。正常人FEV_1和FVC之比(FEV_1/FVC)应大于75%,而哮喘患者在哮喘发作时一般小于70%。

用简易峰流速仪测定PEF也可以评估气流阻塞的程度,其值越低,气流阻塞就越严重。根据每日监测并计算出PEF的变异率估计哮喘病情的稳定性,一般来说,PEF变异率越小,病情越稳定。

2)支气管激发试验:对有症状但无明显体征的患者,如诊断哮喘病可做支气管激发试验,了解气道是否存在高反应性。用变应原吸入后的气道阻力指标FEV_1或PEF和基础值比较,降低20%为阳性,表明存在气道高反应性,可作出诊断。

3)支气管舒张试验:有哮喘体征,为了鉴别诊断,反映气道病变的可逆性,吸入支气管扩张药(沙丁胺醇2~4 mg)后测定的气道阻力指标FEV_1或PEF和基础值比较,要求FEV_1增加≥12%,且FEV_1增加绝对值≥200 mL。如果测PEF,吸入支气管舒张药后每分钟PEF增加60 L或比治疗前增加≥20%或昼夜PEF变异率>20%(每日2次测定>10%)有助于确诊哮喘。

(2)弥散功能:常用一氧化碳弥散量来表示。单纯哮喘且无并发症的患者的肺弥散功能一般是正常的,但严重哮喘患者可降低。

6.动脉血气分析

哮喘严重发作时可有缺氧,PaO_2和SaO_2降低,由于过度通气可使$PaCO_2$下降,pH上升,表现为呼吸性碱中毒。如重症哮喘,病情进一步发展,气道阻塞严重,可有缺氧及CO_2潴留,$PaCO_2$上升,表现为呼吸性酸中毒。如缺氧明显,可合并代谢性酸中毒。

7.血压、脉搏及心电图检查

极严重的哮喘发作患者可有血压降低和奇脉。心电图显示心动过速,电轴右偏,P波高尖等。其他患者上述检查一般正常。

二、诊断和鉴别诊断

(一)诊断要点

(1)有反复发作喘息、呼吸困难、胸闷或咳嗽,发作与接触变应原、病毒感染、运动或某些刺激物有关。

(2)发作时双肺可闻及散在或弥散性以呼气相为主的哮鸣音。

(3)上述症状可经治疗缓解或自行缓解。

(4)排除可能引起喘息或呼吸困难的其他疾病。

(5)对临床表现不典型者(如无明显喘息或体征),应最少具备以下一项试验阳性。①若基础 FEV_1(或 PEF)<80% 正常值,吸入 β_2 受体激动剂后 FEV_1(或 PEF)增加 15% 以上。②PEF变异率(用呼气峰流速仪清晨及夜间各测一次)≥20%。③支气管激发试验或运动激发试验阳性。

有些患者的症状主要表现为咳嗽,称为咳嗽变异性哮喘或过敏性咳嗽,其诊断标准:①咳嗽持续或反复发作>1个月,常在夜间(或清晨)发作,痰少,运动后加重。②没有发热和其他感染表现或经较长期抗菌药物治疗无效。③用支气管扩张药可使咳嗽发作缓解。④肺功能检查确认有气道高反应性。⑤个人过敏史或家族过敏史和(或)变应原皮试阳性等可辅助诊断。

(二)鉴别诊断

1.慢性支气管炎和肺气肿

慢性支气管炎常发生于吸烟或接触粉尘及其他刺激性烟雾职业者,其中长期吸烟为最常见的原因。因此,患者多为中老年人,大多有长期咳嗽、咳痰史,每年在寒冷季节时症状加剧。如果每年持续咳嗽 3 个月以上,连续 2 年,并排除其他可引起咳嗽、咳痰的原因,即可诊断为慢性支气管炎。病程较长的慢性支气管炎患者的气管也可造成气流的受限,可并发肺气肿,发生通气功能障碍,而且常易发生急性呼吸道细菌或病毒感染。慢性阻塞性肺疾病的患者与哮喘患者一样,运动常常引起症状的发作,但两者有区别。慢性阻塞性肺疾病患者一般是在运动或劳作后发生喘息和呼吸困难,而哮喘患者通常是在运动过程中症状发作或加重。

2.心源性哮喘

大多数发生于老年人,特别是原有高血压病、冠心病者,也常见于风湿性心脏病、心肌病的患者。由于患者心功能太差,肺循环淤血,即使肺通气功能正常,也会因肺循环障碍,肺泡与其周围的毛细血管的气体交换不足而缺氧。急性左心功能不全(常见于急性广泛心肌梗死)还可出现喘息症状,称为心源性哮喘。其特点为夜间出现阵发性呼吸困难,不能平卧,咳嗽频繁,且有多量血性泡沫痰,这些症状与支气管哮喘有别。心源性哮喘是非常严重的病症,如治疗延误,往往危及患者的生命,应紧急诊治。

3.肺癌

大部分肺癌发生于支气管腔内,肿瘤的生长增大必将导致支气管腔的狭窄,造成通气功能的障碍。位于气管腔内的肿瘤,对气流的影响更为严重,可以引起缺氧,使患者喘息,甚至误诊为哮喘。发生于大气管的肺癌常常引起阻塞性肺炎,当感染或肺炎形成以后,患者的气促、咳嗽、喘鸣等症状更加明显,这时易与哮喘混淆。其鉴别为,肺癌引起的咳嗽、喘息症状往往是逐渐形成,进行性加重,常有咯血丝痰或少量血痰的现象,平喘药物治疗无效。此外,发生于气管内的支气管癌也可引起呼吸困难,但这时的呼吸困难为吸气性呼吸困难,而哮喘的呼吸困难是呼气性呼吸困难。

4.胸腔积液

胸腔积液常由结核病引起,液体积存于肺外一侧或双侧的胸膜腔内。少量的积液不会引起呼吸困难,但如果积液量较多,就可能使肺组织受压迫出现通气和换气障碍,患者得不到足够的氧气,从而出现胸闷、气短、憋气等症状。胸腔积液与哮喘的鉴别诊断比较容易,胸部 CT 或 X 线检查就可区分。当然,两者的症状也不同。结核性胸膜炎的患者一般有发热、胸痛的症状,而哮喘患者除非并发感染,通常无发热,除非伴有气胸,否则无胸痛。胸腔积液引起的呼吸困难经胸腔穿刺、积液引流以后症状很快缓解,而平喘药物治疗无效。

5.自发性气胸

病程长的哮喘患者,由于肺气肿和肺大疱的形成,偶可在哮喘急性发作时并发气胸,所以呼吸困难的症状突然加重。患者和医生如果忽略了并发气胸的可能性,误认为是哮喘发作加剧,而反复使用平喘药物,必将延误治疗。并发气胸时的特征是出现胸部重压感,大多为单侧性、吸气性呼吸困难,且平喘药物治疗无效。通过医生仔细的检查或者胸部 X 线检查可及时作出诊断。

6.肺栓塞

肺栓塞是肺动脉及其分支被各种栓子阻塞,以致血流不通的严重病症。肺栓塞的早期症状表现为显著的胸闷、憋气、呼吸困难,这些症状可使患者坐卧不安,极为难忍。血气分析显示明显的低氧血症,但一般肺部听不到哮鸣音,平喘药物治疗无效,这些都是与哮喘明显不同之处。进一步的确诊须借助于放射性核素的肺通气/灌注扫描和肺动脉造影等。

7.弥散性肺间质纤维化

这是一组病因极其复杂的疾病综合征,大部分患者病因不清楚,如特发性肺间质纤维化;少数患者的病因较清楚,常见为系统性红斑狼疮、类风湿关节炎、系统性进行性硬皮病、皮肌炎、干燥综合征等。弥散性肺间质纤维化患者的病情变化可急可缓,突出症状是进行性呼吸困难。因此,多数患者主诉胸闷、憋气,也可表现刺激性干咳。但这些症状一般无季节性,其发作性的特点也不突出,除非并发感染。查体时肺部无哮鸣音,但有时肺部可听到爆裂音。肺功能检查显示限制性通气功能障碍。这些特点均与哮喘不同。

8.高通气综合征

这是一组由于通气过度超过生理代谢所需要的病症,通常由焦虑和某种应激反应引起。因此,过度通气激发试验也可引起同样的临床症状。过度通气的结果是呼吸性碱中毒,从而表现出呼吸深或快、呼吸困难、气短、胸闷、憋气、心悸、头昏、视物模糊、手指麻木等症状,严重者可出现手指甚至上肢强直、口周麻木发紧、晕厥、精神紧张、焦虑、恐惧等症状。这组综合征不同于哮喘，它并不是器质性疾病所引起，因此各种脏器功能检查一般都正常，也无变应原。症状的发作无季节性，肺部无哮鸣音，只有过度通气激发试验才能作出本病的诊断，乙酰胆碱或组胺吸入均不能诱发本病症。吸入皮质激素和支气管扩张药均不是本综合征的适应证。

三、治疗

目前尚无特效的治疗方法，但长期规范化治疗可使哮喘症状得到控制，减少复发乃至不发作。治疗的目的是使用最少量或不用药物能使患者活动不受限制，并能像正常人一样生活、工作和学习。

（一）脱离变应原

部分患者能找到引起哮喘发作的变应原或其他非特异性刺激因素，立即使患者脱离变应原的接触是防治哮喘最有效的方法。

（二）药物治疗

治疗哮喘药物主要分为两类。

1.缓解哮喘发作

此类药物主要作用为舒张支气管，故也称支气管舒张药。

（1）β_2 肾上腺素受体激动剂（简称 β_2 受体激动剂）：短效 β_2 受体激动剂是控制哮喘急性发作的首选药物。常用的短效 β_2 受体激动剂有沙丁胺醇、特布他林和非诺特罗，作用时间为 4～6 小时。长效 β_2 受体激动剂有福莫特罗、沙美特罗及丙卡特罗，作用时间为 10～12 小时。不主张长效 β_2 受体激动剂单独使用，须与吸入激素联合应用。但福莫特罗可作为应急缓解气道痉挛的药物。肾上腺素、麻黄素和异丙肾上腺素因其心血管不良反应多，已被高选择性的 β_2 受体激动剂所代替。

用药方法可采用吸入，包括定量气雾剂吸入、干粉吸入、持续雾化吸入等，也可采用口服或静脉注射，首选吸入法。常用药物及剂量为沙丁胺醇或特布他林定量气雾剂，每喷 100 μg，每天 3～4 次，每次 1～2 喷，通常 5～10 分钟即可见效，可维持4～6 小时。长效 β_2 受体激动剂如福莫特罗 4.5 μg，每天 2 次，每次 1 喷，可维持 12 小时。持续雾化吸入多用于重症和儿童患者，使用方法简单易于配合，如将沙丁胺醇 5 mg 稀释在 5～20 mL 溶液中雾化吸入。沙丁胺醇或特布他林一般口服用法为 2.4～2.5 mg，每日 3 次，15～30 分钟起效，但出现心悸、骨骼肌震颤等不良反应较多。β_2 受体激动剂的缓释型及控制型制剂疗效维持时间较长，用于防治反复发作性哮喘和夜间哮喘。注射用药，用于严重哮喘，一般每次用量为沙丁胺醇 0.5 mg，滴速 2～4 $\mu g/min$，易引起心悸，只在其他疗法无效时使用。

（2）抗胆碱药：吸入抗胆碱药与 β_2 受体激动剂联合吸入有协同作用，尤其适用于夜间哮喘及多痰的患者。可用定量气雾剂，每日 3 次，每次 25～75 μg 或用 100～150 $\mu g/mL$ 的溶液持续雾化吸入，约 10 分钟起效，维持 4～6 小时。此类药不良反应少，少数患者有口苦或口干感。近年发展的选择性 M_1、M_3 受体拮抗药如泰乌托品（噻托溴铵）作用更强，持续时间更久（可达 24 小时），不良反应更少。

(3)茶碱类:茶碱类是目前治疗哮喘的有效药物。茶碱与糖皮质激素合用具有协同作用。口服给药:包括氨茶碱和控(缓)释茶碱。静脉注射氨茶碱首次剂量为 4～6 mg/kg,注射速度不宜超过 0.25 mg/(kg·min),静脉滴注维持量为 0.6～0.8 mg/(kg·h),日注射量一般不超过 1.0 g。静脉给药主要应用于重、危症哮喘。在用药期间须监测血浆氨茶碱浓度,其安全有效浓度为 6～15 μg/mL。发热、妊娠、小儿或老年,患有肝、心、肾功能障碍及甲状腺功能亢进者须慎用。合用西咪替丁、喹诺酮类、大环内酯类药物等应减少用药量。

2.控制或预防哮喘发作

此类药物主要治疗哮喘的气道炎症,亦称抗炎药。

(1)糖皮质激素:由于哮喘的病理基础是慢性非特异性炎症,因此糖皮质激素是当前控制哮喘发作最有效的药物。可分为吸入、口服和静脉用药。

吸入治疗是目前推荐长期抗炎治疗哮喘的最常用方法。常用吸入药物有倍氯米松、布地奈德、氟替卡松、莫米松等,后两者生物活性更强,作用更持久。通常须规律吸入 1 周以上方能生效。根据哮喘病情,轻度持续者一般吸入剂量为 200～500 μg/d,中度持续者一般为 500～1000 μg/d,重度持续者一般>1000 μg/d(不宜超过 2000 μg/d)(氟替卡松剂量减半)。吸入治疗药物全身性不良反应少,少数患者可引起口咽念珠菌感染、声音嘶哑或呼吸道不适,吸药后用清水漱口可减轻局部反应和胃肠吸收。长期使用较大剂量(>1000 μg/d)者应注意预防全身性不良反应,如肾上腺皮质功能抑制、骨质疏松等。

口服剂:有泼尼松、泼尼松龙。用于吸入糖皮质激素无效或需要短期加强的患者。起始剂量 30～60 mg/d,症状缓解后逐渐减量至≤10 mg/d,然后停用或改用吸入剂。

静脉用药:重度或严重哮喘发作时应及早应用琥珀酸氢化可的松,注射后 4～6 小时起效,常用量为 100～400 mg/d,或甲泼尼龙(80～160 mg/d),起效时间更短(2～4 小时)。地塞米松因在体内半衰期较长、不良反应较多,宜慎用,一般用量为 10～30 mg/d。症状缓解后应逐渐减量,然后改口服和吸入制剂维持。

(2)LT 调节剂:通过调节 LT 的生物活性而发挥抗炎作用,同时可舒张支气管平滑肌。可以作为轻度哮喘控制药物的一种选择。常用半胱氨酰 LT 受体拮抗药,如孟鲁司特 10 mg,每天 1 次,或扎鲁司特 20 mg,每日 2 次。不良反应通常较轻微,停药后可恢复正常。

(3)其他药物:酮替芬和新一代组胺 H_1 受体拮抗药阿司咪唑、曲尼司特、氯雷他定对轻症哮喘和季节性哮喘有一定效果,也可与 β_2 受体激动剂联合使用。

(三)急性发作期的治疗

急性发作期的治疗目的是尽快缓解气道阻塞,纠正低氧血症,恢复肺功能,预防进一步恶化或再次发作,防治并发症。一般根据病情的分度进行综合性治疗。

1.轻度

每日定时吸入糖皮质激素[200～500 μg 二丙酸倍氯米松(BDP)];出现症状时吸入短效 β_2 受体激动剂,可间断吸入。效果不佳时可加用口服 β_2 受体激动剂控释片或小量茶碱控释片(200 mg/d)或加用抗胆碱药如异丙托溴胺气雾剂吸入。

2.中度

吸入剂量一般为每日 500～1000 μg BDP;规则吸入 β_2 受体激动剂或联合抗胆碱药吸入

或口服长效 β_2 受体激动剂。亦可加用口服 LT 拮抗药,若不能缓解,可持续雾化吸入 β_2 受体激动剂(或联合用抗胆碱药吸入)或口服糖皮质激素(<60 mg/d)。必要时可用氨茶碱静脉注射。

3.重度至危重度

持续雾化吸入 β_2 受体激动剂或合并抗胆碱药或静脉滴注氨茶碱或沙丁胺醇。效果不佳时加用口服 LT 拮抗药,必要时静脉滴注糖皮质激素如琥珀酸氢化可的松或甲泼尼龙或地塞米松。待病情得到控制和缓解后(一般 3~5 天),改为口服给药。注意维持水、电解质平衡,纠正酸碱失衡,当 pH<7.20 且合并代谢性酸中毒时,应适当补碱,可给予氧疗;如病情恶化缺氧不能纠正时,可进行无创通气或插管机械通气。若并发气胸,在胸腔引流气体下仍可机械通气。此外应预防下呼吸道感染等。

(四)哮喘非急性发作期的治疗

哮喘非急性发作期的治疗应在评估和监测患者哮喘控制水平的基础上,定期根据长期治疗分级方案做出调整,以维持患者的控制水平。哮喘长期治疗方案分为 5 级,见表 1-6。

表 1-6 哮喘长期治疗方案

← 降 级			升 级 →	
第1级	第2级	第3级	第4级	第5级
哮喘教育、环境控制				
按需使用短效 β_2 受体激动剂	按需使用短效 β_2 受体激动剂			
控制性药物	选用1种	选用1种	在第3级基础上选择1种或1种以上	在第4级基础上增加1种
	低剂量ICS*	低剂量ICS加LABA*	中等剂量或高剂量ICS加LABA*	口服最小剂量糖皮质激素
	白三烯调节剂	中等剂量ICS或高剂量ICS	白三烯调节剂	抗IgE治疗
		低剂量ICS加白三烯调节剂	缓释茶碱	
		低剂量ICS加缓释茶碱		

注:*推荐选用的治疗方案,但也要考虑患者的实际状况,如经济收入和当地的医疗资源等。低剂量ICS指每日吸入布地奈德(或等效其他ICS)200~400 μg,中等剂量为400~800 μg,高剂量为800~1600 μg。

对于大多数未经治疗的持续性哮喘患者,初始治疗应从第 2 级治疗方案开始,如果初始评估提示哮喘处于严重未控制,治疗应从第 3 级方案开始。从第 2 级到第 5 级的治疗方案中都有不同的哮喘控制药物可供选择。而在每一步中缓解药物都应该按需使用,以迅速缓解哮喘症状。

其他可供选择的缓解用药包括:吸入型抗胆碱能药物、短效或长效口服 β_2 受体激动剂、短效茶碱等。除非规律联合使用吸入型糖皮质激素,否则不建议规律使用短效和长效 β_2 受体激动剂。

由于哮喘的复发性以及多变性,需不断评估哮喘的控制水平,治疗方法则依据控制水平进行调整。如果目前的治疗方案不能够使哮喘得到控制,治疗方案应该升级直至达到哮喘控制为止。当哮喘控制维持 3 个月后,治疗方案可以降级。通常情况下,患者在初诊后 1~3 个月回访,以后每 3 个月随访一次。如出现哮喘发作时,应在 1 个月内进行回访。对大多数使用控制剂量的患者来说,最好的治疗效果可能要在 3~4 个月后才能显现,只有在这种治疗策略维持 3~4 个月后,仍未达到哮喘控制时,才考虑增加剂量。对所有达到控制的患者,必须通过常规跟踪及阶段性地减少剂量来寻求最小控制剂量。大多数患者可以达到并维持哮喘控制,但一部分难治性哮喘患者可能无法达到同样水平的控制。

以上方案为基本原则,但必须个体化,联合应用,即以最小量、最简单的联合、不良反应最少、达到最佳哮喘控制为原则。

(五)免疫疗法

分为特异性和非特异性两种,前者又称脱敏疗法(或称减敏疗法)。由于有 60% 的哮喘发病与特异性变应原有关,因此可采用特异性变应原定期反复皮下注射,以产生免疫耐受性,使患者脱(减)敏。脱敏治疗需要在有抢救措施的医院进行。

非特异性疗法,如注射卡介苗、转移因子、疫苗等生物品抑制变应原反应的过程,有一定的辅助疗效。目前采用基因工程制备的人工重组抗 IgE 单克隆抗体治疗中、重度变应性哮喘,已取得较好效果。

第四节　慢性阻塞性肺疾病

慢性阻塞性肺疾病(chronic obstructive pulmonary disease, COPD)是一种可预防和治疗的常见疾病,其特征是持续存在的气流受限。气流受限呈进行性发展,与气道和肺脏对有毒颗粒或气体的慢性炎性反应增强有关。患者在疾病进展过程中常出现急性加重,后期可出现多种并发症。急性加重和并发症的出现将影响着 COPD 患者整体疾病的严重程度。COPD 是全球范围内首要的致残和致死性疾病,其带来的经济和社会负担逐年增长。香烟流行和大气污染的情况各不相同,各国调查方法、诊断标准和统计方法的差异,导致各国的患病率数据差异很大。但总体来看,COPD 患者中吸烟者多于非吸烟者,男性多于女性,40 岁以上人群多于 40 岁以下人群。COPD 患者 80% 分布在发展中国家,我国是 COPD 高发国家,40 岁以上人群 COPD 患病率为 8.2%。在近 20 年我国居民死因排名中,COPD 始终处于前三位。

一、病因及发病机制

COPD 的危险因素包括个体因素和环境因素两个方面。个体因素包括遗传因素和气道高反应性。常见的遗传因素如 α_1-抗胰蛋白酶缺乏,另外部分基因位点的改变也与 COPD 相关。环境因素主要包括吸烟、职业粉尘、大气污染、慢性呼吸道感染、社会经济地位等。目前对慢性阻塞性肺疾病危险因素的认识并不完全,通常认为这是基因和环境相互作用的结果,各种危险因素也以一种极为复杂的方式相互影响,最终决定着疾病的发生发展。

吸烟和各种有害颗粒引起慢性阻塞性肺疾病的过程与肺和气道的炎症反应有关。同时吸烟还可以引起蛋白酶-抗蛋白酶失衡、氧化应激以及不恰当的组织修复等改变,这些因素可导致气道黏液高分泌、肺泡壁破坏、气道狭窄/纤维化及血管系统改变等。有关 COPD 机制研究主要来自于动物实验和体外研究,但人与动物间存在许多区别,而在人体中进行 COPD 发病机制研究常受到患者选择和研究手段的限制。因此,目前 COPD 的发病机制尚未完全阐明。

(一)气道/肺部炎症

COPD 的重要特征是整个气道和肺实质的持续性炎症病变,炎症涉及中央气道、外周气道以及肺实质,并与肺实质的破坏程度呈正相关。对于吸烟如何导致 COPD 形成,目前国内外研究多集中于吸烟如何导致气道慢性炎症的形成,即吸烟激活炎性细胞释放的多种炎性因子和蛋白水解酶在 COPD 发病中的作用。

中性粒细胞在 COPD 的发病中起着重要作用。吸烟的 COPD 患者的痰和支气管肺泡灌洗液中,中性粒细胞数量多于健康吸烟者。吸烟的 COPD 患者支气管上皮细胞在香烟烟雾刺激后,其支气管上皮细胞分泌型细胞间黏附分子-1 表达增高,这有利于中性粒细胞的黏附和聚集,对炎症反应有促进作用。中性粒细胞主要聚集在外周气道,一方面释放以 IL-8 为主的炎症细胞因子参与气道炎症反应,另一方面释放中性粒细胞弹性蛋白酶引起肺组织破坏。

此外,吸烟可激活巨噬细胞,释放肿瘤坏死因子-α、IL-8 和 LTB4 等介质,促进中性粒细胞炎症。巨噬细胞还分泌蛋白酶,包括 MMP-2、MMP-9、MMP-12 等。吸烟的 COPD 患者支气管肺泡灌洗液中,巨噬细胞数量较肺功能正常吸烟者增加 5～10 倍,巨噬细胞数量与 COPD 严重度相关。且与正常吸烟者相比,吸烟的 COPD 患者的巨噬细胞活化增强,释放更多的炎性蛋白,具有更大的溶解活性。另外,肺泡巨噬细胞是香烟暴露后 NF-κB 活化和 IL-8 产生的一个主要来源,从而诱导中性粒细胞向气道内浸润,放大炎症反应。

淋巴细胞也参与了 COPD 的气道炎症,其中研究较多的是 CD4$^+$ 和 CD8$^+$ 细胞。与肺功能正常的吸烟者相比,吸烟的 COPD 患者外周气道和肺泡壁 CD8$^+$ 细胞显著增多,CD4$^+$/CD8$^+$ 比值降低,CD4$^+$/CD8$^+$ 比值与患者 FEV$_1$/FVC 呈正相关。

吸烟活化炎症细胞释放的多种炎症介质,在疾病发展中起重要作用。特别是 IL-8、LTB4 和肿瘤坏死因子-α 能够破坏肺结构,使中性粒细胞炎症慢性化。IL-8 是由巨噬细胞、中性粒细胞和气道上皮细胞产生的中性粒细胞趋化因子,COPD 患者的诱导痰和肺泡灌洗液中存在高水平的 IL-8,在临床研究中可能作为评价气道炎症程度的标志物。LTB4 是强有力的中性粒细胞趋化因子,主要来源于肺泡巨噬细胞。COPD 患者的痰液中 LTB4 水平升高。研究表明,吸烟者即使肺功能尚在正常范围,其肺泡灌洗液、诱导痰和呼出的气体中 LTB4 水平均较正常明显升高,并与吸烟量呈正相关;肺泡灌洗液和诱导痰中 LTB4 水平还与中性粒细胞百分数呈正相关。

近年来关于吸烟引起气道细胞脱氧核糖核酸损伤在 COPD 发病中的作用也逐渐受到重视。研究发现,吸烟可引起细胞脱氧核糖核酸损伤,继而导致某些细胞凋亡相关基因的激活或失活,最终引起细胞凋亡或增殖。细胞凋亡与增殖失衡也被认为与 COPD 发病有关。

（二）氧化应激

香烟烟雾中含有的化学物质包括羟自由基、过氧化氢、一氧化氮、活性氧等多种氧化剂,这些氧化物质通过不同途径刺激肺内炎症反应,导致多种炎症细胞在肺部滞留或募集,如中性粒细胞、嗜酸性粒细胞、巨噬细胞和淋巴细胞等,这些炎症细胞又可以再释放多种活性氧。烟雾中的氧化剂可以穿过呼吸道内衬液和气道上皮,引起气道上皮细胞的直接损伤,增强血管内皮渗透性,减弱内皮细胞的黏附性,并对肺泡细胞有一定的溶解作用;同时减弱上皮细胞的修复能力,影响细胞外基质的重建。氧化应激与肺部炎症有明确的关系:①氧化剂可减弱中性粒细胞的变形能力,导致中性粒细胞在肺微循环的滞留、募集、活化。②氧化应激可激活转录因子NF-κB、AP-1,而转录因子又可调节炎症介质释放,促进中性粒细胞在肺内的滞留和活化。③氧化应激也能引起 α_1-抗胰蛋白酶及其他蛋白酶失活,参与 COPD 发病。

（三）蛋白酶-抗蛋白酶失衡

由于遗传因素、炎症细胞和炎症介质的作用,肺内蛋白酶-抗蛋白酶失衡是 COPD 的主要发病机制之一。蛋白酶和抗蛋白酶失衡导致蛋白酶的活性增强,降解弹性纤维蛋白和其他细胞外基质成分。同时,蛋白酶还具有帮助抗原呈递、刺激浆液和黏液分泌、抑制凋亡细胞的清除和激活肿瘤坏死因子-α等病理生理功能,参与 COPD 的病理过程。巨噬细胞及其巨噬细胞源性的基质金属蛋白酶是吸烟所致肺气肿形成的主要原因。

吸烟作为 COPD 最重要的危险因素,可以导致蛋白酶和抗蛋白酶系统的失衡。弹性蛋白是肺泡壁的主要成分,也是中性粒细胞弹性蛋白酶的作用靶点,分解后产生的弹性蛋白酶片段又是巨噬细胞和中性粒细胞的强力趋化剂,从而使炎症反应持续存在。

二、病理生理和病理

对 COPD 病理生理的认识近年来取得较大的成果,如外周气道炎症和狭窄导致 FEV_1 降低,肺气肿引起的肺泡间隔破坏导致气流受限和气体交换障碍等。

（一）气流受限和气体陷闭

小气道炎症程度、纤维化和管腔内渗出与 FEV_1 下降和 FEV_1/FVC 比值相关,也与 COPD 急性加重时 FEV_1 下降有关。外周气道阻塞造成的呼气相气体陷闭最终导致了肺过度充气。肺气肿对气体交换障碍的影响大于对 FEV_1 下降的影响,同时也可以引起呼气相气体陷闭,尤其是在病情严重时肺泡与小气道附着处受到破坏时。肺过度充气可以减少深吸气量从而导致功能残气量增加,这在活动后尤为显著。这些因素使得患者呼吸肌收缩能力受损,呼吸困难症状加重,活动能力受限。目前认为肺过度充气在疾病早期即可出现,是劳力性呼吸困难的主要机制。支气管扩张药作用于外周气道,可以减少气体陷闭,从而降低肺总容量,改善患者症状和活动耐力。

（二）气体交换障碍

气体交换障碍可以导致低氧血症和高碳酸血症。COPD 进展过程中气体交换障碍逐渐加重。同时,呼吸驱动减弱也可引起通气减少。这与呼吸肌疲劳、气道阻塞和肺过度充气共同作用导致通气障碍,CO_2 潴留增加有关。肺泡通气减少和毛细血管床破坏会进一步加重通气血流比例(V_A/Q)失调。

（三）黏液高分泌

黏液高分泌引起的慢性咳嗽、咳痰是慢性支气管炎的特征,但并非所有的COPD患者都有黏液高分泌症状。黏液高分泌是气道在香烟烟雾和其他有毒有害气体慢性刺激下,杯状上皮细胞数量增加、黏液下腺增生所引起。一些炎症介质和蛋白酶可以刺激黏液高分泌过程,多是通过表皮生长因子受体激活发挥效应。

（四）肺动脉高压

肺动脉高压在COPD晚期出现。低氧性肺动脉收缩引起的肺血管结构改变(内膜增生、平滑肌增生肥厚),最终导致肺动脉高压形成。

（五）急性加重

细菌或病毒感染、空气污染等诱因均可引起COPD患者呼吸道症状的急性加重。急性加重时肺过度充气、气体陷闭增加、呼气流速降低,导致患者呼吸困难症状加重,同时也可使V_A/Q失调导致低氧血症。肺炎、肺栓塞、急性心功能不全也可以出现COPD急性加重类似症状,并加重COPD急性加重期病情的严重程度。

（六）全身并发症

现在对许多COPD患者有全身并发症存在的认识越来越多,COPD所致全身并发症严重影响患者生活质量和生存期。气流受限和肺过度充气影响心脏功能和气体交换。循环中的炎症介质可以导致骨骼肌萎缩、恶病质,促进并加重缺血性心脏病、心功能不全、骨质疏松、贫血、糖尿病、代谢综合征和抑郁症病情。

三、临床表现和辅助检查

COPD特征性症状包括慢性咳嗽、咳痰和进行性加重的呼吸困难。患者在气流受限发生前数年,即可有慢性咳嗽、咳痰症状。

（一）临床表现

1.咳嗽

咳嗽多为COPD的首发症状,但通常被患者所忽略,因为常被认为是吸烟和空气污染引起。初始时咳嗽多为间歇性,随着病情进展逐渐出现每天咳嗽。COPD的慢性咳嗽可以有痰或无痰,但也有些患者在气流受限出现之前甚至完全没有咳嗽的病史。

2.咳痰

COPD患者在咳嗽时通常有少量黏痰。在流行病学定义上,患者反复咳嗽咳痰每年累计3个月,持续2年以上,排除其他病因即考虑慢性支气管炎。临床上COPD患者痰量通常很难准确评估,但大量咳痰考虑存在支气管扩张,黏痰增多反映肺内炎症介质的增高,尤其是细菌感染诱发COPD急性加重时。

3.呼吸困难

为COPD最重要的症状,是导致患者致残和精神焦虑的主要原因。典型的COPD呼吸困难是指呼吸沉重费力、缺氧的感觉。但由于个体和文化的差异,患者对这一症状的描述通常千差万别。

4.喘息、胸闷

喘息、胸闷属于非特异性症状,且日常变化较大。吸气相和呼气相的喘息可在胸部查体时听到。胸闷则常在活动后出现,是肋间肌等长收缩的结果。但即使缺乏喘息、胸闷症状也不能排除COPD。

5.病情严重时的其他表现

疲倦、体重减轻、贫血是极重度COPD患者常见的表现。这些症状与预后有相关性,并且可能是其他疾病的征象(如结核、肺癌),因此应该进行长期评估。

(二)辅助检查

1.肺功能检查

肺功能检查是目前评估气流受限最客观、重复性最好的检查方法。肺功能检查需包括FVC、FEV_1,并计算FEV_1/FVC比值。现有《慢性阻塞性肺疾病诊治指南》推荐以使用支气管扩张药后$FEV_1/FVC<0.7$作为判断气流受限的标准,这一标准简单、可靠性好,并且已在无数临床试验中使用,是目前一系列治疗方案推荐的证据基础。但该比值也有一定的局限性,在老年人中可能造成过度诊断,而在45岁以下人群,尤其对于轻度COPD,可能存在诊断不足。峰流速测试敏感性高,但特异性不足,不能单一地用于COPD诊断检查。

2.影像学检查

影像学检查不是COPD诊断所必需的,但有助于排除其他疾病、筛查并发症,如并存的呼吸疾病(如肺纤维化、支气管扩张、胸膜疾病)、骨骼肌疾病(如脊柱后凸)和心脏疾病(如心脏扩大)。与COPD相关的X线胸片征象包括膈肌低平、肺透光度增高、肺纹理稀疏。胸部CT不推荐作为COPD的常规检查,但当COPD诊断存疑时,CT检查可以帮助鉴别其他并存的肺部疾病。此外,当考虑外科手术(如肺减容术)时,需要CT检查确定肺气肿的分布,从而判断患者是否适合手术治疗。

3.血氧检测和动脉血气分析

指脉氧检查可以评估患者氧饱和度以及是否需要进行氧疗。所有FEV_1低于预计值35%的稳定期COPD患者,有呼吸衰竭或右心功能不全的COPD患者,均须进行指脉氧监测。如指脉氧检查提示血氧饱和度小于92%,则须进行动脉血气分析检查。

四、诊断和鉴别诊断

(一)诊断要点

(1)长期吸烟或长期吸入有害气体、粉尘史。

(2)慢性咳嗽、咳痰,每年超过3个月并连续2年以上和(或)活动后气短。

(3)$FEV_1<80\%$预计值和(或)$FEV_1/FVC<70\%$。

(4)除外其他慢性心肺疾病如支气管哮喘、支气管扩张、肺间质纤维化、左心充血性心力衰竭等。

符合以上4条或(2)(3)(4)条者可确定诊断。

(二)鉴别诊断

1.支气管哮喘

COPD多于中年后起病,哮喘则多在儿童或青少年期起病;COPD症状缓慢进展,逐渐加重,哮喘则症状起伏大;COPD患者多有长期吸烟史和(或)有害气体、颗粒接触史,哮喘患者则常伴过敏体质、过敏性鼻炎和(或)湿疹等,部分患者有哮喘家族史;COPD所致的气流受限基本为不可逆性,哮喘时则多为可逆性。病程长的哮喘患者可发生气道重构,气流受限不能完全逆转;而少数COPD患者可伴有气道高反应性,气流受限部分可逆。应根据临床及实验室所见全面分析,必要时做支气管激发试验、支气管舒张试验和(或)PEF昼夜变异率来进行鉴别,但需注意,有时两种疾病可重叠存在。

2.支气管扩张症

常于儿童期和青少年期发病并反复发作迁延,主要表现为慢性咳嗽、咳痰,痰量和痰的性质不同,部分有咯血;肺部听诊有固定部位的细湿啰音,咳嗽后性质不变是本病的特征性体征。胸部CT或支气管造影有助于鉴别。

3.肺结核

可有午后低热、乏力、盗汗等结核中毒症状,痰液检查可发现结核分枝杆菌,胸部X线检查可发现病灶。

4.肺癌

有慢性咳嗽、咳痰,痰中可带血丝,并反复发作,胸部X线及CT检查可发现占位病变或阻塞性肺不张或肺炎。痰细胞学检查、纤维支气管镜检查以及肺活检,可有助于明确诊断。

五、治疗

COPD急性加重且病情严重者须住院治疗。

(一)COPD急性加重处理

1.COPD急性加重到医院就诊或住院进行治疗的指征

(1)症状显著加剧,如突然出现的静息状态下呼吸困难。

(2)出现新的体征(如发绀、外周水肿)。

(3)原有治疗方案失败。

(4)有严重的伴随疾病。

(5)新近发生的心律失常。

(6)诊断不明确。

(7)高龄患者的COPD急性加重。

(8)院外治疗不力或条件欠佳。

2.COPD急性加重收入重症监护治疗病房的指征

(1)严重呼吸困难且对初始治疗反应不佳。

(2)精神紊乱,嗜睡、昏迷。

(3)经氧疗和无创正压通气后,低氧血症($PO_2 < 67$ kPa)仍持续或呈进行性恶化和(或)高碳酸血症($PaCO_2 > 9.3$ kPa)严重或恶化和(或)呼吸性酸中毒($pH < 7.3$)严重或恶化。

3.COPD急性加重期住院患者的处理方案

(1)根据症状、动脉血气、胸部X线检查等评估病情的严重程度。

（2）控制性氧疗并于 30 分钟后复查血气。

（3）应用支气管扩张药：增加剂量或频率；联合应用 β_2 受体激动剂和抗胆碱能药物；使用储雾器或气动雾化器；考虑静脉加用茶碱类药物。

（4）口服或静脉加用糖皮质激素。

（5）细菌感染是 COPD 急性加重的重要原因，应密切观察细菌感染征象，积极、合理地使用抗菌药。

（6）考虑应用无创性机械通气。

（7）整个治疗过程中应注意水、电解质平衡和营养状态，识别和处理可能发生的并发症（如心力衰竭、心律失常等）。

（二）COPD 加重期的主要治疗方法

1.控制性氧疗

氧疗是 COPD 加重期患者住院的基础治疗。COPD 加重期患者氧疗后应达到满意的氧合水平（$PaO_2>8.0$ kPa 或 $SaO_2>90\%$），但应注意可能发生潜在的 CO_2 潴留。给氧途径包括鼻导管和 Venturi 面罩，Venturi 面罩更能精确地调节吸入氧浓度。氧疗 30 分钟后应复查动脉血气以确认氧合是否满意及是否发生 CO_2 潴留或酸中毒。

2.选用抗菌药

当患者呼吸困难加重，咳嗽伴有痰量增加及脓性痰时，应根据患者所在地常见病原菌类型及药物敏感情况积极选用抗菌药。COPD 患者多有支气管/肺部感染反复发作及反复应用抗菌药的病史，且部分患者合并有支气管扩张，因此这些患者的耐药情况较一般肺部感染患者更为严重。长期应用广谱抗菌药和糖皮质激素易导致真菌感染，宜采取预防和抗真菌措施。

3.选用支气管舒张药

（1）溴化异丙托品气雾剂（定量气雾剂）2 喷，每日 2~3 次或本品 1 mL+0.9% 氯化钠溶液 20 mL 以压缩空气为动力吸入。

（2）β_2 受体激动剂：喘乐宁或特布他林气雾剂 1~2 喷，每日 2~3 次；病情重者可用沙丁胺醇 2.4 mg，每日 3 次或特布他林 2.5 mg，每日 3 次口服。

（3）茶碱类：舒弗美 0.1~0.2 g，每日 2 次或葆乐辉 0.2~0.4 g，每晚 1 次口服。对茶碱反应明显者或难以耐受者可改用二羟丙茶碱 0.2 g，每日 3 次口服，重症者可考虑静脉滴注氨茶碱。

4.使用糖皮质激素

COPD 加重期住院患者宜在应用支气管舒张药基础上加服或静脉使用糖皮质激素。激素的剂量要权衡疗效及安全性，建议口服泼尼松每日 30~40 mg，连续用药 10~14 日。也可静脉给予甲泼尼龙。

5.机械通气的应用

（1）无创性间断正压通气：可降低 $PaCO_2$，减轻呼吸困难，从而减少气管插管和有创机械通气的使用，缩短住院天数，降低患者的病死率。使用无创性间断正压通气要注意掌握合理的操作方法，避免漏气，从低压力开始逐渐增加辅助吸气压，采用有利于降低 $PaCO_2$ 的方法，从而提高无创性间断正压通气的效果。下列无创性间断正压通气在 COPD 加重期的选用和排除标准,可作为应用无创性间断正压通气的参考。

选用标准(至少符合其中两项):①中至重度呼吸困难,伴辅助呼吸肌参与呼吸并出现腹部矛盾运动。②中至重度酸中毒(pH7.30～7.35)和高碳酸血症($PaCO_2$ 为 6.0～8.0 kPa)。③呼吸频率>25 次/min。

排除标准(符合下列条件之一):①呼吸抑制或停止。②心血管系统功能不稳定(低血压、心律失常、心肌梗死)。③嗜睡、意识障碍及不合作者。④易误吸者;⑤痰液黏稠或有大量气道分泌物。⑥近期曾行面部或胃食管手术者。⑦头面部外伤,固有的鼻咽部异常。⑧极度肥胖。⑨严重的胃肠胀气。

(2)有创性(常规)机械通气:在积极药物治疗的条件下,患者呼吸困难仍呈进行性恶化,出现危及生命的酸碱异常和(或)神志改变时,宜用有创性机械通气治疗。

有创性机械通气在COPD加重期的具体应用指征如下:①严重呼吸困难,辅助呼吸肌参与呼吸,并出现胸腹矛盾运动。②呼吸频率>30 次/min。③危及生命的低氧血症(PaO_2<5.3 kPa或PaO_2/FiO_2<26.7 kPa)。④严重的呼吸性酸中毒(pH<7.25)及高碳酸血症。⑤呼吸抑制或停止。⑥嗜睡、意识障碍。⑦严重心血管系统并发症(低血压、休克、心力衰竭)。⑧其他并发症(代谢紊乱、脓毒血症、肺炎、肺血栓栓塞症、气压伤、大量胸腔积液)。⑨无创性间断正压通气失败或存在无创性间断正压通气的排除指征。

在决定终末期COPD患者是否使用机械通气时,还需参考病情好转的可能性,患者自身意愿及强化治疗的条件。

最广泛使用的三种通气模式包括辅助—控制通气、压力支持通气、同步间歇强制通气与压力支持通气联合模式。因COPD患者存在内源性呼气末正压,为减少内源性呼气末正压所致吸气功耗增加和人-机不协调,可常规加用适当水平的外源性呼气末正压。

6.其他治疗措施

①在严密监测出入量和血电解质情况下,适当补充液体和电解质。②注意补充营养,对不能进食者经胃肠补充要素饮食或予静脉高营养。③对卧床、红细胞增多症或脱水的患者,无论是否有血栓栓塞性疾病均可考虑使用肝素或低分子量肝素。④积极排痰治疗。⑤识别并治疗伴随疾病(冠心病、糖尿病等)及并发症(休克、DIC、上消化道出血、肾功能不全者等)。

7.戒烟

应劝告吸烟患者尽早戒烟,并提供切实有效的戒烟方法。

8.出院医嘱

包括坚持戒烟,具备条件者进行家庭长程氧疗,康复锻炼,预防上呼吸道感染,定期复查肺功能(FEV_1、$FEV_1/FVC\%$),有症状时酌情使用抗胆碱能药、$β_2$ 受体激动剂、缓释或控释茶碱、祛痰药物等。

第五节　支气管扩张症

支气管扩张症简称支扩,是支气管或细支气管管壁受损呈永久性扩张和变形所引起的病态。常起病于儿童期和青少年期,男、女发病率无明显差异。病因可分为先天性和继发性,继发性患者多见病因有幼年时曾患呼吸系统严重感染(如麻疹性肺炎、百日咳等)、肺结核、吸入异物或有毒气体等。支气管扩张症可以是全身性疾病(如囊性纤维化、免疫球蛋白缺乏症等)的局部表现。临床主要表现为慢性咳嗽,咳大量脓痰和反复咯血。

一、临床表现和辅助检查

(一)临床表现

1.症状

(1)慢性咳嗽、咳大量脓痰:一般多为阵发性,每日痰量可为 100～400 mL,咳痰多在起床及就寝等体位改变时加重。产生此现象的原因是支气管扩张感染后,管壁黏膜被破坏丧失了清除分泌物的功能,导致分泌物的积聚,当体位改变时,分泌物受重力作用而移动从而接触到正常黏膜,引起刺激,出现咳嗽及咳大量脓痰。患者的痰液呈黄色脓样,伴厌氧菌混合感染时尚有臭味。收集痰液于玻璃瓶中静置,数小时后有分层现象,即上层为泡沫,中层为浑浊黏液,下层为坏死组织沉淀物。

(2)反复咯血:50%～70%的患者有反复咯血史,咯血量不等,可为痰中带血或小量咯血,亦可表现为大量咯血。咯血的原因是支气管表层的肉芽组织创面的小血管或管壁扩张的小血管破裂出血。咯血最常见的诱因是呼吸道感染。

(3)反复肺部感染:患者常于同一肺段反复发生肺炎并迁延不愈。多数由上呼吸道感染向下蔓延,致使支气管感染加重,且因痰液引流不畅,最终炎症扩散至病变支气管周围的肺组织。发生感染时,患者可出现发热,且咳嗽加剧、痰量增多,感染较重时患者尚有胸闷、胸痛等症状。

(4)慢性感染的全身表现:患者反复继发肺部感染病程较长时,则可引起全身中毒症状,如发热、盗汗、食欲缺乏、消瘦、贫血等;并发肺纤维化、肺气肿或慢性肺源性心脏病时可出现呼吸困难等相应症状;若为儿童,可影响其发育。

2.体征

支气管扩张早期可无异常体征。当病变严重或继发感染,渗出物积聚时,可闻及持久的部位固定的湿啰音,痰液咳出后湿啰音仅可暂时性减少或消失;并发肺炎时,则在相应部位可有叩诊浊音及呼吸音减弱等体征。随着并发症,如支气管肺炎、肺纤维化、胸膜增厚与肺气肿等的发生,可出现相应的体征。此外,慢性支气管扩张患者可有发绀、杵状指(趾),病程长者可有营养不良。

(二)辅助检查

1.实验室检查

(1)血常规:无感染者,血白细胞计数多正常,继发感染则有增多。

(2)痰液细菌培养:对于咳脓痰的患者(所谓湿性支气管扩张)应做痰培养以明确细菌类型,这对临床选择抗菌药物有指导意义。此外,痰培养对判断抗感染的疗效也有一定价值。

2.胸部 X 线检查

患侧肺纹理增多、紊乱或见条状透明阴影。

3.胸部高分辨率 CT 扫描

患侧可见细支气管扩张,并能明确显示支气管扩张的范围和程度。因其无损伤性,目前最常用。

4.支气管碘油造影

可从不同角度显示病变的部位、范围、性质和程度。一般分为柱状、囊状、囊柱状混合型三类。

5.纤维支气管镜检查

适用于咯血部位不明者。

6.肺功能检查

多为阻塞性通气障碍,FEV_1 和 FVC 减低,残气量占肺总量百分比增高。病情后期,通气血流比例失调以及弥散功能障碍等,可有动脉血氧分压降低和动脉血氧饱和度下降。

二、诊断和鉴别诊断

(一)诊断要点

1.临床表现

(1)过去曾患过百日咳、麻疹、肺炎、肺结核、肺部感染等以及慢性咳嗽,咳大量痰和反复咯血及呼吸道感染等症状。痰液静置后分三层:上层为泡沫,中层为黏液,下层为脓性物和坏死组织,伴有厌氧菌感染时,可有恶臭味。细菌培养可有细菌生长。

(2)慢性咳嗽和咳大量脓痰,痰量增多,每日可为 $100\sim400$ mL,呈黄绿色。反复咯血为本病的特点,占 $50\%\sim75\%$,咯血量多少不等,可从痰中带血丝到大咯血。有的患者以咯血为主要症状,咳嗽、咳痰不明显,称干性支气管扩张。若反复继发感染,可出现发热、纳差、盗汗、消瘦、贫血等症状。

(3)重症支气管扩张的肺功能严重障碍时,劳动力明显减退,稍活动即有气急、发绀,伴有杵状指(趾)。继发感染时常可闻及下胸部、背部较粗的湿啰音;结核引起的支气管扩张多见于肩胛间区,咳嗽时可闻及干湿啰音。

2.辅助检查

(1)典型的 X 线表现为粗乱的肺纹理中有多个不规则的环状透亮阴影或沿支气管的卷发状阴影,感染时阴影内出现液平面。体层摄片还可发现不张肺内支气管扩张和变形的支气管充气征。

(2)高分辨 CT 通常可确定诊断,CT 检查显示管壁增厚的柱状扩张或成串成簇的囊样改变。

(3)纤维支气管镜检查可以明确出血、扩张或阻塞部位,还可进行局部灌洗,取得冲洗液做涂片革兰氏染色、细胞学检查或细菌培养等,对诊断和治疗也有帮助。

(二)鉴别诊断

1.慢性支气管炎

中年以上患者多见,常于冬春季节咳嗽、咳痰加重,痰量不多,为白色黏液样,脓痰少见,无反复咯血史,肺部啰音不固定。但少数慢性支气管炎晚期可并发支气管扩张。

2.肺脓肿

常无慢性咳嗽、咳痰病史,起病急,全身中毒症状明显,表现为畏寒、高热、咳嗽、突然咳出大量脓臭痰,胸部 X 线片上有密度较高的炎症阴影,其中可见伴有液平面的空洞。有效抗菌药物治疗后,炎症可完全吸收消退。慢性肺脓肿有慢性病容,如贫血、消瘦,虽也有反复咳脓痰及咯血,但其均有急性肺脓肿病史,X 线片表现为厚壁空洞。

3.肺结核

病变好发于两肺上叶尖后段及下叶背段,常有低热、盗汗、疲乏、消瘦等全身中毒症状。早期患者咳嗽少,咳痰也不多;有空洞形成时,痰常为黏液脓性或脓性,痰中常可找到抗酸杆菌。肺结核病灶纤维化,瘢痕形成牵拉局部支气管,可引起结核性局灶性支气管扩张,其内的小血管可被破坏而引起反复咯血。结核性局灶性支气管扩张多在肺上叶。肺结核好发部位多在肺上部,X 线检查时可发现肺结核病灶,痰结核菌检查阳性可作出诊断。

4.先天性肺囊肿

临床上含液性肺囊肿常无症状,如与支气管相通并发感染时,可有发热、咳嗽、咳痰及反复咯血。X 线检查肺部可见多个边界锐利的圆形或椭圆形阴影,壁较薄,周围肺组织无浸润病变。CT 扫描和支气管碘油造影可助鉴别。

5.弥散性泛细支气管炎

有慢性咳嗽、咳痰、活动时呼吸困难及常有慢性鼻窦炎病史,胸部 X 线和 CT 检查结果示有弥漫分布的边界不太清楚的小结节影,类风湿因子、抗结核抗体、冷凝集试验可阳性,确诊需要病理学证实。大环内酯类抗菌药物持续治疗 2 个月以上有效。

三、治疗

支气管扩张症的治疗原则:确定并治疗潜在病因以阻止疾病进展;维持或改善肺功能;减少日间症状和急性加重次数;改善患者的生活质量。

(一)物理治疗

物理治疗可促进呼吸道分泌物排出,提高通气的有效性,维持或改善运动耐力,缓解气紧、胸痛症状。排痰可有效清除气道分泌物,这是支气管扩张症患者长期治疗的重要环节,特别是对于慢性咳痰和(或)高分辨率 CT 表现为黏液阻塞者。痰量不多的支气管扩张症患者也应学习排痰技术,以备急性加重时应用。常用排痰技术如下:

1.体位引流

采用适当的体位,依靠重力的作用促进某一肺叶或肺段中分泌物的引流。一项随机对照研究结果证实,主动呼吸训练联合体位引流效果优于坐位主动呼吸训练。胸部 CT 检查结果有助于选择合适的体位。体位引流时体位的选择见表 1-7。

表 1-7　体位引流时体位的选择

病变部位		引流体位
肺叶	肺段	
右上	1	坐位
	2	左侧仰卧位,右前胸距床面 45°

病变部位		引流体位
肺叶	肺段	
	3	仰卧,右侧后背垫高30°
左上	1,2	坐位,上身略向前,向右倾斜
	3	仰卧,左侧后背垫高30°
	4,5	仰卧,左侧后背垫高45°,臀部垫高或将床脚抬高
右中	4,5	仰卧,右侧后背垫高45°,臀部垫高或将床脚抬高
双肺	6	俯卧,腹部垫高或将床脚抬高,也可取膝胸卧位
	8	仰卧,臀部垫高或将床脚抬高
下叶	9	健侧卧位,健侧腰部垫高或将床脚抬高
	10	俯卧,下腹垫高或将床脚抬高,也可取膝胸卧位
	7(右)	斜仰卧位,左背距床面30°,抬高床脚

治疗时可能需要采取多种体位,患者容易疲劳,每天多次治疗一般不易耐受,通常对氧合状态和心率无不良影响;体位引流应在饭前或饭后1~2小时内进行。禁忌证包括无法耐受所需的体位、无力排出分泌物、抗凝治疗、胸廓或脊柱骨折、近期大咯血和严重骨质疏松者。

2.震动拍击

腕部屈曲,手呈碗形在胸部拍打或使用机械振动器使聚积的分泌物易于咳出或引流,可与体位引流配合应用。

3.主动呼吸训练

支气管扩张症患者应进行主动呼吸训练促进排痰。每次循环练习应包含三部分:①胸部扩张练习。深呼吸,用力呼气,放松及呼吸控制,尤其是深吸气,使气流能够通过分泌物进入远端气道。②用力呼气。可使呼气末等压点向小气道一端移动,从而有利于远端分泌物清除。③呼吸控制。运动膈肌缓慢呼吸,可避免用力呼气加重气流阻塞。

4.辅助排痰技术

包括气道湿化(清水雾化)、雾化吸入盐水、短时雾化吸入高张盐水、雾化吸入特布他林以及无创通气。祛痰治疗前雾化吸入灭菌用水、生理盐水或临时吸入高张盐水,并预先吸入β_2受体激动剂,可提高祛痰效果。喘憋患者进行体位引流时可联合应用无创通气。首次吸入高张盐水时,应在吸入前和吸入后5分钟测定FEV_1或呼气峰流速,以评估有无气道痉挛。气道高反应性患者吸入高张盐水前应预先应用支气管舒张药。

5.其他

正压呼气装置通过呼气时产生震荡性正压,防止气道过早闭合,有助于痰液排出,也可采用胸壁高频震荡技术等。患者可根据自身情况选择单独或联合应用上述祛痰技术,每天1~2次,每次持续时间不应超过20分钟,急性加重期可酌情调整持续时间和频率。吸气肌训练适用于合并呼吸困难且影响到日常活动的患者。两项小规模随机对照研究结果表明,与无干预组相比,吸气肌训练可显著改善患者的运动耐力和生活质量。

(二)抗菌药物治疗

支气管扩张症患者出现急性加重并发症状恶化,即咳嗽、痰量增加或性质改变、脓痰增加和(或)喘息、气急、咯血及发热等全身症状时,应考虑应用抗菌药物。仅有黏液脓性或脓性痰液或仅痰培养阳性不是应用抗菌药物的指征。支气管扩张症患者急性加重时的微生物学研究资料很少,估计急性加重一般是由定植菌群引起,60%~80%的稳定期支气管扩张症患者存在潜在致病菌的定植,最常分离出的细菌为流感嗜血杆菌和铜绿假单胞菌。其他革兰氏阳性菌如肺炎链球菌和金黄色葡萄球菌也可定植患者的下呼吸道。应对支气管扩张症患者定期进行支气管细菌定植状况的评估。痰培养和经支气管镜检查均可用于评估支气管扩张症患者细菌定植状态,两者的评估效果相当。许多支气管扩张症患者频繁应用抗菌药物,易造成细菌对抗菌药物耐药,且支气管扩张症患者气道细菌定植部位易形成生物被膜,阻止药物渗透,因此推荐对大多数患者进行痰培养。急性加重期开始抗菌药物治疗前应送痰培养,在等待培养结果时应用经验性抗菌药物治疗。急性加重期初始经验性治疗应针对这些定植菌,根据有无铜绿假单胞菌感染的危险因素:①近期住院。②频繁(每年4次以上)或近期(3个月以内)应用抗菌药物。③重度气流阻塞(FEV<30%)。④口服糖皮质激素(最近2周每天口服泼尼松)。至少符合4条中的2条及既往细菌培养结果选择抗菌药物(表1-8)。无铜绿假单胞菌感染高危因素的患者应立即经验性使用对流感嗜血杆菌有活性的抗菌药物。对有铜绿假单胞菌感染高危因素的患者,应选择有抗铜绿假单胞菌活性的抗菌药物,还应根据药敏试验的监测结果调整用药,并尽可能应用支气管穿透性好且可降低细菌负荷的药物。应及时根据病原体检测及药敏试验结果和治疗反应调整抗菌药物治疗方案,若存在一种以上的病原菌,应尽可能选择能覆盖所有致病菌的抗菌药物。临床疗效欠佳时,需根据药敏试验结果调整抗菌药物,并即刻重新送检痰培养。若因耐药无法单用一种药物,可联合用药,但没有证据表明两种抗菌药物联合治疗对铜绿假单胞菌引起的支气管扩张症急性加重有益。急性加重期无须常规使用抗病毒药物。采用抗菌药物轮换策略有助于减轻细菌耐药,但目前尚无临床证据支持其常规应用。

表 1-8 支气管扩张症急性加重期初始经验性治疗推荐使用的抗菌药物

高危因素	常见病原体	初始经验性治疗的抗菌药物选择
无假单胞菌感染高危因素	肺炎链球菌、流感嗜血杆菌、卡他莫拉菌、金黄色葡萄球菌、肠道菌群(肺炎克雷伯菌、大肠埃希菌等)	氨苄西林/舒巴坦,阿莫西林/克拉维酸钾,第二代头孢菌素,第三代头孢菌素(头孢曲松、头孢噻肟),莫西沙星、左旋氧氟沙星
有假单胞菌感染高危因素	上述病原体+铜绿假单胞菌	具有抗假单胞菌活性的β-内酰胺类抗菌药物(如头孢他啶、头孢吡肟,哌拉西林/他唑巴坦,头孢哌酮/舒巴坦、亚胺培南、美罗培南等),氨基糖苷类、喹诺酮类(环丙沙星或左旋氧氟沙星)可单独应用或联合应用

急性加重期抗菌药物治疗的最佳疗程尚不确定,建议支气管扩张症急性加重期的治疗疗

程应为 14 天左右。支气管扩张症稳定期患者长期口服或吸入抗菌药物的效果及其对细菌耐药的影响尚需进一步研究。

（三）咯血的治疗

1.大咯血的紧急处理

大咯血是支气管扩张症致命的并发症，一次咯血量超过 200 mL 或 24 小时咯血量超过 500 mL 为大咯血，严重时可导致窒息。预防咯血窒息应视为大咯血治疗的首要措施，大咯血时首先应保证气道通畅，改善氧合状态，稳定血流动力学状态。咯血量少时应安抚患者，缓解其紧张情绪，嘱其患侧卧位休息。出现窒息时采取头低足高 45°的俯卧位，清除患者口中的血块并及时给氧，轻拍健侧背部促进气管内的血液排出。若采取上述措施无效时，应迅速进行气管插管，必要时行气管切开。

2.药物治疗

(1)垂体后叶素：为治疗大咯血的首选药物，一般静脉注射后 3～5 分钟起效，维持 20～30 分钟。用法：垂体后叶素 5～10 U 加 5%葡萄糖注射液 20～40 mL，稀释后缓慢静脉注射，约 15 分钟注射完毕，继之以 10～20 U 加 0.9%氯化钠注射液或 5%葡萄糖注射液 500 mL 稀释后静脉滴注，滴速为 0.1 U/(kg·h)，出血停止后再继续使用 2～3 天以巩固疗效。支气管扩张伴有冠状动脉粥样硬化性心脏病、高血压、肺源性心脏病、心力衰竭者以及孕妇均忌用。

(2)促凝血药：为常用的止血药物，可酌情选用抗纤维蛋白溶解药物，如氨基己酸(4～6 g＋0.9%氯化钠注射液 100 mL，15～30 分钟内静脉滴注完毕，维持量 1 g/h)或氨甲苯酸(100～200 mg 加入 5%葡萄糖注射液或 0.9%氯化钠注射液 40 mL 内静脉注射，2 次/天)；或应用增加毛细血管免疫力和血小板功能的药物如酚磺乙胺(250～500 mg，肌内注射或静脉滴注，2～3 次/天)；还可给予血凝酶(1～2 kU 静脉注射，5～10 分钟起效，可持续 24 小时)。

(3)其他药物：如普鲁卡因 150 mg 加 0.9%氯化钠注射液 30 mL 静脉滴注，1～2 次/天，皮内试验阴性(0.25%普鲁卡因溶液 0.1 mL 皮内注射)者方可应用；酚妥拉明 5～10 mg 以 0.9%氯化钠注射液 20～40 mL 稀释静脉注射，然后将 10～20 mg 加入 0.9%氯化钠注射液 500 mL 内静脉滴注。

(4)使用激素：支气管扩张合并纤维素性支气管炎大咯血者，可在治疗原发病的同时，短期加用静脉激素治疗(可用甲基泼尼松龙或琥珀酸氢化可的松静脉滴注，大咯血基本控制后转为激素口服及减量至停用)，其疗效明显优于单纯使用止血药物。

3.介入治疗或外科手术治疗

支气管动脉栓塞术和(或)手术是大咯血的一线治疗方法。

(1)支气管动脉栓塞术：经支气管动脉造影向病变血管内注入可吸收的明胶海绵行栓塞治疗，对大咯血的治愈率为 90%左右，随访 1 年未复发的患者为 70%；肺结核导致的大咯血，支气管动脉栓塞术后 2 周咯血的缓解率为 93%，术后 1 年为 51%，2 年为 39%。最常见的并发症为胸痛(34.5%)，脊髓损伤发生率及致死率低。

(2)经气管镜止血：大量咯血不止者，可经气管镜确定出血部位后，用浸有稀释肾上腺素的海绵压迫或填塞于出血部位止血,或在局部应用凝血酶或气囊压迫控制出血。

（3）手术:反复大咯血用上述方法无效、对侧肺无活动性病变且肺功能储备尚佳又无禁忌证者,可在明确出血部位的情况下考虑肺切除术。适合肺段切除的人数极少,绝大部分要行肺叶切除。

（四）非抗菌药物治疗

1.黏液溶解剂

气道黏液高分泌及黏液清除障碍导致黏液潴留是支气管扩张症的特征性改变。吸入高渗药物如高张盐水可增强理疗效果,短期吸入甘露醇则未见明显疗效。急性加重时应用溴己新可促进痰液排出,羟甲半胱氨酸可改善气体陷闭。成人支气管扩张症患者不推荐吸入重组人脱氧核糖核酸酶。

2.支气管舒张药

由于支气管扩张症患者常常合并气流阻塞及气道高反应性,因此经常使用支气管舒张药,但目前并无确切依据。合并气流阻塞的患者应进行支气管舒张试验评价气道对 β_2 受体激动剂或抗胆碱能药物的反应性,以指导治疗。不推荐常规应用甲基黄嘌呤类药物。

3.吸入糖皮质激素(简称激素)

吸入激素可拮抗气道慢性炎症,少数随机对照研究结果显示,吸入激素可减少排痰量,改善生活质量,有铜绿假单胞菌定植者改善更明显,但对肺功能及急性加重次数并无影响。目前尚无证据支持常规使用吸入性激素治疗支气管扩张(合并支气管哮喘者除外)。

第六节　肺炎

一、细菌性肺炎

细菌性肺炎是感染性肺炎中最常见的类型,也是最常见的感染性疾病之一。在抗菌药物发现之前,细菌性肺炎是人类健康的主要威胁之一。抗菌药物问世后使得细菌性肺炎的病死率下降,预后显著改善。然而,随着人口老龄化以及细菌耐药率的升高,即使有大量广谱或超广谱抗菌药物投入临床,但肺炎的发病率及病死率并没有持续下降。甚至一些研究显示由于后续新型抗菌药物开发和临床应用严重不足甚至匮乏,细菌性肺炎病死率出现了回升趋势。此外,在呼吸机相关肺炎的研究中发现,对常用抗菌药物全部耐药的细菌时有发生,甚至出现小范围的暴发。世界卫生组织发布的全球疾病负担报告显示,在全球范围内下呼吸道感染占人口死因第三位,而在低收入国家则位居首位。老年人或免疫功能低下人群(如肿瘤、应用免疫抑制药、糖尿病、尿毒症、艾滋病、器官移植、药瘾、嗜酒或是久病卧床者)并发肺炎时,易感染耐药菌、非典型病原菌,其治疗困难,病死率高。

在不同因素导致机体免疫防御功能损伤后,病原菌侵入下呼吸道,引起肺毛细血管充血、水肿,肺泡腔内纤维蛋白渗出及细胞浸润。细菌性肺炎临床表现为咳嗽、咳痰、发热、气促、胸痛、咯血等,肺部可出现呼吸音粗、湿啰音等体征,以及出现相应的胸部影像学改变。病情严重者可出现气体交换障碍,并发呼吸功能衰竭。大多类型的细菌性肺炎治愈后不遗留瘢痕,结构以及功能均可恢复如前。肺炎临床症状多样化、病原谱复杂化以及细菌耐药普遍化是目前细菌性肺炎的重要特点。合理运用抗菌药物、提高病原学诊断水平、避免或延缓耐药菌的产生,是细菌性肺炎临床诊治中迫切需要强调和解决的问题。

(一)病因及发病机制

因宿主年龄、基础疾病、免疫功能状态、流行区域、获得方式(社区获得性肺炎、医院获得性肺炎)不同,肺炎的病原体也有较大差异。如社区获得性肺炎常见致病菌包括肺炎链球菌、肺炎支原体、流感嗜血杆菌、肺炎衣原体、金黄色葡萄球菌、肺炎克雷伯菌、流感病毒等,少见致病菌包括铜绿假单胞菌或其他革兰氏阴性菌、厌氧菌等。而医院获得性肺炎常见致病菌为革兰氏阴性杆菌,包括铜绿假单胞菌、大肠埃希菌、肺炎克雷伯菌、不动杆菌等。此外,吸入性肺炎中厌氧菌感染较为多见。而骨髓移植、粒细胞缺乏、免疫功能缺陷等人群,曲霉菌、巨细胞病毒感染比例明显升高。

通常正常的免疫防御机制可使下呼吸道保持相对无菌状态。免疫功能短暂性或持续性受损(如受凉、饥饿、吸烟、疲劳、酗酒、昏迷、低氧血症、慢性结构性肺病、肺水肿、尿毒症、糖尿病、营养不良、吸入有毒物质、肿瘤放化疗、病毒感染以及应用糖皮质激素、人工气道、鼻胃管等),或进入下呼吸道的病原菌载量较多或毒力较强时,病菌可在下呼吸道大量繁殖,突破机体的免疫防御机制,引起肺炎。在整个病理生理过程中,病原菌及其代谢产物激活免疫防御系统,机体借助固有免疫、体液免疫、细胞免疫等,通过吞噬作用、募集炎性细胞、产生中和抗体、释放炎性介质、补体的调理等,消灭病原菌。但在这一过程中,常有过多的炎性介质大量释放,并引起炎症性肺损伤。不同病原菌导致的细菌性肺炎发病机制基本一致,但又各具特点。

细菌的入侵方式主要包括口咽部定植菌误吸和带菌气溶胶吸入,前者在肺炎发病机制中占最重要的地位,特别是在医院获得性肺炎中,主要引起革兰氏阴性杆菌肺炎。一般情况下,细菌直接种植、邻近部位感染扩散或其他部位经血运播散者较为少见。

(二)病理生理和病理

肺炎链球菌肺炎典型的病理变化分为四期:早期主要为水肿液和浆液渗出;中期为红细胞渗出;后期有大量白细胞和吞噬细胞聚集,肺组织实变;最后为肺炎吸收消散。

在及时应用抗菌药物后,典型的大叶性肺炎已经不多见,而代之以肺段性炎症。病理特点为整个病变过程中没有肺泡壁和其他肺结构的破坏或坏死,炎症消散后肺组织可以完全恢复正常结构而不留纤维化等肺损伤。

有的细菌性肺炎虽也有上述类似的病理变化和过程,但大多数都伴有不同程度的肺泡壁损伤。例如,金黄色葡萄球菌肺炎中,以细支气管为中心的化脓性炎症是其主要的病理学特点,细菌产生的凝固酶还可以在菌体外形成保护膜以拮抗吞噬细胞的杀灭作用,且各种酶和代谢产物的释放可导致肺组织坏死和脓肿形成。革兰氏阴性菌肺炎则多为双侧小叶性肺炎,常有多发坏死性空洞或脓腔,部分患者可出现脓胸,炎症消散吸收往往不完全,可引起纤维增生或支气管扩张等。

(三)临床表现和辅助检查

1.临床表现

(1)起病多急骤,但部分老年性肺炎、革兰氏阴性杆菌肺炎、医院获得性感染者起病可较隐匿,常有受凉、劳累等诱因或伴慢性结构性肺疾病、心血管疾病、糖尿病、免疫缺陷或不全等基础疾病。

(2)部分患者有上呼吸道感染史。

(3)以呼吸道症状为主,可表现为发热(高热多见)、寒战、咳嗽、咳痰、胸痛、气促等,痰液量不一,多为脓性,少许患者痰中可见血丝或少量咯血。

(4)金黄色葡萄球菌肺炎的痰液一般为黄色脓痰,肺炎链球菌肺炎的痰液常为铁锈色,肺炎克雷伯菌肺炎的痰液为砖红色黏冻样,铜绿假单胞菌肺炎的痰液可为淡绿色,厌氧菌肺炎的痰液常伴有恶臭。

(5)可出现全身中毒症状,如乏力、头痛、肌肉酸痛、恶心、呕吐、腹泻等症状;严重者可出现嗜睡、意识障碍、精神异常等,也可出现休克、低血压,甚至多器官功能损害。

体格检查患者一般为急性面容,呼吸浅快,常有不同程度的发绀和心动过速,部分患者出现鼻翼扇动。早期肺部体征可无或仅有少许湿啰音,随着疾病的进展,可以出现较典型的体征,如见患侧呼吸运动减弱、叩诊浊音或实音,肺部听诊患侧呼吸音降低,可闻及湿啰音,部分患儿可出现肺部哮鸣音。实变体征常常提示为细菌性感染。免疫损害宿主肺炎、老年性肺炎、革兰氏阴性杆菌肺炎等多同时累及双侧,体格检查时可发现双下肺湿啰音。

2.辅助检查

血常规检查见白细胞总数升高、中性粒细胞比例增高、核左移并有中毒颗粒,可有红细胞沉降率(简称血沉)增快、C-反应蛋白增高、降钙素原(PCT)等炎性指标升高。老年体弱、免疫缺陷者白细胞计数可无明显变化。症状、肺部体征显著,但白细胞计数不增多常提示严重感染。动脉血气分析常提示氧分压下降,也可见肝肾功能、凝血功能异常等。

胸部影像学表现如下。①X线检查:早期胸片可正常,局部纹理增多或肺野透亮度降低,病情进展可表现为非特异性的斑片状肺实质浸润影。②CT检查:可表现为密度不均的条纹状、斑片状、絮片状阴影,也可见磨玻璃影。病情进展一般出现均匀实变,部分可见支气管气象,可合并胸腔积液、肺不张等,通常治疗后实变影渐渐吸收消散,往往影像学消散晚于临床症状改善。

3.肺炎病原学诊断

肺炎病原学诊断非常重要,有利于指导临床用药和判断预后。由于经口咽部的咳痰常受到正常菌群污染,未经筛选的单次普通痰培养并不可靠。痰涂片镜检有助早期初步判断病原学类型,并可借此剔除口咽部菌群污染严重的"不合格"痰标本而选取"合格"标本进行检查。涂片上见呈短链状或双个排列的革兰氏阳性球菌(肺炎链球菌)或多形短小的革兰氏阴性杆菌(流感嗜血杆菌可能)极具诊断意义。此外,痰定量或半定量培养是提高痰培养结果正确率的有效方法,若痰中浓度超过 10^7 CFU/mL 或(＋＋＋＋),则培养到的细菌多为肺炎的病原菌,而低于 10^4 CFU/mL 或(＋),则可能为污染菌。普通咳痰标本分离到的表皮葡萄球菌、除流感嗜血杆菌外的嗜血杆菌属细菌、除诺卡菌外的其他革兰氏阳性杆菌、肠球菌、微球菌、厌氧菌、念珠菌属,通常无临床意义。对于建立人工气道的患者,经气管插管吸引物(ETA)送检,可最大程度避免污染。为了取得精确的病原学结果,可权衡利弊采用下呼吸道直接采样,如防污染样本毛刷采样(PSB)、支气管肺泡灌洗液(BALF)等。一般认为,上述采样的标本培养分离到细菌浓度 ETA$\geq 10^6$ CFU/mL,PSB$\geq 10^3$ CFU/mL,BALF$\geq 10^5$ CFU/mL,具有临床意义。血、胸腔积液污染机会较小,在病原学诊断方法中不可忽略。近年来,免疫学和分子生物学方法可用于部分感染病原学的诊断,特别是传统培养方法烦琐又不能在短期内检测出的病原菌,如肺炎支原体、肺炎衣原体、军团菌等。

(四)诊断和鉴别诊断

1.诊断标准

(1)满足肺炎的诊断,即具备下述前 4 项中任何 1 项加上第 5 项,并除外肺结核、肺部肿瘤、非感染性肺间质性疾病、肺水肿、肺不张、肺栓塞等:①新近出现的咳嗽、咳痰或原有呼吸道疾病症状加重,伴或不伴脓痰、胸痛、呼吸困难及咯血。②发热。③肺实变体征和(或)闻及湿性啰音。④外周血白细胞计数$>10\times10^9$/L 或$<4\times10^9$/L,伴或不伴细胞核左移。⑤胸部影像学检查显示新出现的斑片状浸润影、叶或段实变影、磨玻璃影或间质性改变,伴或不伴胸腔积液。

(2)病原学检查结果支持细菌感染。

2.鉴别诊断

少数非感染性疾病可有肺炎类似的症状和影像学表现,如急性呼吸窘迫综合征(ARDS)、肺栓塞、充血性心力衰竭、过敏性肺泡炎、肺泡蛋白沉积症、结缔组织疾病累及肺部、放射性肺炎、肿瘤性疾病肺部浸润或转移等。因细菌性肺炎临床症状、体征及辅助检查结果缺乏特异性,在治疗过程中应反复评估诊断和治疗效果,避免漏诊、误诊。

(五)治疗及预后

1.治疗原则

(1)抗菌治疗是决定细菌性肺炎预后的关键,正确选择并及时使用抗菌药物可以有效降低病死率和致残率。

(2)抗菌药物的选择需要结合当地流行病学、细菌耐药情况、不同人群及药物的药动力学/药效学差异、肺炎获得场所和严重程度等。

(3)可采用吸氧、止咳、祛痰、解痉等药物对症治疗。

(4)除了积极治疗肺炎、控制感染外,还要针对不同并发症采用不同的对症处理方法。

2.治疗方法及具体措施

在起始治疗阶段,通常抗菌药物的选择缺乏病原学资料,多根据临床症状、体征和影像学检查结果作出临床推断,及时送检病原学标本后,即可予以经验性抗菌药物治疗。随后,往往需要根据病原学检查及药敏结果,选择针对性的窄谱抗菌药物。

抗感染治疗后 48~72 小时应该对病情和诊断进行评价。若治疗有效,机体反应首先表现为精神好转、体温下降,呼吸道症状可以有改善,咳嗽、痰量减少,痰色由脓性转为非脓性,气促好转,肺部啰音减少或消失,提示方案正确,维持治疗不变。若症状改善显著,可选择与静脉制剂同类或相似的口服药物或根据病原学药敏试验选择口服制剂。

初始治疗 72 小时后症状无改善或一度改善又再次恶化,视为治疗无效,可能原因和处理如下:①药物未能覆盖致病菌或细菌耐药,需根据药敏试验调整抗菌药物。无病原学依据时,应该再次分析症状、体征及辅助检查,重新审视肺炎可能的病原菌,进行新一轮经验性抗感染治疗。②特殊病原菌感染,如病毒、结核分枝杆菌、真菌等。应该进行更深入的检查,必要时采用有创检查以获得更多临床信息。③出现并发症,如脓胸、迁徙性病灶或存在影响疗效的宿主因素,如糖尿病、免疫功能不全、慢性结构性肺病等。在抗感染治疗的同时,及时治疗并发症或去除宿主因素,并予以对症支持治疗,必要时采用联合抗菌药物治疗。④非感染性疾病被误诊为肺炎。应详细询问病史,完善检查,重新评估诊断及鉴别诊断。

轻中度肺炎总疗程可于症状控制(如体温转为正常)后 3～7 天结束,病情较严重的总疗程为 10～14 天;易引起组织坏死的金黄色葡萄球菌、肺炎克雷伯菌等病原菌所致肺炎,可以延长到 2～3 周,免疫抑制患者肺炎需要适当延长抗菌药物治疗时间;吸入性肺炎或肺脓肿总疗程应该为数周至数月,肺脓肿疗程常推荐为 6～8 周。

3.预后

抗菌药物应用后,细菌性肺炎的病死率有了明显改善,但在老年、伴有基础疾病、存在免疫抑制的患者中,肺炎预后较差。并且随着耐药菌的增多,如耐甲氧西林金黄色葡萄球菌(MRSA)、广泛耐药的铜绿假单胞菌和不动杆菌、产 ESBL 或碳青霉烯类耐药的肺炎克雷伯菌等所致的肺炎增多,病死率仍居高不下,特别是近年来产金属酶等"超级细菌"的出现,给抗感染领域带来了更大的挑战。因此,在肺炎治疗中,应尽可能避免滥用抗菌药物,须合理地使用抗菌药物,采用有效覆盖、非广谱的个体化的抗感染治疗策略。

4.预防

戒烟、增强体质、保持口腔健康、避免上呼吸道感染、尽量采用无创通气而少用人工气道等,是预防肺炎的重要方法。此外,预防接种肺炎链球菌疫苗可以减少特定人群罹患肺炎的风险。建议接种人群:①年龄≥65 岁。②年龄＜65 岁,但伴有慢性肺部疾病、慢性心血管疾病、糖尿病、肾功能不全、慢性肝病、免疫功能低下等。③长期居住在养老院或其他医疗机构。④长期吸烟者。除了可接种肺炎链球菌疫苗外,还可接种流感疫苗。其不仅可预防流感发生或减轻流感相关症状,还对流感病毒性肺炎和流感继发细菌性肺炎有一定预防作用。联合应用肺炎链球菌疫苗和流感疫苗可降低老年性肺炎病死率。

二、病毒性肺炎

病毒性肺炎是由上呼吸道病毒感染,向下蔓延所致的肺部炎症。可发生在免疫功能正常或抑制的儿童和成人。本病大多发生于冬春季节,可暴发或散发流行,密切接触的人群或有心肺疾病者容易发病。需住院的社区获得性肺炎约 8％为病毒性肺炎。婴幼儿、老人、妊娠妇女或原有慢性心肺疾病者,病情较重,甚至导致死亡。引起成人肺炎的常见病毒为甲、乙型流感病毒、腺病毒、副流感病毒、呼吸道合胞病毒和冠状病毒等。免疫抑制宿主为疱疹病毒和麻疹病毒的易感者,骨髓移植和器官移植接受者易患疱疹病毒和巨细胞病毒性肺炎。患者可同时受一种以上病毒感染,并常继发细菌感染,免疫抑制宿主还常继发真菌和原虫感染。呼吸道病毒可通过飞沫与直接接触传播,且传播迅速、传播面广。病毒性肺炎为吸入性感染,常有气管、支气管炎。

(一)临床表现和辅助检查

1.临床表现

各种病毒感染的患者起始症状各异。通常起病缓慢,症状较轻,有头痛、乏力、发热、咳嗽,并咳少量黏痰或血痰。少数可急性起病,肺炎进展迅速,阳性体征往往缺如。在免疫缺损的患者,病毒性肺炎常比较严重,有持续性高热、心悸、气急、发绀、极度衰竭,可伴休克、心力衰竭和氮质血症。由于肺泡间质和肺泡内水肿,严重者会发生呼吸窘迫综合征。查体可闻及湿啰音。

2.辅助检查

(1)实验室检查。

1)血常规:白细胞计数一般正常,也可稍高或偏低。继发菌感染时白细胞计数和中性粒细胞均增多。痰培养常无致病菌生长。

2)病毒学检查:鼻咽拭子、鼻咽部冲洗液、痰或肺部活检标本病毒分离阳性。

3)血清学检查:补体结合试验、中和试验和血凝集抑制试验等急性期和恢复期的双份血清抗体效价升高 4 倍或以上,对诊断有重要价值。

(2)胸部 X 线检查:X 线胸片可见肺纹理增多,小片状浸润或广泛浸润,病情严重者呈现弥散性浸润,胸腔积液少见。

(二)诊断和鉴别诊断

1.诊断要点

(1)起病缓慢,潜伏期一般为 2～5 周。有寒战、高热(常为弛张热)、头痛及全身乏力,尚可引起消化道症状,无皮疹,热程一般为 1～3 周;个别病例呈慢性过程,发热数月甚至 1 年以上。通常于发热第 2 周出现干咳,少数有黏痰,偶有痰中带血丝,可有胸痛以及肌痛、水肿、大汗、衰竭等。肺部体征多不明显,可有呼吸音减低及细小湿啰音,数日后即可消失。还可有相对缓脉、肝脾肿大等。Q 热立克次体尚可引起肝炎、心内膜炎、心肌炎、心包炎、脑炎、肾炎等,可单独或联合发病。

(2)实验室检查白细胞计数多正常,也可增多或减少。红细胞沉降率轻度增快,发热期有轻度蛋白尿,可有血清谷丙转氨酶增高。

(3)X 线胸片表现为大小不等的斑片状模糊影或肺叶实变,常局限于一侧或两侧肺下叶,吸收期可呈圆形阴影,消散较慢,常于 3～4 周内吸收,部分可延续 10 周以上方能完全吸收。

(4)血清免疫学检查和病原体分离是确诊立克次体肺炎的检测手段。如补体结合试验、凝集试验、酶联免疫吸附试验及间接荧光抗体试验等均具有特异性诊断价值。脱氧核糖核酸探针技术和 PCR 技术正在临床试用中。

2.鉴别诊断

(1)严重急性呼吸综合征:也称严重呼吸窘迫综合征,本病是由冠状病毒的一种变异体引起的以肺炎为特征的急性传染病,起病急,表现为发热(>38℃)、头痛、关节酸痛、乏力、腹泻,无上呼吸道卡他症状,干咳、少痰;肺部体征不明显,严重者出现呼吸加速、明显呼吸窘迫;白细胞计数正常或减少,淋巴细胞计数减少;肺部影像学检查发现为片状、斑片状浸润性阴影或呈网状样改变。

(2)流行性感冒:冬春季高发,急性起病,上呼吸道卡他症状较为明显,体检可见面颊潮红、眼结膜充血和眼球压痛,咽充血,口腔黏膜可有疱疹。实验室检查白细胞计数正常、减少或略增多,淋巴细胞计数可增多。肺部影像学多无明显改变。

(3)禽流感:以大量家禽、飞鸟病死为先兆,患者有家禽、飞鸟的密切接触史,通过飞沫和胃肠道传播,潜伏期一般在 7 日以内。早期症状类似普通流感,少数患者病情进展迅速,可出现重症肺炎、急性呼吸窘迫综合征、肺出血、肾衰竭、败血症、休克等。实验室检查白细胞计数 $(2 \sim 18.3) \times 10^9/L$,淋巴细胞计数大多减少,血小板正常。影像学显示半数患者单侧或双侧肺炎,少数伴胸腔积液。

(4)支原体肺炎:一般占社区获得性肺炎的 5%～30%,由口、鼻分泌物经空气传播、散发和小流行,秋冬季多发,主要见于儿童和青少年。潜伏期 7～28 日,起病缓,主要表现为发作性干咳,夜间重,可咳出少量黏液,可有乏力。血冷凝集试验、支原体抗体升高等有助于本病诊断。

(5)军团菌肺炎:该菌存在于水和土壤中,常经供水系统、空调和雾化吸入传播,引起呼吸道感染,中老年人及原有基础疾病和接受免疫抑制药治疗者易感染发病,起病缓慢,也有急性起病者。病初表现为乏力、肌痛、头痛和高热寒战,痰量少,黏性可带血,一般不呈脓性,也可有恶心、呕吐和水样腹泻,严重的有气急、呼吸困难和精神症状,病死率约为 15%。血液检查白细胞计数多超过 $10 \times 10^9/L$,核左移,可伴有低钠及肾功能损害。X 线胸片显示肺炎早期为外周性斑片状肺泡内浸润,继而肺实变,下叶较多见,单侧或双侧,病变进展迅速,还可伴有胸腔积液。支气管抽吸物、胸腔积液中见细胞内有军团杆菌即可确诊。

(6)细菌性肺炎:以成人多见,无流行性和明显的前驱症状,白细胞计数及中性粒细胞均明显升高。X 线胸片显示多以某一肺叶或肺段病变为主,呈密度均匀的片状阴影。中性粒细胞碱性磷酸酶试验、四唑氮蓝(NBT)还原试验、C 反应蛋白以及痰细菌培养和病毒学检查可帮助两者的鉴别。

(三)治疗

1.一般治疗

应嘱患者注意休息、适量饮水,清淡饮食,注意预防交叉感染,保持呼吸道通畅。

2.药物治疗

抗病毒药物如奥司他韦、金刚烷胺、利巴韦林、阿糖腺苷等可试用,某些中草药也有一定疗效,除非并发细菌性感染,抗菌药物一般无须使用。对呼吸道合胞病毒、腺病毒、副流感病毒、流感病毒等可用利巴韦林,每日 0.8～1.0 g,分次口服;或用利巴韦林 10～15 mg,每日 2 次,肌内注射。对疱疹病毒、水痘病毒感染及免疫缺陷者可用阿昔洛韦以每次 5 mg/kg,静脉注射,每日 3 次,连续用药 7 日。对流感病毒感染者,亦可用金刚烷胺每次 100 mg,每日 2 次,口服。

三、肺炎支原体肺炎

肺炎支原体肺炎过去病因不明称为"原发性非典型病原体肺炎",也曾被称为"Eaton 因子肺炎""冷凝集素肺炎",后被正式命名为肺炎支原体肺炎。肺炎支原体是引起社区获得性肺炎的重要致病原,占所有社区获得性肺炎病原体的5%～30%,甚至更高。支原体肺炎可呈自限性,大多症状较轻,起病多样,呼吸道症状以干咳最为突出,主要引起间质病变,多见于儿童和青少年,在成年人中也较常见。一般预后较好,其中约有10%的支原体肺炎患者需要住院治疗,极少数患者也可因合并其他系统并发症而导致死亡。

(一)病因及发病机制

肺炎支原体是介于病毒和细菌之间的一组原核细胞型微生物,是迄今发现的能独立生活的最小微生物。支原体能在有氧和无氧环境中生长,需要胆固醇和葡萄糖,营养要求比细菌高。从临床分离的肺炎支原体一般生长缓慢,需2～3周才长成可见的菌落,平皿上菌落呈草莓状,反复传代后呈荷包蛋状。肺炎支原体无细胞壁,仅有3层结构的细胞膜,是抗原物质的主要来源,包括糖脂抗原和蛋白质抗原。肺炎支原体主要随飞沫以气溶胶颗粒形式传播,潜伏期为1～3周。肺炎支原体感染遍布全球,暴发有家庭聚集性,在人口密集的地区可能因循环感染而延长流行时间。其流行较少受到季节和气候的影响,但我国研究显示多以秋冬季流行为主,可能是与秋冬季室内活动增多、人员密切接触和空气流通差等有关。

人类肺炎支原体肺炎发病机制还不完全清楚,可能是病原体侵入人体后的直接组织反应或者自身免疫介导的过程。支原体是细胞膜表面寄生物,平时牢固吸附于细胞表面,能避免纤毛的清除并逃避吞噬细胞吞噬。一旦机体免疫力下降,其通过释放致病代谢产物至宿主体内引起病变。其中,肺炎支原体细胞膜上的蛋白质抗原在其感染和致病过程中发挥重要作用。P1蛋白和菌体蛋白作为所有肺炎支原体的共有成分,是肺炎支原体的特异种蛋白,也是目前作为血清学诊断的主要抗原。肺炎支原体入侵呼吸道后,首先借助其细胞膜上的神经酰胺受体吸附于宿主的呼吸道上皮细胞表面,并移动至纤毛的基底部分,抑制纤毛活动和破坏上皮细胞。此外,肺炎支原体还可以释放多种有毒代谢产物,如超氧化物等,进一步引起损伤,包括上皮细胞纤毛脱落、细胞肿胀或溶解、线粒体溶解、细胞质空泡形成、上皮增生和化生等。

肺炎支原体感染和发病除了病原体的直接致病作用外,尚存在复杂的免疫机制。感染后机体血清中产生特异性IgM、IgG及IgA,同时呼吸道产生相应的分泌型抗体,后者具有较强的保护作用。但研究显示大多数成年人体内已有抗体,虽较少发病,但仍可在重复感染时发生肺炎,甚至病变和症状更严重,这说明抗体存在并无完全保护作用。此外,有报道显示,在肺炎支原体肺炎合并肾炎者的肾小球中检测出含支原体抗原的免疫复合物,说明细胞免疫可能也参与了肺炎支原体肺炎的发病过程。用支原体抗原给患者皮内注射可见酷似结核菌素反应的迟发型变态反应。还有报道显示,患者外周血淋巴细胞与肺炎支原体共同孵育时,其淋巴细胞转化率增加,且此种特异性细胞免疫随年龄增长而上升。另外,免疫抑制和免疫逃逸可能还参与了肺炎支原体肺炎的发病机制,但具体还未完全阐明。

(二)病理生理和病理

肺炎支原体感染主要病变为急性气管-支气管炎、细支气管炎、支气管肺炎和间质性肺炎。一般可见支气管黏膜充血、水肿,有多种炎性细胞浸润,细胞坏死及脱落;肺泡内有少量渗出液,也可并发灶性肺不张、肺实变和肺气肿;支气管腔内有多形核白细胞、巨噬细胞、上皮细胞碎片及纤维蛋白束等,重者可见弥散性肺泡坏死,慢性期可有间质纤维化。除支气管、细支气管黏膜层破坏外,多种炎症细胞(包括中性粒细胞、淋巴细胞及浆细胞)浸润、管腔阻塞,并可累及间质,肺泡壁因此而增厚。此外,肺泡壁和间隔中有中性粒细胞和单核细胞浸润,胸膜也有纤维蛋白渗出和少量渗液。开胸肺活检研究还表明肺炎支原体感染时可引起闭塞性细支气管炎伴机化性肺炎。

(三)临床表现和辅助检查

1.临床表现

①潜伏期为1~3周,起病形式多样。②可表现为无症状感染、上呼吸道感染、气管-支气管炎和肺炎。③多数患者可出现乏力、低中热、咽痛、头痛、肌肉酸痛、恶心等全身中毒症状。④呼吸道症状以发作性干咳为主,夜间重,也可有脓痰、高热等,偶有胸闷、胸痛、痰中带血。⑤可伴鼻窦和耳部疼痛。

体格检查很少有阳性体征。常见的阳性体征有咽部充血和鼓膜充血,颈部淋巴结可有肿大。少数患者肺部可闻及干湿啰音,皮肤可见斑丘疹或红斑。

2.辅助检查

(1)外周血白细胞和中性粒细胞计数一般正常,个别患者可升高,血沉可增快。

(2)胸部影像学表现变异很大,从微小病变到广泛实变都有可能。病变好发于中下肺野,也可发生于肺上叶,或起始即为多发片状浸润影或磨玻璃影,肺间质受累多见。较为典型的影像学特征包括支气管壁、支气管血管束增厚及少量的胸腔积液。个别患者还可以出现肺结节、节段性肺不张、肺门淋巴结增大等。与普通细菌性肺炎相比,支原体肺炎吸收较慢,治疗后大多需要2~3周才能吸收,部分患者可出现延迟吸收(4~6周)。

(3)因肺炎支原体培养条件要求较高,且生长缓慢,鉴定程序较复杂,一般需要1~3周才有结果,所以国内医院较少开展。

(4)血清学检测是目前诊断肺炎支原体的主要方法,包括冷凝集试验、酶免疫测定试验、免疫荧光法和补体结合试验等。冷凝集试验阳性仅提示肺炎支原体感染,诊断价值有限;免疫荧光法诊断标准:IgM抗体滴度≥1:16,且IgG抗体滴度呈4倍或4倍以上变化;补体结合试验诊断标准:IgM抗体滴度≥1:64,且呈4倍或4倍以上变化。

(5)PCR技术具有敏感性高、特异性好、快速简便等优点,目前检测肺炎支原体的PCR引物多选自16SrRNA基因或P1蛋白基因。有限的文献报道显示PCR检测结果差异较大,且感染后肺炎支原体的持续存在和无症状肺炎支原体携带者均可能造成假阳性。

(四)诊断和鉴别诊断

1.诊断标准

(1)流行性发病时,根据流行病学和临床特征能比较容易作出临床诊断,确诊需实验室资料支持。

(2)支原体肺炎诊断标准必须具备下列3项:①呼吸道症状以咳嗽为主,特别是干咳。②胸部影像学提示肺部有炎性病变。③呼吸道标本检出肺炎支原体或符合血清学诊断标准。

2.鉴别诊断

肺炎支原体肺炎临床症状、体征及辅助检查结果缺乏特异性,须与各种实质性和间质性肺病相鉴别。

（五）治疗及预后

1.治疗原则

治疗原则包括：①予以呼吸道隔离，防止再感染和交叉感染。②可采用止咳、祛痰、解痉等药物对症治疗。③由于肺炎支原体缺乏细胞壁，故对作用于细胞壁的抗菌药物无效，如β-内酰胺类抗菌药物。氨基糖苷类在体外虽有作用，但尚无体内应用的系统报告。肺炎支原体感染治疗宜选择大环内酯类抗菌药物、喹诺酮类药物和四环素类抗菌药物等。④除了积极治疗肺炎、控制肺炎支原体感染外，还要针对不同并发症采用不同的对症处理方法。

2.治疗方法及具体措施

大环内酯类抗菌药物及四环素类抗菌药物对肺炎支原体敏感。但近年来肺炎支原体对大环内酯类抗菌药物耐药问题日趋严重。研究显示，我国分离出的肺炎支原体对红霉素耐药率为 $58.9\% \sim 71.7\%$，对阿奇霉素耐药率为 $54.9\% \sim 60.4\%$。由于红霉素有较多不良反应，通常选用新型大环内酯类抗菌药物，如罗红霉素、克拉霉素等。常规剂量：罗红霉素 0.5 g 每天 2 次，疗程 10～14 天；克拉霉素 0.5 g 每天 2 次，疗程 10～14 天。选择药物时需要参考当地流行病学及病原菌耐药情况。

与大环内酯类抗菌药物日益严峻的耐药形势相比，四环素类抗菌药物和喹诺酮类药物仍对肺炎支原体保持很好的抗菌活性。其中，呼吸喹诺酮类药物（环丙沙星、左氧氟沙星、莫西沙星等）在肺及支气管分泌物中浓度高，能够穿透细胞壁，且半衰期长，对支原体有较好的杀菌作用，通常疗程为 2～3 周。需要注意的是，四环素类抗菌药物和喹诺酮类药物可能影响儿童骨骼等，因此不宜用于治疗儿童患病者。

对于急性期病情发展迅速、严重的肺炎支原体肺炎，或者肺部病变迁延不愈而出现间质纤维化、肺不张、支气管扩张或合并肺外并发症者，可予以糖皮质激素治疗。如氢化可的松每次 5～10 mg/kg 静脉滴注或泼尼松每天口服 0.5～2 mg/(kg·d)，疗程 3～5 天。但还没有较为系统地研究评估使用糖皮质激素的优劣，需慎用。

3.预后

肺炎支原体感染有自限性，不管是否治疗，绝大多数患者能恢复。抗菌药物治疗可以缩短病程，加快症状改善。值得注意的是，抗菌药物治疗并不能完全消除病原体和继发免疫损害，经治疗后患者仍可持续携带病原菌数周。

四、肺炎衣原体肺炎

衣原体肺炎是由衣原体引起的肺部炎症，可引起肺炎的衣原体主要是肺炎衣原体和鹦鹉热衣原体两种。肺炎衣原体是一种人类致病原，尚未发现动物作为肺炎衣原体的宿主，感染途径可能是人与人之间通过呼吸道的飞沫传播，因此人口密集区域如家庭、学校、军队等可有小范围流行；占社区获得性肺炎的 $60\% \sim 10\%$。鹦鹉热衣原体寄生于鹦鹉、鸽和鸡等 100 余种家禽和野生鸟类体内，人通过与带病原体的禽类接触或吸入鸟粪或被分泌物污染的羽毛而得病。病原体被人体吸入后,首先在呼吸道局部的单核、巨噬细胞系统中繁殖,之后经血液循环播散到肺内及其他器官,故本病可累及肝、脾、心、肾、消化道、脑和脑膜。急性期患者也可通过飞沫传染给他人,本病多为散发性,发病与季节无关。

(一)临床表现和辅助检查

1.临床表现

(1)症状:肺炎衣原体肺炎起病缓慢,逐渐出现声嘶、咽痛、发热、干咳、头痛、胸痛、倦怠和乏力,很少出现血痰。鹦鹉热肺炎临床表现与肺炎衣原体肺炎相似,但常有鹦鹉等鸟类接触史,潜伏期1~2周,表现为发热、寒战、头痛、出汗、全身不适、关节痛、肌痛和咽喉疼痛,严重者咳嗽、咳少量黏痰或痰中带血,尚可出现恶心、呕吐、腹痛等消化道症状及嗜睡、谵妄、木僵或抽搐等精神症状。

(2)体征:①可为低热或高热。②肺部听诊可闻及湿啰音。③可有皮肤环形斑、甲状腺炎等肺外表现。④如有脑部受累者,可表现为脑炎和急性炎症脱髓鞘性多发性神经病等表现。

2.辅助检查

(1)一般检查:白细胞计数正常,有80%患者血沉加快。

(2)X线检查:X线胸片无特异性,多为单侧下叶浸润,表现为节段性肺炎,严重者呈广泛双侧肺炎。肺门淋巴结肿大、肺叶实变、胸膜炎及胸腔积液少见。

(3)细胞培养:鼻咽部或咽喉壁拭子是最常用的标本,从气管或支气管、支气管肺泡灌洗液吸取物做培养最为理想,这些标本中病原菌含量较多。因为衣原体与细胞相伴,采集拭子标本应用力尽量擦下更多细胞。阳性标本接种后72~96小时可见衣原体包涵体。

(4)微量免疫荧光试验:为国际上最常用的肺炎衣原体血清学方法。血清学诊断标准为①特异性 IgG 抗体滴度≥1∶16 但<1∶512,且 IgM 抗体阴性提示既往感染。②特异性 IgG 抗体滴度≥1∶512 和(或)IgM 抗体滴度≥1∶32,排除 RF 所致的假阳性后可诊断近期感染。③双份血清抗体效价4倍以上增高为近期感染。

(5)PCR 技术:PCR 检测肺炎衣原体脱氧核糖核酸较培养更敏感,敏感性高,但用咽拭子标本检测似不够理想,不如血清学检测肺炎衣原体特异性抗体。

(二)诊断和鉴别诊断

1.诊断要点

(1)有与鸟类或家禽接触史。

(2)发病隐匿,出现发热、肌痛、咳嗽、咳黏痰等症状,严重者可有呼吸困难和黄疸等。

(3)外周血白细胞计数多正常,亦可减少或增多。

(4)胸部 X 线表现为肺部炎症,从肺门向外辐射或两肺粟粒样结节影。

(5)特异性 IgM 抗体滴度≥1∶32 或 IgG 抗体滴度≥1∶512 或升高4倍以上。

(6)若从痰、支气管吸出物或血中检测到衣原体脱氧核糖核酸,可确诊。

临床表现与其他非典型病原体肺炎不易区分,必须依靠实验室诊断。目前尚无既敏感又简易便于推广的确诊方法。咽拭子或痰液通过 Hella 细胞或其他细胞培养能分离到肺炎衣原体(CP)。但临床标本做细胞培养不易分离到该衣原体,且所需时间较长。急性期和恢复期血清补体结合试验可作为回顾性诊断,但不能与其他衣原体相区别。微量免疫荧光试验(MIF)双份血清效价4倍升高,IgM滴度1：32或更高,单次IgG滴度1：512或更高;且排除类风湿因子所致假阳性后均有助于诊断。PCR技术已用于CP的检测,若能进行质量控制,可防止出现假阳性结果。

2.鉴别诊断

(1)病毒性肺炎:与衣原体肺炎的表现相似,但本病抗菌药物治疗无效。病毒的分离、血清学检测有助于鉴别。

(2)支原体肺炎:与衣原体肺炎的表现相似,但血冷凝试验可阳性,疾病恢复期血清肺炎支原体特异性抗体升高,大环内酯类治疗有效。

(3)肺透明膜病:由于缺乏肺表面活性物质,呼吸困难发生在胎儿出生后12小时以内,呈进行性加重,病情进展较产前肺炎稍慢。但这两种病常不易从临床、X线胸片及病理上鉴别,因此对肺透明膜病也可试做产前感染性肺炎治疗,通常采用较大剂量青霉素。

(4)巨细胞病毒引起的肺炎:起病缓慢,症状有发热、干咳、气促,X线胸片为典型的间质性肺炎。这些临床表现和衣原体肺炎相似,但巨细胞病毒感染的患儿肝脾肿大明显,有时伴黄疸。

(三)治疗

四环素和红霉素为首选抗菌药物。疗程2~3周。存在治疗失败的情况,尤其是使用红霉素治疗。治疗失败后改用四环素或多西环素,通常治疗效果仍然良好。阿奇霉素在细胞内半衰期更长,且胃肠道不良反应少,有逐步取代红霉素的趋势。对病情较重、病程较长、体弱或营养不良者应输鲜血或血浆或应用丙种球蛋白治疗,以提高机体抵抗力。

1.一般治疗

卧床休息,多饮水,注意保暖,摄入足够蛋白质、热量、维生素,保持呼吸道湿化与通畅,必要时给氧。

2.用药常规

(1)红霉素:①口服,成人每日1~2g,分3~4次服;小儿每日30~50mg/kg,分3~4次服。治疗军团菌,成人每日2~4g,分4次服。②静脉滴注,每6小时1次,按体重用3.75~5mg/kg。必要时1次可增至10mg/kg。应用时,将乳糖酸红霉素溶于10mL灭菌注射用水中,再添加到输液500mL中,缓慢滴注(最后稀释浓度一般为≥0.1%)。

(2)阿奇霉素:每日只需服1次,成人500mg;儿童10mg/kg。连服5日,作用至少持续10日。不良反应及注意事项同红霉素。

(3)四环素:①口服,成人,每次0.5g,每日3~4次;8岁以上小儿每日按体重30~40mg/kg,分3~4次服用。②静脉滴注,临用前加灭菌注射用水适量使溶解。每日1g,分1~2次稀释后滴注。

不良反应:①可致牙齿产生不同程度的变色黄染,并可致骨发育不良。②口服可引起胃肠道症状,如恶心、呕吐、上腹不适、腹胀、腹泻等。③还可使人体内正常菌群减少,导致维生素缺乏、真菌繁殖,出现口干、咽痛、口角炎、舌炎、致舌色暗或变色等。④长期应用四环素类可诱发耐药金黄色葡萄球菌、革兰氏阴性杆菌和真菌等的消化道、呼吸道和尿路感染,严重者可致败血症。⑤较大剂量四环素静脉给药或长期口服后可引起肝损害。⑥变态反应较青霉素类少见。⑦静脉应用时,局部可产生疼痛等刺激症状,严重者发生血栓性静脉炎。

注意事项:孕妇、哺乳期妇女及 8 岁以下儿童禁用。

第二章　循环系统疾病

第一节　心律失常

一、窦性心律失常

正常心脏激动由窦房结发出，成人心率 60～100 次/min。若超出此范围或不规则，为窦性心律失常。

(一)窦性心动过速

窦性心律的频率>100 次/min，称为窦性心动过速。

1.诊断

窦性心动过速常见于运动或情绪激动时，也常见于发热、感染、甲状腺功能亢进、贫血、心肌炎、心衰、休克等多种病因。患者多有心悸。听诊心率快而规则，但一般不超过 150 次/min。心电图示窦性 P 波。

2.治疗

针对病因治疗。对神经症、β 受体过敏症或慢性非发作性窦性心动过速的患者，如心悸较明显，可给予普萘洛尔 10 mg，每天 3 次或美托洛尔 50 mg，每天 2～3 次或比索洛尔 5～10 mg，每天 1 次。可同时应用镇静剂如苯二氮䓬类药物。

(二)窦性心动过缓

窦性心律的频率<60 次/min，称为窦性心动过缓。

1.诊断

窦性心动过缓常见于迷走神经张力过高、运动员、甲状腺功能低下、颅内高压、黄疸、药物作用、急性下壁心肌梗死及病态窦房结综合征等。患者可有乏力、头晕，甚至晕厥。听诊示心率缓慢，一般在 40～60 次/min，少数可小于 40 次/min。心电图示窦性 P 波，心率<60 次/min。

2.治疗

针对病因治疗。无症状者可不治疗。有心、脑供血不足症状或血流动力学障碍者(如伴发于急性下壁心肌梗死的窦性心动过缓)，需提高心率。轻者可用奥昔非君(麻黄苯丙酮)8～16 mg，每天 3 次或异丙肾上腺素 5～10 mg，每天 3～4 次。重者应视病因安置临时起搏器(如伴发于急性下壁心肌梗死者)或永久起搏器(如伴发于病态窦房结综合征者)。异丙肾上腺素

1 mg,加入葡萄糖注射液 500 mL 中静脉滴注,是严重窦性心动过缓安置临时或永久起搏器前的重要过度治疗,应参照心率变化调整滴速。阿托品 1～2 mg 静脉推注,是紧急情况下(如急性下壁心肌梗死再灌注治疗中出现的严重窦性心动过缓)抢救患者的重要措施,但对慢性窦性心动过缓的患者,口服或静脉滴注易引起口干、排尿困难甚至尿潴留等不良反应,患者难以耐受。

(三)窦性心律不齐

窦性心律有较明显的不规则者,称为窦性心律不齐。本身无症状,诊断依靠心电图,心电图示:窦性节律,PP 间期相差＞0.12 秒。窦性心律不齐不需要治疗。

(四)窦性停搏和窦房传导阻滞

窦房结在一定时间内不能产生激动称窦性停搏。窦房结发出的激动在窦房周围的连接区发生传导延缓或中断称为窦房传导阻滞。

1.诊断

窦性停搏或窦房传导阻滞的常见病因为药物(如洋地黄和抗心律失常药)对窦房结的抑制、高血钾、心肌炎、迷走神经张力过高及病态窦房结综合征等。轻者无症状,重者可出现头晕或晕厥。听诊有突然出现的长间歇,长间歇前后心律规则。

窦性停搏的心电图特点为在窦性心律的基础上有显著延长的 PP 间期,与基本的 PP 间期不成倍数关系。二度窦房传导阻滞可由心电图诊断。二度Ⅱ型窦房传导阻滞表现为在窦性心律的基础上有显著延长的 PP 间期,长 PP 与短 PP 间有倍数关系。二度Ⅰ型窦房传导阻滞的心电图特点为:①PP 间期呈周期性的渐短突长性变化。②最短的 PP 间期长于最长 PP 间期的 1/2。③长 PP 前方的 PP 间期短于其后方的 PP 间期。此型易误诊为窦性心律不齐,但后者 PP 间期不具备上述变化规律。

2.治疗

针对病因治疗。无症状者可密切观察而不做特殊治疗。发作频繁伴头晕或晕厥者或阿-斯综合征者应立即静脉滴注异丙肾上腺素。如病因于短期内可去除者,应安置临时起搏器,如病因为病态窦房结综合征,应安置永久起搏器。

(五)病态窦房结综合征

病态窦房结综合征(简称病窦综合征)是窦房结或其邻近组织的病变,使窦房结冲动的形成或冲动的传出发生障碍或衰竭所致的心律失常。

1.诊断

(1)临床表现:病窦综合征常见的病因为窦房结或其邻近组织的退行性变、冠心病所致的窦房结动脉闭塞以及心肌炎、心肌病等。多见于中老年人,男性居多。多数起病缓慢,病史可为 5～10 年或更久,少数急性起病见于急性心肌梗死、心肌炎及药物对窦房结的抑制。症状主要表现为心、脑供血不足,如心悸、胸闷或胸痛、气紧、头晕、乏力、记忆力减退等。严重者出现心衰、晕厥及阿-斯综合征。

(2)心电图特点:①缓慢的窦性心律,包括严重的窦性心动过缓、窦性停搏或窦房传导阻滞。②逸搏或逸搏性心律,多为交界性逸搏或逸搏性心律,可形成交界性反复心律或逸搏夺获二联律。③出现发作性房性心律失常,如快速心房颤动、房性心动过速或心房扑动,表明存在心房病变。这些快速性心律失常在缓慢心律的基础上发生,故称为快慢综合征。在房性快速心律失常终止时,窦房结恢复时间延长。④在阵发性或持续性心房颤动、心房扑动或房性心动过速时,在没有使用洋地黄、β受体拮抗药或其他抗心律失常药物的情况下,呈中等或缓慢的心室反应。

以上表现可单独或合并存在,部分患者出现房室交界区和束支受损表现,分别称为"双结病变"和"全传导系统病变"。

(3)辅助检查。

1)阿托品试验:静脉推注阿托品 1～2 mg 后 10 分钟内,如窦性心率<90 次/min 或出现逸搏性心律为阳性。青光眼患者及前列腺肥大患者不宜做此试验。

2)异丙肾上腺素试验:以 1～3 μg/min 速度静脉滴注异丙肾上腺素,静脉滴注中窦性心率<90 次/min 为阳性。

3)运动试验:30 秒内下蹲 15 次或做二级梯运动试验,窦性心率<90 次/min 为阳性。

4)快速食管心房调搏试验或心内电生理检查:可测定窦房结恢复时间(SNRT)、校正窦房结恢复时间(CSNRT)和窦房传导时间(SACT)。一般认为 SNRT 1500～2000 ms 时为可疑阳性,>2000 ms 为阳性,CSNRT>500 ms、SACT>160 ms 亦为阳性。其中 SNRT 或 CSNRT 测定是诊断病窦综合征最有价值的试验。

5)24 小时动态心电图检查:有利于发现短暂性、间歇性出现的心律失常,如窦性停搏、窦房传导阻滞、短阵发作的心房颤动、心房扑动和房性心动过速等。该项检查对确定临床症状是否与心律失常相关最有价值。

2.治疗

没有或仅有极轻症状的患者不需要治疗。对有症状的病窦综合征患者应安置起搏器,以消除症状,提高生活质量,提高工作能力并消除猝死的危险。部分快慢综合征患者在安装起搏器后房性快速型心律失常不再发作。对仍有快速型心律失常发作者,可用抗心律失常药物控制。由于有起搏器的保护,药物的选择及用法与无病窦综合征者相同。

二、期前收缩

期前收缩亦称过早搏动(简称早搏),是最常见的一种心律失常。它是在窦性或异位性心律的基础上,心脏传导系统的某一点提早发出激动,过早地引起心脏的一部分或全部发生一次除极,这个兴奋点可以在心房、房室连接区和心室,因此根据异位节律点部位的不同,可将期前收缩分为房性、房室交界性及室性 3 种。引起早搏的原因有很多,有一些健康人也可能发生早搏,有心血管疾病者更易发生。健康人发生早搏往往有一些人为的诱因,如情绪激动、饱餐、过劳、上呼吸道感染、胆道系统疾病、电解质紊乱、药物作用等。过早搏动约 40% 发生于心血管疾病的基础上,易发生早搏的心脏疾病有冠心病、高血压性心脏病、风湿性心脏病、肺源性心脏病、心肌炎、心肌病、心包炎等。引起早搏的其他疾病有甲状腺功能亢进症、贫血、低钾血症等。

(一)临床表现和辅助检查

1.临床表现

(1)症状:偶发早搏多无症状,一些患者可有心悸或感到一次心跳突然加重或有心跳暂停感。频发早搏可有胸闷、乏力等症状。心脏听诊可发现有提早心跳,并于其后有一较长间歇,早搏时第一心音增强。

(2)体征:心脏听诊时早搏第一心音增强,第二心音减弱或消失,其后有一较长间歇。

2.辅助检查

(1)实验室检查。

1)血钾测定:部分患者有血钾降低。

2)甲状腺功能测定:甲状腺功能亢进引起患者的三碘甲状腺原氨酸(T_3)、四碘甲状腺原氨酸(T_4)升高。

(2)特殊检查:心电图是主要诊断手段。

1)室性早搏的心电图特点:提前出现的宽大畸形的 QRS 波群,QRS 波间期>0.11 秒,其前无过早的 P 波出现,P 波可出现在 ST 段上或埋在 QRS、T 波内,P 波与提前的 QRS 波无关,ST 段及 T 波方向常与 QRS 波方向相反,常有完全性代偿间歇(即早搏前后两个窦性心搏相隔的时间为正常心动周期的 2 倍);有时室早夹在 2 个连续窦性搏动之间,称为间位性或插入性室性早搏;有时形成二联律、三联律或室性早搏形成短阵室速;在同一导联上,可见多源性室性早搏、室性早搏的形态不同。

2)房室交界性早搏的心电图特点:提前出现的 QRS-T 波群与窦性 QRS-T 波群相同,如房室交界早搏出现较早,发生室内差异性传导,QRS 波群与窦性相异,此时需与室性早搏鉴别。在提前的 QRS 波群前后可出现逆行 P′波,其 P′-R 间期<0.12 秒或 R-P′间期<0.20 秒。交界性早搏后常有完全性代偿性间歇。

3)房性早搏的心电图特点:提前出现的 P′波(P′波可重叠于前一窦性搏动的 T 波中),P-R 间期正常或轻度延长,P′波形态与窦性 P 波不同,P′后 QRS 波群可正常或畸形。如有畸形 QRS 波则称为房性早搏伴室内差异性传导;如 P 波后无 QRS 波,称为未下传房早;在同一导联上,如果 P′的形态及配对间期不同,称为多源性房早,常有不完全的代偿间歇,即包括房早在内的两个正常 P 波之间的时间短于 2 倍的正常 P-P 间距。

(二)诊断和鉴别诊断

1.诊断要点

期前收缩的诊断主要依靠心电图检查。

2.鉴别诊断

期前收缩的鉴别主要是室性早搏、房室交界性早搏及房性早搏的鉴别。一般依据典型的心电图特征即可鉴别。房性期前收缩与窦性期前收缩的鉴别见表 2-1。

表 2-1　房性期前收缩与窦性期前收缩的鉴别

鉴别要点	窦性期前收缩	房性期前收缩
P 波形态	与窦性 P 波完全相同	与窦性 P 波不同
代偿间歇	等于一个窦性周期	长于一个窦性周期
发生率	罕见	多见

（三）治疗

治疗原则为针对病因、诱因和症状进行治疗。

（1）对于无器质性心脏病的患者，偶发早搏或无明显症状者，不必进行药物治疗。如症状明显，应解除患者的顾虑，纠正诱发因素。药物治疗可应用Ⅱ类抗心律失常药，如美托洛尔 25 mg，每日 2 次，口服或用美西律 150 mg，每日 3 次，口服。

（2）对于有器质性心脏病的患者，应加强病因治疗，如控制高血压、改善冠状动脉供血和纠正心功能不全等，可同时选用抗心律失常药。室早可选用Ⅱ类、Ⅲ类抗心律失常药物，如美托洛尔 25 mg，每日 2 次，口服或用胺碘酮 200 mg，每日 3 次，5～7 日后改为 200 mg，每日 2 次，7 日后 200 mg，每日 1 次，口服维持。

房早和房室交界性早搏可选用Ⅱ类、Ⅳ类抗心律失常药物，如美托洛尔 25 mg，每日 2 次，口服或用维拉帕米 40～80 mg，每日 3 次，口服。

（3）严重器质性心脏病且左室射血分数降低、心室晚电位阳性的早搏患者，在病因治疗的同时，应加强心电监护和随访，如急性心肌梗死早期、不稳定性心绞痛等出现多源性室早时，可应用利多卡因等药物。

三、心室扑动与颤动

心室扑动与心室颤动（简称室扑与室颤）是最严重的心律失常。心室扑动时，心室有快而微弱无效的收缩；心室颤动时，则心室内各部分肌纤维发生更快而不协调的乱颤。两者对血流动力学的影响均等于心室停搏，其常见的病因有冠心病（猝死型、急性心肌梗死）、严重低钾血症，药物如洋地黄、奎尼丁、氯喹等的毒性作用以及先天性长 QT 综合征、Brugada 综合征等。心室扑动与颤动一旦发生，患者迅速出现心脑缺血综合征（即阿-斯综合征），表现为意识丧失、抽搐，继以呼吸停止，检查时听不到心音也无脉搏。

（一）临床表现和辅助检查

1.临床表现

心室扑动或心室颤动的患者情况非常危急，一般来说患者均有意识丧失，无法回答医生的询问。具体表现如下：

（1）意识丧失、抽搐，即阿-斯综合征。

（2）面色苍白或发绀，脉搏消失，心音听不到，血压测不出。

（3）如不及时抢救，随之呼吸、心跳停止，瞳孔散大、固定。

2.辅助检查

（1）实验室检查：血电解质检查及血气分析可见低钾、酸中毒。

（2）特殊检查。

1）心电图：①心室扑动：呈正弦波图形，波幅大而规则，频率 150～300 次/min，通常在 200 次/min。②心室颤动：波形的振幅与频率均极不规则，无法识别 QRS 波群、ST 段及 T 波；心室颤动波振幅细小（<0.2 ms）者，预示患者存活概率不大。

2）脑电图：可示脑电波低平。

（二）诊断和鉴别诊断

1.诊断要点

（1）有上述的临床表现和征象。

（2）心电图示心室扑动、心室颤动。

2.鉴别诊断

心室扑动、心室颤动的心电图较易辨认，一般来说不需鉴别诊断。心室扑动有时要与室速鉴别，但两者的处理方面无多大的差别，并不妨碍治疗；此外，临床实践中应与阿-斯综合征发作、心脏骤停相鉴别。

（三）治疗

心室扑动、心室颤动均属心脏骤停的范畴，其治疗的根本措施就是除颤和复律。

（1）直流电复律为治疗心室扑动和心室颤动的首选措施，应争取在短时间内（1～2 分钟）给予非同步直流电除颤，如采用双相波电除颤可以选择 150～200 J，如使用单相波电除颤应选择 360 J。若无效可静脉或气管或心内注射（尽量不用）肾上腺素 1 mg（可使细颤变为粗颤）或托西溴苄铵（溴苄胺）5～10 mg/kg 或利多卡因 50～100 mg，再行电击，可提高成功率。原发性心室颤动直流电除颤的成功率与病变性质及时机把握密切相关，若在发病 4 分钟内除颤成功率 50% 以上，4 分钟以后仅有 4%，若是继发性或临终前的心室颤动，除颤的成功率极低。若身边无除颤器，应首先在心前区捶击 2～3 下，捶击心脏不复跳，立即进行胸外按压，按压频率至少为 100 次/min。

（2）药物除颤采用利多卡因 100 mg 静脉推注，5～10 分钟后可重复使用，总量不超过 300 mg；或普鲁卡因胺每次 100～200 mg，总量 500～1000 mg。若是洋地黄中毒引起心室颤动，应用苯妥英钠静脉推注，每次 100 mg，5～10 分钟可重复，总量 300～350 mg。

（3）经上述治疗恢复自主心律者，可持续静脉滴注利多卡因 1～4 mg/min 或普鲁卡因胺 4～8 mg/min 维持。此外，托西溴苄铵（溴苄胺）、索他洛尔、胺碘酮静脉滴注，也有预防心室颤动的良好疗效。洋地黄中毒者可给苯妥英钠 0.1 g，每日 3 次。

（4）在坚持上述治疗的同时要注意保持气道通畅，坚持人工呼吸，提供充分氧气，这是保证除颤成功和心脏复跳不可缺少的条件。

（5）在抢救治疗的同时，还应注意纠正酸碱平衡失调和电解质紊乱。因为心室扑动与心室颤动持续时间稍长，体内可出现酸中毒，不利于除颤。此时可给 11.2% 乳酸钠 50～100 mL 或 4%～5% 碳酸氢钠 100 mL 静脉滴注，必要时可给 10% 氯化钙 5～10 mL 静脉推注（该药适用于心脏停搏，但不利于除颤，故不作首选）。

（6）若条件允许亦可插入临时起搏导管进行右室起搏。

四、心房颤动

心房颤动常见于器质性心脏病，如风湿性心脏病二尖瓣狭窄、冠心病、心肌病、高血压心脏病、肺源性心脏病、甲状腺功能亢进性心脏病、慢性心包炎等。也有少数患者经多年观察无器质性心脏病征象，称为"特发性心房颤动"或"孤立性心房颤动"。心房颤动的分类迄今尚无普遍满意的命名和方法。一般说来,心房颤动分为阵发性和慢性两大类。按其发作特点和对治疗的反应,可将心房颤动分为四种类型:①在7天内能够自行终止的复发性心房颤动(≥2次)以及持续时间≤48小时,经药物或电复律转为窦性心律者为阵发性心房颤动。②持续时间超过7天以及持续时间≥48小时,虽尚不足7天但经药物或电复律转复者为持续性心房颤动。③持续时间超过1年,但采取措施尚能重建窦性心律为长期持续性心房颤动。④不适合或不愿意接受包括导管、外科消融在内的任何转律及维持窦性心律方法者为持久性心房颤动。首次发作者称为初发心房颤动,可以成为前面四种类型之一。上述任何一种出现症状急性加重,称为急性心房颤动或心房颤动急性加重期。心房颤动的发生机制目前较广泛接受的学说是多个子波折返激动假设和异位局灶自律性增强假设。

(一)临床表现和辅助检查

1.症状

与原来心脏功能及心室率快慢有关,轻者可仅有心悸、气促、乏力、胸闷;而在高度二尖瓣狭窄、严重冠心病或预激综合征患者,心房颤动可诱发急性肺水肿、心绞痛、休克和晕厥。阵发性心房颤动患者症状常较明显。心房颤动伴心房内附壁血栓者,可由血栓脱落引起栓塞症状。

2.体征

(1)心室率快慢不规则。

(2)心音和脉搏强弱不规则。

(3)心率和脉率不一致,脉搏短绌。

3.心电图特点

(1)P波消失,代之以形态、间距及振幅均绝对不规则的房颤波(f波),频率为350～600次/min。

(2)QRS波间距绝对不规则,形态与窦性基本相同或伴室内差异传导。心房颤动伴室内差异传导常提示洋地黄用量不足,而伴室性期前收缩常提示洋地黄过量,故需鉴别。宽大的QRS波群有下列特点时支持心房颤动伴室内差异传导:①有长间歇短配对规律。②形态多呈右束支传导阻滞型,起始向量与正常下传者相同。③无固定配对间期,其后亦无代偿间歇。④多在心室率较快的情况下出现,心室率减慢后消失。⑤同一导联上可见不同程度的QRS波增宽及变形。

(二)治疗

1.控制心室率作为一线治疗

(1)有下列情况者,控制心室率作为心房颤动患者的一线治疗:①无特殊理由必须转变为窦性心律的无症状患者。②心房颤动已持续较长时间,即使能转复为窦性心律,也难以维持窦性心律,尽管应用了抗心律失常药物。③用抗心律失常药物转复和维持窦性心律的风险大于心房颤动本身的风险,例如心房颤动伴有充血性心力衰竭的患者。控制心室率能显著减轻症状,改善血流动力学状态。心室率已得到较好控制的标准是静息时心室率60～80次/min,运动时90～115次/min。

(2)心房颤动时减慢心室率应用抑制房室结内传导和延长其不应期的药物,包括洋地黄类药、钙通道拮抗药(维拉帕米和地尔硫草)、β受体拮抗药以及某些抗心律失常药。

1) 对伴有心力衰竭的患者,洋地黄类药可作为一线药物,急症患者可用毛花苷丙 0.4 mg 稀释后静脉推注,必要时 2 小时后再给 0.2 mg。洋地黄类药物发挥治疗作用较缓慢。维持治疗可用地高辛 0.125～0.25 mg/d。

2) 急症情况下静脉注射钙拮抗药维拉帕米和地尔硫䓬疗效迅速肯定,是不伴有心力衰竭的心房颤动患者的常用一线药物。维拉帕米剂量为 5 mg 稀释后静脉推注,30 分钟后可重复静脉注射 5 mg,继以每分钟 0.005 mg/kg 静脉滴注。也可用地尔硫䓬 10 mg 稀释后静脉注射,继以每分钟 0.005～0.015 mg/kg 静脉滴注。维持治疗剂量为口服维拉帕米 40～80 mg,每天 3 次或缓释片 240 mg,每天 1 次;地尔硫䓬 30～60 mg,每天 3 次或缓释片 90 mg,每天 1 次。

3) β 受体拮抗药也是心房颤动时控制心室率的一线药物。在急症情况下对不伴有心力衰竭的患者可应用普萘洛尔或美托洛尔静脉给药。剂量均为 5 mg,稀释后静脉缓慢滴注。静脉推注 β 受体拮抗药应密切观察患者心电图和血压的变化。对慢性心房颤动患者,口服 β 受体拮抗药是常用的治疗方法。

4) 如患者没有与心房颤动时快速心室率有关的明显症状,可选择上述三类药物中任何一种口服控制心室率。对伴有心力衰竭的患者应选用口服洋地黄制剂,在使用洋地黄类药物基础上加用 β 受体拮抗药口服药可更好控制心室率,特别是运动时心室率。口服维拉帕米和地尔硫䓬只用于无心力衰竭的心房颤动患者。

5) 预激综合征的心房颤动患者心室率特别快,如合并血流动力学异常,应立即行直流电转复心律。如心室率不快,可考虑采用普罗帕酮、普鲁卡因胺或胺碘酮静脉注射治疗。但减慢房室结传导的药物包括洋地黄类药物、钙拮抗药和 β 受体拮抗药均禁忌使用,因为这些药物能加速房室旁路前传,导致十分快速的心室率,从而引起猝死。

6) 对症状显著,药物控制心室率不满意的心房颤动患者,可做房室交界区射频消融,造成完全性房室传导阻滞,再植入永久性心脏起搏器。

2.转复心房颤动为窦性心律

(1)阵发性心房颤动大都能自行转复心律。对心房颤动持续时间≥48 小时或持续时间不明的患者,可行体外直流电转复心律,但在转复心律之前 3 周和转复后至少 4 周应给予抗凝治疗。也可先行食管超声检查(TEE),如果 TEE 未发现心房血栓,可于静脉注射肝素后进行心律转复,转复心律后继续用肝素或华法林抗凝。

(2)慢性心房颤动患者若能恢复窦性心律并能长期维持,当然最为理想。然而,许多慢性心房颤动患者不易恢复窦性心律,即使恢复后亦难以长时间维持窦性心律,反复努力试图转复和保持窦性心律其实并不值得。对病因已去除的慢性心房颤动(如二尖瓣狭窄已解除或甲状腺功能亢进已控制),如超声心动图左心房内径＜45 mm,窦房结及房室结功能正常,可考虑直流电转复或药物转复心律。转复心律前后均需应用华法林抗凝。转复心律后需用抗心律失常药维持窦性心律。

3.预防栓塞性事件

预防栓塞性事件是心房颤动治疗策略中重要的一环。左心房栓子脱落,导致脑栓塞是心房颤动患者致残率最高的并发症,并常导致死亡。应用华法林抗凝治疗可显著降低栓塞事件的危险性。华法林的剂量是使国际标准化比值维持在2～3。

4.心房颤动的导管消融治疗

采用导管射频消融根治心房颤动技术,现已取得很大进步,但也有不少问题仍待完善和解决。该项技术最适宜的治疗对象是发作频繁、症状明显而药物治疗无效的非心脏瓣膜病的阵发性心房颤动患者。

五、阵发性室上性心动过速

异位兴奋点自律性增多或发生连续折返激动时,产生连续 3 个或 3 个以上的早搏,称为阵发性心动过速。阵发性心动过速中 90% 以上为房室结折返性心动过速和房室折返性心动速。阵发性室上性心动过速是一种常见的心律失常,它是心跳突然急剧加快所引起的临床表现。此病常见于没有器质性心脏病的患者,年轻人多于老年人,女性稍多于男性。现已证明阵发性室上性心动过速与某种先天性心脏结构异常有关,而这种微小结构上的改变,大多数情况下不经特殊检查是发现不了的。

(一)临床表现和辅助检查

1.症状

(1)阵发性发作,突然发生、突然消失,发作时心率为 160～220 次/min,心律规则。发作可持续数分钟或数日,但极少有长期持续者。

(2)发作时有心悸、心前区不适(或心绞痛)、眩晕症状;发作持续时间长而严重时,血压常下降,并可有心力衰竭。

(3)压迫颈动脉窦或其他刺激迷走神经的方法,如有效,可使心率立即恢复正常;如无效,心率则保持不变;极少数患者在恢复正常心律前可有心率轻度减慢。

2.体征

一般情况下,阵发性室上性心动过速患者无特殊的阳性体征。

3.辅助检查

(1)实验室检查:血、尿、便等常规检查均无异常。肝肾功能、血电解质、血糖、凝血常规、肝炎病毒、梅毒抗体、艾滋病的检测等相关检查,主要是为射频消融术做术前准备。

(2)特殊检查。

1)房室结折返性心动过速心电图特点:QRS 波频率 150～250 次/min,节律规则;QRS 形态与时限均正常,但心室率过快发生室内差异传导或窦性激动伴有束支传导阻滞时,QRS 波可宽大畸形,可见逆行 P'波,常重叠于 QRS 波群内或位于终末部。电生理检查时心动过速能被期前刺激诱发和终止,R-P'间期<70 ms,房室交界区存在双径路现象。后者表现为房室传导曲线中断,同一频率刺激时,出现长短两种 S-R 间期,相差>50 ms。

2)房室折返性心动过速心电图特点:QRS 波频率 150～250 次/min,节律规则;QRS 波群时限正常时为房室顺传型房室折返性心动过速,QRS 波群宽大畸形和有 delta 波时为房室逆传型房室折返性心动过速;可见逆行 P'波,R-P 间期一般>110 ms。电生理检查时,心动过速能被期前刺激诱发和终止,R-P'间期常>110 ms。

（二）诊断和鉴别诊断

1.诊断要点

（1）有突然发作、突然终止的特征,发作时伴有心悸或心前区扑动感、眩晕。发作时经刺激迷走神经可终止心动过速。

（2）有典型的心动过速发作时的心电图特征。

（3）食管心房调搏,能复制出心动过速的心电图特征。

2.鉴别诊断

（1）窦性心动过速:一般心率很少超过 150 次/min,且受呼吸、运动及体位影响,心电图见窦性 P 波出现,可助鉴别。

（2）室性阵发性心动过速:心率很少超过 200 次/min,压迫颈动脉窦心率不变,常见于冠心病,特别是急性心肌梗死等有器质性损伤的心脏病患者,心电图有室性心动过速特征性改变,可助鉴别。

（3）心房扑动及心房颤动:心电图可助鉴别。

（三）治疗

1.急性发作期的处理

（1）兴奋迷走神经。

1)压迫颈动脉窦:患者取卧位,颈后垫一枕头,头稍偏左侧,手指压于患者的右颈动脉窦处（相当于甲状软骨上缘水平的颈动脉搏动处）,每次压迫时间不超过 15 秒。压迫时,注意观察心率的变化,发现心率突然减慢,立即停止压迫。如无效,可在左侧试之,但不能两侧同时压迫。注意:加压前须听诊颈动脉区,如有血管杂音或颈动脉病变、过敏史者,不应做本手法治疗;老年人也不宜应用。

2)压迫眼球:嘱患者眼球向下（往下肢方向）,操作者用拇指压迫一侧眼球上部,时间 10～15 秒,如无效可试另一侧,可连续压迫数次,发现心率突然减慢,立即停止压迫。须注意本法偶可引起视网膜剥离。青光眼、高度近视患者禁用;老年人也不宜应用。

3)屏气:对发作较频繁但每次持续时间较短者,可教会患者使用瓦尔萨尔瓦（Valsalva）屏气法,即嘱患者深吸一口气,关闭声门后再用力呼出。此法在动作结束时,可出现心排血量升高,兴奋迷走神经。也可用冷（冰）水浸面使发作中止。

4)刺激咽部:激发呕吐反射。

5)β 受体拮抗药:普萘洛尔（心得安）或美托洛尔,静脉注射;也可用超短效 β 受体拮抗药艾司洛尔,0.5 mg/kg,静脉注射,此药作用短暂,更适用于中止室上性心动过速发作的治疗。

6)也可用地尔硫草或胺碘酮静脉注射。

（2）应用抗心律失常药物。

1)普罗帕酮:适用于治疗各类型折返性阵发性心动过速,特别是房室折返性心动过速。用法:普罗帕酮 35～70 mg（或1～2 mg/kg）,直接静脉推注;也可用普罗帕酮 35～70 mg 加入 5％～10％葡萄糖注射液 20 mL,稀释后静脉推注,无效者 20 分钟后可重复上述剂量,每日最大应用剂量＜350 mg。不良反应有恶心、呕吐、味觉改变、头晕等。

2)维拉帕米:适用于房室结折返性心动过速和顺向性房室折返性心动过速,不宜应用于逆向型房室折返性心动过速。用法:维拉帕米5 mg,静脉推注;如无效,15分钟后可再用5 mg静脉推注,此药终止室上速的有效率为90%以上。静脉注射维拉帕米过快或剂量过大时,可引起心动过缓、房室传导阻滞甚至心脏停搏,亦可引起血压下降、诱发心力衰竭等。病态窦房结综合征、Ⅱ~Ⅲ度房室传导阻滞、心力衰竭、心源性休克禁用。

3)三磷酸腺苷:主要用于房室结折返性心动过速及顺向性房室折返性心动过速。用法:三磷酸腺苷5~20 mg静脉推注,一般经肘静脉快速(弹丸式)静脉注射;也可用腺苷6~12 mg静脉注射。大多数患者应用后可有胸闷、呼吸困难、面色潮红、头痛、窦性心动过缓、房室传导阻滞等不良反应。

4)洋地黄类药物:适用于伴有心功能不良的房室结折返性心动过速、顺向性房室折返性心动过速,不适用于逆向型房室折返性心动过速。用法:毛花苷丙0.4~0.8 mg,加入5%葡萄糖注射液20 mL,缓慢静脉注射。

(3)同步电击复律:发作时有休克、心力衰竭、心绞痛、晕厥症状或经过上述治疗无效者应予电击复律。休克者于电击前先行升压治疗。

(4)其他:对于非发作期间心电图示明显预激波者,在室上性心动过速发作时应谨慎并避免应用洋地黄类药物、β受体拮抗药、维拉帕米及地尔硫革,有心房颤动发作史者尤须注意。对于隐匿性预激波者,治疗方法与一般室上性心动过速相同。

2.预防发作的措施

(1)偶有发作者,无须应用药物长期预防。

(2)发作频繁者,当发作控制后,可用下列药物之一维持:维拉帕米、洋地黄类药物、普罗帕酮、β受体拮抗药。

1)口服Ⅰc类、Ⅲ类和Ⅰa类抗心律失常药物能有效减少室上性心动过速的发作。但随着射频消融治疗术的广泛应用,口服药物预防已少用。

2)射频消融术可根治室上性心动过速,其有效率超过95%。

(3)发作频繁而顽固者,须进行以下治疗。

1)射频治疗:可根治其发作,先行电生理检查,如为预激综合征者,定位后做射频消融治疗;如为房室结双径路者,可做射频房室结改良术。

2)起搏治疗:用抗心动过速起搏方法,对上述治疗无效或有明显转复后心动过缓的患者适用。

六、房室传导阻滞

房室传导阻滞是指由于房室传导系统某个部位的不应期异常延长,冲动自心房经房室交界区、希氏束向心室传导过程中或传导速度延缓或部分甚至全部冲动不能下传的现象。房室传导阻滞可以是一过性、间歇性或持久性的。

(一)病因

(1)冠心病:包括急、慢性心肌缺血和下壁心肌缺血,可伴有不同程度的传导阻滞,心肌缺血纠正后可缓解。

（2）房室交界区的退行性变、心肌浸润性疾病,如淀粉样变。

（3）药物作用:如普罗帕酮、莫雷西嗪、胺碘酮、β受体拮抗药、钙离子拮抗药等抗心律失常药物,洋地黄类药物过量也会引起房室传导阻滞,尤其有房室结潜在病变者。

（4）心肌炎、心肌病、风湿性心脏病、高血压病等也可引起。

（5）先天性心脏病及风湿性心脏病的外科治疗、心律失常的射频消融治疗、先天性心脏病介入治疗等均可能损伤房室结和希氏束,引起不同程度的房室传导阻滞。

（二）分型

1.一度房室传导阻滞

一度房室传导阻滞是指兴奋经心房、房室结、希氏束传导到心室传导时间延迟,超过 0.21 秒。心电图特点:P-R 间期≥0.21 秒,P 波后都有 QRS 波,P 波可正常也可增宽。

P-R 间期可随心率而发生改变。正常心脏,心率明显增快时 P-R 间期缩短;但发生病理改变时,心率增快反而使 P-R 间期延长。不论心率多少,只要 P-R 间期达到或超过 0.21 秒（儿童≥0.18 秒）或超过相应心率时 P-R 间期的正常上限值,即可诊断为一度房室传导阻滞。

P-R 间期相对恒定。当心率增快时,P-R 间期应相应缩短,若不缩短反而比原来延长＞0.04 秒,即使未超过 0.21 秒,应认为存在一度传导阻滞;当心率显著增快时,若 P-R 间期并未相应缩短,亦应考虑存在一度房室传导阻滞可能。

虽然一度房室传导阻滞,P-R 间期大多为 0.21～0.35 秒,但有时可以延长,可达 1.0 秒。由于 P-R 间期显著延长,QRS 波发生得较晚,因此下一个 P 波可能掩埋在其前的 T 波内,被误认为交界性心律,应仔细观察以避免误诊。此时可压迫颈动脉窦以助鉴别,若为一度房室阻滞,压迫颈动脉窦时,迷走神经张力增高,窦性心律减慢,从而 P 波可能脱离其前的 T 波,从而明确诊断。

一度房室传导阻滞可伴窄的或宽的 QRS 波。由心房、房室结或希氏束内传导延迟所致的P-R 间期延长,往往伴窄的 QRS 波,除非合并室内阻滞;而由希氏束下（双束支水平）传导延迟所致的 P-R 间期延长,QRS 波往往是宽的,呈一侧束支阻滞的图形。如果双侧束支内的传导延迟程度相等,QRS 波也可以正常（窄的）。

希氏束电图:心电图上的一度房室传导阻滞,可能发生在心房内、房室交界区、希氏束,也可发生于束支及束支以下的传导纤维。其中大部分在房室结,约占 90%;心房内阻滞约占4%;左右束支及末梢纤维阻滞约占 6%。发生左右束支及末梢纤维的阻滞常预后较差,而发生于希氏束以上的一度房室传导阻滞常预后良好。

2.二度房室传导阻滞

二度房室传导阻滞是指兴奋经心房、房室结、希氏束传导到心室的过程中,既有传导时间延迟,又有兴奋传导的暂时中断。体表心电图上可见一部分 P 波后没有 QRS 波（心搏脱漏）。分为两型:Ⅰ型和Ⅱ型。Ⅰ型又称文氏阻滞。固定的 2:1 或 3:1 房室阻滞,可以是Ⅰ型,也可以是Ⅱ型。阻滞程度的轻重通常以房室传导比率表示。房室传导比率是 P 波的数目与它下传产生的 QRS 波的数目之比。例如 4:3 阻滞,就是 4 个 P 波中有 3 个下传心室,只有 1 个心搏脱漏。

（1）二度Ⅰ型房室传导阻滞:二度Ⅰ型房室传导阻滞是最常见的二度房室传导阻滞类型,

心电图表现为 P-R 间期逐渐延长,R-R 间期逐渐缩短,直到 P 波不能下传心室,QRS 波脱落;包含受阻 P 波在内的 RR 间期小于正常窦性 PP 间期的两倍。

二度 I 型房室传导阻滞之所以出现以上的规律性,是房室结的传导功能降低,使房室传导时间延长所致,心电图上表现为 P-R 间期延长,R 波延后。这样又促使下一次 R-P 间期缩短,P 波在房室传导系统的相对不应期的更早阶段下传,使 P-R 间期进一步延长,R 波因之更加延后。再下一次的 R-P 间期更短,直到最后一次 P 波下传到房室结时,房室结处在绝对不应期阶段,便阻止了 P 波的下传,形成 QRS 波脱落,在心电图上表现为长的 R-R 间歇。

二度 I 型房室传导阻滞大多数发生于房室结内,也可能发生于希氏-浦肯野系统内(希氏束内以及束支-浦肯野系统内)。有学者报道,窦性心律时的二度 I 型房室阻滞中,阻滞区在房室结内约占 70%,在希氏束内和束支-浦肯野系统内的分别为 7% 和 21%。大多数二度 I 型房室结或希氏束内阻滞的 QRS 波正常,少数因伴一侧束支阻滞而 QRS 波增宽;而阻滞区在希氏束下(双侧束支水平),几乎都有宽大畸形的 QRS 波。

希氏束内或希氏束下的二度 I 型房室阻滞,常常进展为高度或完全性房室阻滞,此为植入永久性心脏起搏器的适应证。

希氏束电图:发生于房室结内的,可见 A-H 逐渐延长,直到脱落 H 及 V 波,而 H-V 间期正常;发生于希氏束或其远端的阻滞,表现为 H-H′间期或 H-V 间期的逐渐延长,直到 V 波的脱落。发生在房室结内的预后良好,经去除病因后往往能够恢复;而发生在希氏束及其远端者(一侧束支完全阻滞+另一侧束支的 II 度 I 型阻滞)预后较差。

(2)二度 II 型房室传导阻滞:较 I 型少见,但预后较 I 型差,绝大多数由器质性心脏病引起,很易发展成完全性房室传导阻滞,其阻滞部位多在希氏束-浦肯野系统。

心电图特点:心房兴奋向心室传导,成比例或不成比例地中断,P-R 间期大多正常,也可延长,但基本固定,QRS 波可正常也可增宽,无文氏现象,呈 3:2 或 2:1 下传。仅呈 2:1 下传者,无法分清是 I 型还是 II 型,如 QRS 波正常,可能为 I 型。

如果能够记录到文氏现象,则可确诊为 I 型。如 QRS 波增宽伴有束支传导阻滞,应做电生理检查,确定其阻滞部位,这对判断预后具有重要意义。二度 II 型房室传导阻滞的阻滞区几乎完全限于希氏束-浦肯野系统内。

希氏束电图:如希氏束以上阻滞,阻滞的心搏无 H 波,也无 V 波;希氏束以下阻滞(一侧束支完全性阻滞+另一侧束支的 II 度 II 型阻滞),有 H 波,无 V 波。

二度 II 型房室传导阻滞患者有 30%~40% 发生于房室结,有 60%~70% 发生于希氏束及以下的传导束。

3.高度房室传导阻滞

3:1 或更高度的二度房室传导阻滞(如 4:1,5:1,6:1 等),可称为高度房室传导阻滞。有学者把绝大部分 P 波被阻而仅个别或极少数 P 波能下传心室的二度房室传导阻滞,称为几乎完全性房室传导阻滞。

高度房室传导阻滞可以是二度 I 型或 II 型。由于高度房室传导阻滞时心室率慢,常出现交界性或室性逸搏(取决于阻滞区的位置)。连续出现的逸搏形成逸搏心律。

心房大多由窦房结控制,PP 间期往往是规则的,但若伴窦性心律不齐、窦房传导阻滞时,PP 间期可长短不等。心房亦可由异位心房节律如心房颤动、心房扑动或房性心动过速来控制。

在高度房室传导阻滞,RR 间期几乎总是不规则的,因为除个别搏动可以下传外,常发生交界性或室性逸搏。只有当房室传导比例恒定,且无逸搏发生,RR 间期才是规则的。

发生阻滞的部位可以在房室结、希氏束或希氏束下。其定位诊断只能依靠希氏束电图,只有对体表心电图的仔细观察并结合临床情况,才能对阻滞部位作出正确判断。

4.三度房室传导阻滞

房室传导系统某部的传导功能异常降低使所有的心房激动均不能下传入心室,形成完全性房室分离,称为完全性(三度)房室传导阻滞。此时,阻滞部位以下的最高节律点发出激动控制心室,阻滞部位以上的最高节律点发出激动控制心房。三度房室传导阻滞时,阻滞区可位于房室结内,亦可位于希氏束或双侧束支系统内。

心电图特点:①P 波与 QRS 波群完全无关,各自有其规律性,心房由窦房结控制,少数情况下,心房也可由任何异位心房律控制(如心房颤动、心房扑动或房性心动过速),心室由阻滞以下低位起搏点控制。②心房率快于心室率。③心室率缓慢而匀齐,通常在 30～45 次/min,先天性完全性房室阻滞则较快。其频率及 QRS 波群形态,由阻滞的部位决定。阻滞部位在房室结内,逸搏心律通常起源于房室结下部或希氏束上段,心室率为 40～55 次/min,偶尔可稍快或稍慢,QRS 波形态正常;完全性希氏束内阻滞时,逸搏灶则位于希氏束下段,心室率大多在 40 次/min 以下,QRS 波形态也正常;若完全性阻滞发生在双侧束支水平(希氏束下),逸搏心律往往源自希氏束分叉以下的束支或分支,心室率更慢,为 25～40 次/min,QRS 波宽大畸形。

心房颤动伴完全性房室传导阻滞的诊断,主要依靠出现缓慢而匀齐的逸搏心律。完全性房室传导阻滞时,心室率慢而规整,但在下列情况下,心室率可以不规整:

(1)同时存在着 2 个以上的心室自身性节律点并各自有其固有的频率,表现为两种不同形态的 QRS 波,有时可出现多种过渡形态的室性融合波。

(2)同时存在室性期前收缩。

(3)室性起搏点的功能不稳定,激动频率不规则,时快时慢或逐渐减慢,较易出现心室停搏。QRS 时限>0.12 秒,表明阻滞部位在双侧束支水平,心室由室性逸搏所控制;逸搏心律的 RR 间期不匀齐,且长达 5.08 秒的心室停搏,说明心室内逸搏灶的功能低下。

(4)交界性或室性逸搏节律点伴有传出阻滞。

希氏束电图:希氏束电图有助于判断阻滞的部位,如阻滞发生于房室结,则 A 波后无 H 波;如 A 波后有 H 波,V 波前无 H 波,说明阻滞发生于希氏束以下(完全性双侧束支阻滞)。

三度房室传导阻滞通常是病理性的,可以是一过性的(如急性心肌梗死可有一过性三度房室传导阻滞),也可以是永久性的。病毒性心肌炎患者,急性期的三度房室传导阻滞可以是一过性的,经治疗后有可能恢复。

(三)临床表现

一度房室传导阻滞对血流动力学无明显影响,故一般不引起任何症状。

二度房室传导阻滞时会感心悸、头晕,自觉心搏脱落。其症状的出现往往与心室漏搏的次数相关。

三度房室传导阻滞者,其症状取决于心室率的快慢及伴随病变,症状包括头晕、疲倦、乏力、晕厥、心绞痛、心力衰竭等。如合并室性心律失常,可感心悸不适。当一度、二度房室传导阻滞突然发展为三度房室传导阻滞时,心室率过慢会导致脑缺血,患者可出现暂时性意识丧失,甚至抽搐,严重者可致猝死,这些症候称为阿-斯综合征。

一度房室传导阻滞听诊时,因PR间期延长,第一心音强度减弱。二度Ⅰ型房室传导阻滞的第一心音强度,逐渐减弱并伴心搏脱漏。二度Ⅱ型房室传导阻滞亦有间歇性心搏脱漏,但第一心音强度恒定。三度房室传导阻滞,心房与心室收缩同时发生,可听到"大炮音"。

(四)治疗

1.病因治疗

不论是一度、二度还是三度房室传导阻滞,病因治疗很重要,在去除病因后可能恢复,如急性心肌梗死引起的传导阻滞,在急性心肌缺血改善后,传导阻滞就可能恢复。心肌炎急性期治疗及时,传导阻滞也可能恢复。介入治疗所致的一度、二度房室传导阻滞,通过激素冲击治疗几乎都能恢复,但射频消融所致的三度房室传导阻滞恢复的可能性较小。先天性心脏病室间隔缺损介入治疗也可引起不同程度的房室传导阻滞,推测可能由于希氏束的走行靠近室间隔缺损的口,封堵时可能对希氏束产生挤压摩擦。这种房室传导阻滞的患者通过激素治疗大部分能够恢复,少数患者需要安装永久起搏器。

2.药物治疗

静脉滴注异丙肾上腺素,可增强次级起搏点的自律性,在完全性或高度房室传导阻滞可用于提高心室率。一般用0.1 mg加入100 mL液体中以每分钟1 mL的速度持续静脉滴注,必要时可增大剂量为0.2~0.3 mg或加快点滴速度。阿托品可降低迷走神经张力,对房室结内的房室传导阻滞有一定的改善传导的作用,但对希氏束内阻滞和希氏束下阻滞的作用甚小或毫无作用。

3.起搏治疗

对于高度及三度房室传导阻滞的患者,如有明显的血流动力学改变,应该安装临时起搏器,经治疗不能恢复者应给予安装永久起搏器。

一度房室传导阻滞,对血流动力学无明显影响,一般不需特殊治疗。但是,对位于希氏-浦肯野系统内的一度房室传导阻滞无症状患者,需密切随访观察,因为它可能突然转为二度Ⅱ型、高度或完全性传导阻滞。如果有晕厥发作史,且能排除其他引起晕厥的原因,电生理检查证实是希氏束内或希氏束下(双束支水平)的一度房室传导阻滞,应当考虑起搏器治疗。

有症状(特别是晕厥史)的二度房室传导阻滞患者,不论其阻滞区的位置,都应当治疗。药物(阿托品)治疗虽然对房室结内的二度房室传导阻滞者可改善其房室传导,但对位于希氏-浦肯野系统的二度房室传导阻滞无效。因此,凡阻滞区位于希氏束内或双束支水平的二度房室传导阻滞,是心脏起搏的适应证。

无症状的二度房室传导阻滞患者,治疗随阻滞区位置而异。阻滞区位于房室结内者(均为二度Ⅰ型阻滞），通常不需治疗。而阻滞区位于希氏-浦肯野系统的二度房室传导阻滞（Ⅰ型或Ⅱ型），虽然没有症状，应考虑起搏治疗，因为这种心律不稳定，可突然发生心脏停搏或进展为三度房室传导阻滞。

三度房室传导阻滞患者，只要有症状（特别是晕厥史），就是起搏器治疗的适应证。无症状的三度房室传导阻滞患者，如果阻滞区在双束支水平，也应该是起搏器治疗的对象，因为逸搏节律点的位置低，功能不可靠，有发生晕厥和猝死的危险。急性心肌梗死并发三度房室传导阻滞时，不论前壁或下壁梗死，也不论逸搏心律的 QRS 波是窄的或是宽的，都应进行临时性心脏起搏，以保证适当的心率，防止并发心脏停搏或室性心动过速和心室颤动，并且临时性心脏起搏对血流动力学有利，使心排出量增加，能帮助缺血心肌的恢复。

第二节　心力衰竭

一、急性心力衰竭

急性心力衰竭（简称心衰）又称急性心功能不全，是由心脏做功不正常引起血流动力学改变而导致的心脏和神经内分泌系统的异常反应的临床综合征。机械性循环障碍引起的心力衰竭称机械性心力衰竭。心脏泵血功能障碍引起的心力衰竭，统称泵衰竭。由各种原因引起的发病急骤、心排血量在短时间内急剧下降，甚至丧失排血功能引起的周围循环系统灌注不足称急性心力衰竭。

（一）临床表现

1.症状

根据心脏排血功能减退程度、速度和持续时间的不同，及代偿功能的差别，分下列 4 种类型表现：昏厥型、心源性休克型、急性肺水肿型、心脏骤停型。

（1）昏厥型：又称为心源性昏厥，以突发的短暂的意识丧失为主。发作时间短暂，发作后意识立即恢复，并伴随面色苍白、出冷汗等自主神经功能障碍的症状。

（2）心源性休克型：早期见意识清醒、面色苍白、躁动、冷汗、稍有气促；中期见意识淡漠、恍惚、皮肤湿冷、口唇四肢发绀；晚期见昏迷、发绀加重、四肢厥冷过肘膝、尿少。同时见颈静脉怒张等体循环淤血症状。

（3）急性肺水肿型：突发严重气急、呼吸困难伴窒息感，咳嗽及咯粉红色泡沫痰（严重者由鼻、口涌出）。

（4）心脏骤停型：意识突然丧失（可伴全身抽搐）和大动脉搏动消失，并伴呼吸微弱或停止。

2.体征

（1）昏厥型：意识丧失，数秒后可见四肢抽搐、呼吸暂停、发绀，称阿-斯综合征。伴自主神经功能障碍症状，如冷汗、面色苍白。心脏听诊可发现心律失常、心脏杂音等体征。

（2）心源性休克型：早期脉搏细尚有力，血压不稳定，有下降趋势，脉压 <2.7 kPa（$<$

20 mmHg)；中期意识恍惚、淡漠，皮肤呈花斑纹样，厥冷，轻度发绀，呼吸深快，脉搏细弱，心音低钝，血压低，脉压小，尿量减少；晚期昏迷状态，发绀明显，四肢厥冷过肘、膝，脉搏细或不能触及，呼吸急促表浅，心音低钝，呈钟摆律、奔马律。症状严重持久且不及时纠正时，可出现消化道出血，甚至并发 DIC。

（3）急性肺水肿型：端坐呼吸，呼吸频率快，30～40 次/min，严重发绀，大汗，早期肺底少量湿啰音，晚期两肺布满湿啰音，心脏杂音常被肺内啰音掩盖而不易听出，心尖部可闻及奔马律和哮鸣音。

（4）心脏骤停型：为严重心功能不全的表现，昏迷伴全身抽搐，大动脉搏动消失，心音听不到，呼吸微弱或停止，全身发绀，瞳孔散大。

（二）辅助检查

1.X 线检查

胸部 X 线检查对左心衰竭的诊断有一定帮助。除原有心脏病的心脏形态改变之外，主要为肺部改变。

（1）间质性肺水肿：产生于肺泡性肺水肿之前。部分病例未出现明显临床症状时，已先出现下述一种或多种 X 线征象。①肺间质淤血，肺透光度下降，可呈云雾状阴影。②肺底间质水肿较重，肺底微血管受压而将血流较多地分布至肺尖，产生肺血流重新分配，使肺尖血管管径等于甚至大于肺底血管管径，肺尖纹理增多、变粗，尤显模糊不清。③上部肺野内静脉淤血可致肺门阴影模糊、增大。④肺叶间隙水肿可在两肺下野周围形成水平位的 Kerley-B 线。⑤上部肺野小叶间隙水肿形成直而无分支的细线，常指向肺门，即 Kerley-A 线。

（2）肺泡性肺水肿：两侧肺门可见向肺野呈放射状分布的蝶状大片雾状阴影；小片状、粟粒状、大小不一结节状的边缘模糊阴影，可广泛分布两肺，也可局限一侧或某些部位，如肺底、外周或肺门处；重度肺水肿可见大片绒毛状阴影，常涉及肺野面积的 50% 以上；亦有表现为全肺野均匀模糊阴影者。

2.动脉血气分析

左心衰竭引起不同程度的呼吸功能障碍，病情越重动脉血氧分压（PaO_2）越低。动脉血氧饱和度低于 85% 时可出现发绀。多数患者二氧化碳分压（$PaCO_2$）中度降低，系 PaO_2 降低后引起的过度换气所致。老年、衰弱或意识模糊的患者，$PaCO_2$ 可能升高，引起呼吸性酸中毒。酸中毒致心肌收缩力下降，且心电活动不稳定易诱发心律失常，加重左心衰竭。如肺水肿引起 $PaCO_2$ 明显降低，可出现代谢性酸中毒。动脉血气分析对早期肺水肿诊断帮助不大，但据所得结论观察疗效则有一定意义。

3.血流动力学监护

在左心衰竭的早期即行诊治，多可挽回患者生命。加强监护，尤其血流动力学监护，对早期发现和指导治疗至关重要。

应用 Swan-Ganz 导管在床边即可监测肺动脉压、肺毛细血管楔嵌压和心排血量等，并推算出心脏指数、肺总血管阻力和外周血管阻力。在血浆胶体渗透压正常时，心源性肺充血和肺水肿是否出现取决于肺毛细血管楔嵌压水平。当肺毛细血管楔嵌压为 2.40～2.7 kPa（18～20 mmHg），出现肺充血；肺毛细血管楔嵌压为2.80～3.33 kPa（21～25 mmHg），出现轻度至中度肺充血；肺毛细血管楔嵌压高于 4.0 kPa(30 mmHg)，出现肺水肿。

肺循环中血浆胶体渗透压为是否发生肺水肿的另一重要因素，若与肺毛细血管楔嵌压同时监测则价值更大。即使肺毛细血管楔嵌压在正常范围内，若其与血浆胶体渗透压之差＜0.533 kPa(4 mmHg)，亦可出现肺水肿。

若肺毛细血管楔嵌压与血浆胶体渗透压均正常，此时出现肺水肿则应考虑肺毛细管通透性增加。

左心衰竭患者的血流动力学变化先于临床和 X 线改变，肺毛细血管楔嵌压升高先于肺充血。根据血流动力学改变，参照肺毛细血管楔嵌压和心脏指数两项指标，可将左心室功能分为 4 种类型。

Ⅰ型：肺毛细血管楔嵌压和心脏指数均正常，无肺充血和末梢灌注不足。予以镇静剂治疗。

Ⅱ型：肺毛细血管楔嵌压＞2.40 kPa(18 mmHg)，心脏指数正常，仅有肺淤血。予以血管扩张药加利尿药治疗。

Ⅲ型：肺毛细血管楔嵌压正常，心脏指数＜2.2 L/(min·m²)，仅有末梢灌注不足。予以输液治疗。

Ⅳ型：肺毛细血管楔嵌压＞2.40 kPa(18 mmHg)，心脏指数＜2.2 L/(min·m²)。兼有肺淤血和末梢灌注不足。予以血管扩张药加强心药(如儿茶酚胺)治疗。

4.心电监护及心电图检查

可以发现心脏左、右房室肥大及各种心律失常改变。有助于诊断严重致命的心律失常，如室性心动过速、紊乱的室性心律、心室颤动、室性自主心律，甚至心室暂停、严重窦缓、Ⅲ度房室传导阻滞等。

5.血压及压力测量

(1)动脉血压下降：心源性休克时动脉血压下降是特点，收缩压＜10.6 kPa(80 mmHg)，一般均在 9.2 kPa(70 mmHg)，脉压＜2.7 kPa(20 mmHg)；高血压者血压较基础血压下降20%以上或降低 4 kPa(30 mmHg)。

(2)静脉压增高：常超过 1.4 kPa(14 cmH₂O)。

(3)左心室充盈压测定：左心室梗死时为 3.3～4 kPa(25～30 mmHg)，心源性休克时为5.3～6 kPa(40～45 mmHg)。

(4)左心室舒张末期压力：以肺楔压为代表，一般均超过 2.7 kPa(20 mmHg)。

(5)冠状动脉灌注压：平均＜8 kPa(60 mmHg)。

(三)诊断和鉴别诊断

1.诊断要点

(1)病因诊断：急性心力衰竭无论以哪种表现为主，均存在原发或继发原因，足以使心排血量在短时间内急剧下降，甚至丧失排血功能。

(2)临床诊断。

1)胸部 X 线检查见左心室阴影增大。

2)无二尖瓣关闭不全的成人，于左心室区听到第三心音或舒张期奔马律。

3)主动脉瓣及二尖瓣无异常而左心室造影见左心室增大,心排血量低于 2.7 L/(min·m²)。

4)虽无主动脉瓣及二尖瓣膜病变,亦无左心室高度肥大,但仍有如下情况者:①左心室舒张末期压力为 1.3 kPa(10 mmHg)以上,右心房压力或肺微血管压力在 1.6 kPa(12 mmHg)以上,心排血量低于 2.7 L/(min·m²)。②机体耗氧量每增加 100 mL,心排血量增加不超过 800 mL,每搏排血量不增加。③左心室容量扩大同时可见肺淤血及肺水肿。

5)有主动脉狭窄或闭锁不全时,胸部 X 线检查示左心室阴影迅速增大,使用洋地黄类药物后改善。

6)二尖瓣狭窄或闭锁不全,出现左心室舒张末期压升高,左心房压力或肺微血管压力增高,体循环量减少,有助于诊断瓣膜疾病导致的心力衰竭。

2.鉴别诊断

急性心力衰竭应与其他原因引起的昏厥、休克和肺水肿鉴别。

(1)与其他原因引起昏厥的鉴别诊断:昏厥发生时,无心律不齐,心率无严重过缓、过速或暂停,又不存在心脏病基础可排除的心源性昏厥。应与以下常见昏厥鉴别。

1)血管抑制性昏厥:①多发于体弱年轻女性。②昏厥发作多有明显诱因,如疼痛、情绪紧张、恐惧、手术、出血、疲劳、空腹、失眠、妊娠、天气闷热等,晕厥前有短时的前驱症状。③常在直立位、坐位时发生晕厥。④晕厥时血压下降,心率减慢,面色苍白且持续至晕厥后期。⑤症状消失较快,1～2日康复,无明显后遗症。

2)直立性低血压性昏厥:其特点是血压急剧下降,心率变化不大,昏厥持续时间较短,无明显前驱症状。常患其他疾病,如生理性障碍、降压药物使用及交感神经切除术后、全身性疾病如脊髓炎、多发性神经炎、血紫质病、高位脊髓损害、脊髓麻醉、糖尿病性神经病变、脑动脉粥样硬化、急性传染病恢复期、慢性营养不良。往往是中枢神经系统原发病的临床症状之一。故要做相应检查,以鉴别诊断。

3)颈动脉窦综合征:①患者有昏厥或伴抽搐发作史。②中年以上发病多见,各种压迫颈动脉窦的动作,如颈部突然转动、衣领过紧均是诱因。④发作时脑电波出现高波幅慢波。④临床上用普鲁卡因封闭颈动脉窦后发作减轻或消失可支持本病诊断。

(2)心源性休克与其他类型休克的鉴别诊断:由心脏器质性病变和(或)原有慢性心力衰竭基础上的急性心力衰竭而引发心源性休克,患者的静脉压和心室舒张末压升高,这与其他休克不同。其他类型休克多有明确的各类病因,如出血、过敏、外科创伤及休克前的严重感染等,可相鉴别。另外,即刻心电图及心电监护有致命性心律失常,可有助于诊断。

(3)急性心力衰竭肺水肿与其他原因所致肺水肿的鉴别诊断。

1)刺激性气体吸入中毒引起的急性肺水肿的特点:①有刺激性气体吸入史。②均有上呼吸道刺激症状,重者可引起喉头水肿、肺炎及突发肺水肿,出现明显呼吸困难。③除呼吸道症状外,由于吸入毒物种类不同,可并发心、脑、肾、肝等器官损害。

2)中枢神经系统疾病所致的肺水肿,有中枢神经系统原发病因存在,如颅脑创伤、脑炎、脑肿瘤、脑血管意外等。

3)高原性肺水肿是指一向生活在海拔 1000 m 以下,进入高原前未经适应性锻炼的人,进入高原后,短则即刻发病,长则可在两年后发病,大多在 1 个月之内发病,且多在冬季大风雪气候发病,亦与劳累有关。前驱症状有头痛、头晕,继之出现气喘、咳嗽、胸痛、咳粉红色泡沫样痰、双肺湿啰音、发绀等急性肺水肿症状。依其特定的发病条件不难诊断。

(四)治疗

治疗原则为急性心力衰竭发生后,首先根据病因做相应处理,以紧急镇静、迅速降低心脏前后负荷为主。

1.心源性晕厥发作的治疗

(1)晕厥发生于心脏排血受阻者,给予卧位或胸膝位休息、保暖和吸氧后常可缓解。

(2)房室瓣口被血栓或肿瘤阻塞者,晕厥发作时改变患者体位可使阻塞减轻或终止发作。

(3)由严重心律失常引起者,应迅速控制心律失常。

(4)彻底治疗在于除去病因,如手术解除流出道梗阻,切除血栓或肿瘤,彻底控制心律失常。

2.心源性休克的治疗

(1)常规监护和一般治疗:吸氧,保暖,密切监测血压、尿量、中心静脉压、肺楔压和心排血量的变化,随时调整治疗措施。

(2)补充血容量:根据血流动力学监测结果决定输液量,可以防止补液过多而引起心力衰竭。尤适于右心室心肌梗死并发的心源性休克。中心静脉压低于 5～10 kPa(49～98 cmH$_2$O),肺楔压在 0.8～1.6 kPa(6～12 mmHg)以下,心排血量低,提示血容量不足,可静脉滴注低分子右旋糖酐或 10% 葡萄糖注射液。输液过程中如中心静脉压增高,超过 20 cmH$_2$O,肺楔压高于 2.0～2.7 kPa(15～20 mmHg)即停止输液。

(3)应用血管收缩药:当收缩压低于 10.7 kPa(80 mmHg),静脉输液后血压仍不上升,而肺楔压和心排血量正常时,可选用以下血管收缩药。

1)多巴胺:10～30 mg,加入 5% 葡萄糖注射液 100 mL 中静脉滴注,也可和间羟胺同时滴注。

2)间羟胺:10～30 mg,加入 5% 葡萄糖注射液 100 mL 中静脉滴注,紧急抢救时可以用5～10 mg 肌内注射或静脉推注 1 次。

3)多巴酚丁胺:20～25 mg,溶于 5% 葡萄糖注射液 100 mL 中,以 2.5～10 μg/(kg·min)的剂量静脉滴注。其作用似多巴胺,但增加心排血量作用较强,增加心率的作用较轻,无明显扩张肾血管作用。

4)去甲肾上腺素:作用与间羟胺相同,但较快、强而短。对长期服用利血平、胍乙啶的患者有效。上述药治疗无效时再选此药,以 0.5～1 mg 加入 5% 葡萄糖注射液 100 mL 中静脉滴注,渗出血管外时,易引起局部损伤、坏死。

(4)应用强心苷类药:可用毛花苷 C 0.4 mg 加入 50% 葡萄糖注射液 20 mL 中缓慢静脉推注,有心脏扩大时效果明显。

(5)应用肾上腺皮质激素:地塞米松每日 20～40 mg,分 4 次静脉注射,一般用 3～5 日即可;氢化可的松每日 200～600 mg,最大每日 600～1000 mg,分 4～6 次静脉滴注。

(6)纠正酸中毒和电解质紊乱,避免脑缺血和保护肾功能:可选用5%碳酸氢钠、11.2%乳酸钠或3.63%三羟甲基氨基甲烷静脉滴注,根据血液的酸碱度和二氧化碳结合力测定结果调节用量,并维持血钾、钠、氯正常。

(7)应用血管扩张药:上述药物无效时,即血压仍不升,而肺楔压增高,周围血管阻力增高,患者面色苍白、四肢厥冷并有发绀时,可用血管扩张药降低周围阻力和心脏后负荷。血管扩张药需要在血流动力学监测下谨慎使用。主要有硝普钠(每分钟15～400 μg静脉滴注)、酚妥拉明(每分钟0.1 mg静脉滴注)、硝酸异山梨醇(2.5～10 mg舌下含服)等。

(8)辅助循环和外科手术:当药物治疗无效,可采用主动脉内气囊反搏器进行反搏治疗,或在反搏支持下行选择性冠状动脉造影。对病因是急性心肌梗死的休克患者,施行坏死心肌切除和主动脉-冠状动脉旁路移植术,可能挽救患者生命。

3.急性肺水肿的治疗

(1)体位:患者取坐位或半卧位,两腿下垂,可使下肢回流血液减少。

(2)给氧:一般鼻导管给氧或面罩给氧,以40%浓度氧吸入效果较好。另外适当的加压给氧,不仅能纠正缺氧,同时可增加肺泡和胸腔内压力,减少液体渗入肺泡内和降低静脉回心血量,利于液体自血管内进入组织间隙,减少循环血量。但注意肺泡压力过高,可影响右心室搏出量,此时应调整给氧压力,缩短加压给氧时间,延长间歇时间。

(3)镇静:吗啡3～5 mg静脉推注,可迅速扩张体静脉,减少回心血量,降低左房压,还能减轻烦躁不安和呼吸困难。还可选用地西泮10 mg肌内注射。

(4)应用硝酸甘油:当动脉收缩压>13.3 kPa(100 mmHg)以后应用,可迅速降低肺楔压或左房压,缓解症状。首剂予以0.5 mg舌下含服,5分钟后复查血压,再给予0.5 mg,5分钟后再次测血压(收缩压降低在12 kPa以下时,应停药)。硝酸甘油静脉滴注时,起始剂量为每分钟10 μg,在血压监测下,每5分钟增加5～10 μg,使收缩压维持在12 kPa以上。

(5)应用酚妥拉明:每分钟0.1～1 mg静脉滴注,可迅速降压和减轻心脏后负荷。注意有致心动过速作用,对心脏前负荷作用弱。

(6)应用硝普钠:每分钟15～20 μg静脉滴注,在血压监测下每5分钟增加5～10 μg,当收缩压降低13.3 kPa(100 mmHg)时或症状缓解时,以有效剂量维持到病情稳定。患者病情稳定以后逐渐减量、停药,防止血压反跳。此药可迅速有效地减轻心脏前后负荷,降低血压,适用于高血压引发心脏病导致的肺水肿。

(7)应用利尿药:呋塞米40 mg,静脉注射,给药15～30分钟尿量增加,可减少血容量,降低左房压。

(8)应用强心苷类药:1周内未用过洋地黄类药物者,予以毛花苷C首剂0.4～0.6mg,稀释后缓慢静脉注射。正在服用地高辛者,毛花苷C使用从小剂量开始。

(9)低血压的肺水肿治疗:先静脉滴注多巴胺2～10 μg/(kg·min),保持收缩压在13.3 kPa(100 mmHg),再应用扩血管药物治疗。

(10)应用肾上腺皮质激素:地塞米松5～10 mg静脉推注。

(11)放血疗法:上述疗效不佳时,尤其在大量快速输液或输血所致肺水肿者,有人主张静脉穿刺放血 250 mL,有一定疗效。

4.心脏骤停的治疗

须紧急进行心肺复苏处理。

二、慢性心力衰竭

慢性心力衰竭又称慢性心功能不全,简称慢性心衰,是指心脏收缩和舒张功能严重低下或负荷过重,使泵血明显减少,不能满足全身代谢需要而产生的临床综合征。包括动脉供血不足和静脉系统淤血甚至水肿,伴有神经内分泌系统激活的表现。慢性心力衰竭是各种病因所致心脏疾病的终末阶段,也是最主要的死亡原因。

(一)病因

1.慢性左心衰竭

(1)先天性或获得性心肌、心脏瓣膜、心包或大血管、冠状动脉结构异常导致的血流动力学异常是慢性心力衰竭的基础病因。

(2)冠心病、高血压、心脏瓣膜病和扩张型心肌病是成人慢性心衰的常见病因。较为常见的病因有心肌炎、肾炎、先天性心脏病。较少见和易被忽视的病因有心包疾病、甲状腺功能亢进症与减退、贫血、脚气病、动静脉瘘、心房黏液瘤、其他心脏肿瘤、结缔组织疾病、高原病、少见的内分泌病。

2.慢性右心衰竭

任何导致慢性心血管结构和(或)功能异常,损害右心室射血功能和(或)充盈能力的因素都可引起慢性右心衰竭。右心室容量或压力负荷过重及右心室心肌的严重病变是其主要原因。

(1)右心室超负荷。①压力超负荷:肺动脉高压是引起右心室压力超负荷的常见原因,右心室流出道梗阻、肺动脉狭窄、体循环化右心室等比较少见。②容量超负荷:常见的有三尖瓣关闭不全、肺动脉瓣关闭不全等右心瓣膜病,以及房间隔缺损、肺静脉异位引流、瓦氏窦瘤破入右心房、冠状动脉-右心室或右心房瘘等先天性心脏病。其他疾病如类癌晚期,尤其是合并肝转移时,类癌细胞分泌并释放生物活性物质累及心脏时常引起右侧心脏瓣膜和心内膜病变,导致右心室容量超负荷和右心衰竭。③先天性心脏病:三尖瓣下移畸形、法洛四联症、右心室双出口合并二尖瓣闭锁、大动脉转位等。

(2)右心室心肌病变。①右心室心肌梗死:右室心肌梗死很少单独出现,常合并左心室下壁梗死,患病率为20%~50%,其中约10%的患者可出现明显的低血压。右心室心肌缺血、损伤、坏死均可引起右心室功能降低,导致右心衰竭。②右心室心肌疾病:限制型心肌病累及右心室时可使右心室舒张功能下降,导致右侧心力衰竭;心肌炎累及右心室时也可以引起右侧心力衰竭。③严重感染:可引起心肌损伤,约50%的严重败血症和脓毒性休克患者同时伴随左心室收缩功能低下,部分患者出现右心室功能障碍。

(二)发病机制

1.原发性心肌收缩力受损

心肌梗死、炎症、变性、坏死、心肌病等。

2.心室的后负荷(压力负荷)过重

肺或体循环高压、左或右心室流出道狭窄、主动脉瓣或肺动脉瓣狭窄等,使心肌收缩时阻力升高,后负荷过重,引起继发性心肌舒缩功能障碍而出现心力衰竭。

3.心室的前负荷(容量负荷)过重

瓣膜关闭不全、心内或大血管之间左向右分流等,使心室舒张期容量增加,前负荷加重,也可引起心衰。

4.高动力性循环状态

主要发生于贫血、体循环动静脉瘘、甲状腺功能亢进症、脚气性心脏病等。由周围血管阻力降低,心排血量增多以及心室容量负荷加重而发生心衰。

5.心室前负荷不足

二尖瓣狭窄、缩窄性心包炎、心脏压塞和限制型心肌病等引起心室充盈受限,导致体循环、肺循环淤血,由此发生心力衰竭。

(三)临床表现

1.症状

(1)呼吸困难:为左心衰竭的主要表现之一,随着心衰程度的加重,依次表现为劳力性呼吸困难、端坐呼吸、夜间阵发性呼吸困难、静息呼吸困难和急性肺水肿。

(2)运动耐量降低:运动耐量降低表现为劳力时或日常活动时气促、乏力、活动受限。疲乏或无力的患者常常伴有肢体的沉重感。采集病史时应记录运动受限的程度,如爬楼梯、走平路、日常家务活动或生活自理的能力等。

(3)体循环淤血:为右心衰竭相关的症状。常见于淤血性肝大伴随的不适,如腹胀、腹部钝痛、右上腹沉重感等;以及胃肠道淤血的症状,如食欲下降、恶心、胃部气胀感、餐后不适及便秘等。

(4)其他:低心排血量相关的症状,如意识模糊、身体软弱、肢体冰冷。心衰早期可以出现夜尿增多。少尿则是心衰加重的一种征兆,它与心排血量严重降低导致尿液生成受到抑制相关。长期慢性的肾血流减少可出现肾功能不全的表现,即心肾综合征。心衰的患者可有贫血的症状,除了与慢性肾功能不全导致促红细胞生成素生成减少、促红细胞生成素抵抗、尿毒症性肠炎及出血、离子吸收减少有关外,还与有些药物如阿司匹林引起的胃肠道出血相关。重度心衰的老年患者,可出现反应迟钝、记忆力减退、焦虑、头痛、失眠、噩梦等精神症状。

2.体征

心力衰竭患者的体征主要包括3个方面:容量负荷的状况,心脏的体征,相关病因、诱因及并发症的体征。

(1)容量负荷的状况。

1)体循环静脉高压:颈静脉充盈反映右心房压力增高。三尖瓣反流时,颈静脉搏动明显。正常吸气时,颈静脉压下降,但是心衰的患者是升高的,类似于缩窄性心包炎,称为 Kussmaul征。轻度的右心衰患者,静息时颈静脉压力可以正常,但是肝-颈静脉反流征阳性,提示腹部充血和右心无法接受和射出增多的血容量。

2)肺部啰音:肺底布满湿啰音是左心衰竭中度以上的特征性体征,通常出现在双侧肺底;如果单侧出现,则以右侧常见,可能与右膈下肝淤血有关。急性肺水肿时,双肺布满粗糙的水泡音和哮鸣音,可伴有粉红色泡沫痰。未闻及啰音并不能排除肺静脉压的显著升高。支气管黏膜充血,过多的支气管分泌物或支气管痉挛可引起干啰音和喘鸣。

3)肝大:肝大常常出现在水肿之前。如果近期内肝脏迅速增大,由于包膜被牵拉可出现触痛,但长期心衰的患者触痛可消失。严重的慢性心衰患者或三尖瓣疾病及缩窄性心包炎引起严重淤血性肝大的心衰患者,也可以出现脾大。

4)水肿:心力衰竭患者水肿的特征为首先出现于身体低垂的部位,常为对称性和可压陷性。可走动的患者首先表现为下午踝部水肿,经过夜间休息,清晨水肿消失;长期卧床的患者表现为骶尾部的水肿。终末期心衰的患者,水肿严重且呈全身性,伴有体重增加,此时查心电图可见 QRS 波群振幅的降低。长期的水肿可以导致下肢皮肤色素沉着、红化和硬结等。合并营养不良或肝功能损害,低蛋白血症时,也可出现全身水肿。

5)胸腔积液:胸腔积液的出现表明体静脉或肺静脉压力增高,以双侧多见,如为单侧则以右侧更多见。一旦出现胸腔积液,呼吸困难会进一步加重,这是因为肺活量进一步降低,同时激活了受体的缘故。随着心衰的改善,胸腔积液可以逐步吸收,偶尔叶间包裹性渗出液可持续存在,需要胸腔穿刺治疗。

(2)心脏和血管体征。

1)心脏扩大:心脏扩大见于大多数慢性收缩性心衰的患者,但此体征无特异性,一部分患者没有此体征,如单纯舒张性心衰、慢性缩窄性心包炎或限制型心肌病、急性心衰的患者等。

2)奔马律:儿童或年轻患者可以听到生理性第三心音,40 岁以上的患者极少听到这种心音。舒张早期奔马律或第三心音奔马律,一旦出现通常是病理性的,多数来自左心室,可见于任何年龄的心衰患者。第三心音奔马律是预测死亡或住院的独立危险因素。

3)肺动脉瓣区第二心音亢进和收缩期杂音:随着心衰的发展,肺动脉压力增高,肺动脉瓣区第二心音逐渐增强(P_2>A_2)并且广泛传导。收缩期杂音在心衰患者中很常见,多继发于心室或瓣环的扩张所引起的功能性二尖瓣或三尖瓣反流,治疗后杂音可以减轻。

(3)病因、诱因及并发症的体征:器质性心脏病病因的体征,如风湿性瓣膜性心脏病的心脏杂音等;心衰诱因和并发症相关的体征,如肺部感染、甲状腺肿大、血管杂音、皮疹、黄疸和栓塞征象等。

(四)辅助检查

1.影像学常规检查

(1)心电图:心力衰竭常并发心脏电生理传导异常,导致房室、室间或室内运动不同步(不协调),房室不协调表现为心电图中 PR 间期延长,使左心室充盈减少;左右心室间不同步表现为左束支传导阻滞,使右心室收缩早于左心室;室内传导阻滞在心电图上表现为 QRS 时限延长(>120 ms)。以上不同步现象均严重影响左心室收缩功能。

(2)胸部 X 线检查:X 线胸片显示心脏大小的外部轮廓,用于辅助诊断肺淤血、肺水肿、胸腔积液、肺动脉高压、大血管病变、肺部疾病等。侧位片能够反映右心室的大小,不应省略。

(3)超声心动图和多普勒超声心动图:两者在左室射血分数正常或代偿的心衰诊断方面具

有较大的价值。通常将其分为松弛异常、假性正常化、可逆性限制型和不可逆限制型四级。主要通过二尖瓣流速 E/A、减速时间 DT、Valsalva 动作时 E/A 的变化、舒张早期二尖瓣流速/二尖瓣环间隔处心肌舒张的速度E/e′、二尖瓣 A 波的时间减去肺静脉回流的 A 波时间等指标进行评估。

2.影像学选择性应用检查

(1)放射性核素心室显影及核素心肌灌注显像:当超声心动图不能提供足够的功能信息时,或者透声窗小、图像显示不清楚时,可选择放射性核素心室显影,能准确测定心室容积、射血分数及室壁运动。核素心肌灌注显像可诊断心肌缺血和心肌梗死(MI),并对鉴别扩张型心肌病或缺血性心肌病有一定帮助。

(2)心脏磁共振成像:是评估右心结构和功能最好的方法,需要操作者手动选取多重切面,解剖节段的截取需要人工编辑。本法有助于评价左右腔室容积、局部室壁运动、心肌厚度和肌重,尤其适用于检测先天性缺陷(如右心室发育不良、心肌致密化不全)及肿物或肿瘤、心包疾病等,同时评价心功能,区别存活心肌或瘢痕组织。

(3)冠状动脉造影:适用于有心绞痛或心肌梗死需血管重建或临床怀疑冠心病的患者,也可鉴别缺血性或非缺血性心肌病。对 65 岁以下不明原因的心力衰竭患者可行冠状动脉造影。

(4)心内膜活检:有助于明确心肌炎症性或浸润性病变的诊断;评估癌症患者继续服用抗癌药物的危险性;拟行心脏移植前证实心脏病性质,权衡心脏移植可行性;发现巨细胞性心肌炎,这种迅速致死的疾病,从而为选择机械循环支持或心脏移植提供依据。

(5)有创性血流动力学检查:主要用于严重威胁生命并对治疗无反应的泵衰竭患者,或需对呼吸困难和低血压休克作鉴别诊断的患者。

(6)动态心电图:用于怀疑心衰诱因与心律失常有关时;陈旧性心肌梗死患者怀疑心动过速拟行电生理检查前;拟行 ICD 治疗前;评估 T 波电交替、心率变异性。

(7)心肺运动试验:当无法确定运动耐量降低是否与心力衰竭有关时,为明确诊断可行心肺运动试验。心肺运动试验能够客观反映患者的运动耐量,同时也能显示患者心脏的储备功能,制定患者的运动处方。

3.实验室检查

实验室检查可证实导致或加重心力衰竭的病因和诱因,初诊心衰患者应当完成血常规、尿常规、血清电解质(钙、镁)、肾功能(BUN、Cr)、空腹血糖、糖化血红蛋白、血脂、肝功能和甲状腺功能的测定。随诊时应常规监测血清电解质和肾功能。

(五)诊断和鉴别诊断

1.慢性心力衰竭的阶段

(1)心力衰竭易患阶段:即前心力衰竭阶段,此阶段存在发生心脏病和心力衰竭的高危因素,没有明显的心脏结构异常,没有心力衰竭的症状和体征,危险因素包括高血压、动脉粥样硬化、糖尿病、肥胖、代谢综合征、酗酒及服用对心脏有毒害作用的物质、风湿热史、心肌病家族史等。这些危险因素可造成心脏初始损伤,所以此阶段也可称为心脏重构的启动阶段。

(2)无症状心力衰竭阶段:此阶段存在心脏重构,有器质性心脏病,但无心力衰竭的症状和体征,实验室检查存在心功能不全的征象或有无症状的瓣膜性心脏病、陈旧性心肌梗死等,也可称为心脏重构阶段。从这一阶段起,临床诊断进入心力衰竭范围。

(3)有症状心力衰竭阶段:此阶段有器质性心脏病,近期或既往出现过心力衰竭的症状和体征。可以分为左侧心力衰竭、右侧心力衰竭和全心衰竭。根据左心室射血分数又可以分为左心室射血分数下降的心力衰竭和左心室射血分数正常(或代偿)的心力衰竭。

(4)顽固性或终末期心力衰竭阶段:此阶段器质性心脏病严重,即使合理用药,静息时仍有心力衰竭的症状,需特殊干预,如长期或反复因心力衰竭住院治疗、拟行心脏移植、需持续静脉用药缓解症状、需辅助循环支持等。

2.诊断标准

(1)主要条件:①阵发性夜间呼吸困难和(或)睡眠中憋醒。②颈静脉曲张或搏动增强。③有湿啰音和(或)呼吸音减弱,尤其双肺底。④心脏扩大。⑤急性肺水肿。⑥第三心音奔马律。⑦交替脉。⑧颈静脉压升高＞15 cmH$_2$O。⑨X线胸片示中、上肺野纹理增粗或见Kerley线。

(2)次要条件:①踝部水肿和(或)尿量减少而体重增加。②无上呼吸道感染的夜间咳嗽。③劳力性呼吸困难。④淤血性肝大。⑤胸腔积液。⑥肺活量降低至最大的1/3。⑦心动过速。⑧按心力衰竭治疗5日内体重减少＞4.5 kg。

(3)判断标准:具有两项主要条件或具有一项主要条件及两项次要条件即可诊断。

3.鉴别诊断

(1)舒张性心力衰竭与收缩性心力衰竭的鉴别见表2-2。

表 2-2　舒张性心力衰竭与收缩性心力衰竭的鉴别

	特点	舒张性心力衰竭	收缩性心力衰竭
临床特点	症状(如呼吸困难)	有	有
	充血状态(如水肿)	有	有
	神经内分泌激活	有	有
左心室结构和功能	射血分数	正常	降低
	左心室质量	增加	增加
	相对室壁厚度	增加	增加
	舒张末容积	正常	增加
	舒张末压	增加	增加
	左心房	增大	增大
运动	运动能力	降低	降低
	心排血量变化	降低	降低
	舒张末压	增加	增加

(2)慢性心力衰竭与其他疾病的鉴别。

1)支气管哮喘:该病以年轻者居多,常有多年病史,查体心脏正常,双肺可闻及哮鸣音,胸部X线检查示肺野清晰,心脏正常。

2)心包积液、缩窄性心包炎所致肝大、下肢水肿:根据病史、心脏及周围血管体征和超声心动图可以鉴别。

3)肝硬化腹腔积液伴下肢水肿与心室衰竭鉴别:基础病有助鉴别,且仅有心源性肝硬化才有颈静脉怒张。

(六)治疗

1.治疗原则

根据慢性心力衰竭发生发展的四个阶段,治疗原则或目标分别有所不同。

(1)心力衰竭易患阶段:控制或消除各种导致心力衰竭和心脏重构的危险因素,早期阻断心室重构的始动环节,预防心室重构的发生。

(2)无症状心力衰竭阶段:逆转或减缓心脏重构的进展,治疗心脏病的病因,防止进展到有症状心力衰竭,减少不良事件。

(3)有症状心力衰竭阶段:改善或消除心衰的症状和体征,逆转或减缓心脏重构,降低心衰的病死率或致残率。

(4)顽固性或终末期心力衰竭阶段:提高患者生存质量,降低心衰住院率。

2.早期干预

(1)降压目标:一级目标血压<140/90 mmHg;高危人群(糖尿病或肾功能不全或脑卒中/短暂性脑缺血发作史)血压<130/80 mmHg;肾功能不全(尿蛋白>1 g/d)者,血压<125/75 mmHg。

(2)调脂治疗目标:积极的调脂治疗将减少冠心病和动脉粥样硬化的发生,慢性心衰患者的调脂治疗目标为:①极高危人群,低密度脂蛋白胆固醇(LDL-C)<2.07 mmol/L。②高危人群,低密度脂蛋白胆固醇(LDL-C)<2.6 mmol/L。③中危人群,低密度脂蛋白胆固醇(LDL-C)<3.41 mmol/L。④低危人群,低密度脂蛋白胆固醇(LDL-C)<4.14 mmol/L。

(3)慢性心衰患者糖尿病的治疗目标:餐前血糖<5.6 mmol/L(次级目标5.0 mmol/L、7.2 mmol/L),餐后2小时血糖<7.8 mmol/L(次级目标<10 mmol/L),糖化血红蛋白<7%,低密度脂蛋白胆固醇(LDL-C)<100 mg/dL,甘油三酯(TG)<150 mg/dL,高密度脂蛋白胆固醇(HDL-C)>40 mg/dL。

(4)动脉粥样硬化的治疗:一旦肯定冠心病的诊断和存在外周动脉粥样硬化的依据,推荐抗动脉粥样硬化的治疗,建议采用ABCDE方案。①A:抗血小板聚集或抗凝、抗肾素-血管紧张素(RAS)系统,推荐阿司匹林和血管紧张素转化酶抑制药,不能耐受血管紧张素转化酶抑制药的患者选用血管紧张素Ⅱ受体拮抗药,心肌梗死后患者加用醛固酮受体拮抗药,特殊情况选用其他抗血小板聚集药物或抗凝药。②B:控制血压,使用β受体拮抗药。③C:调脂治疗,戒烟及不暴露在吸烟环境。④D:健康饮食,治疗糖尿病。⑤E:运动和健康教育。

(5)早期发现和干预心脏重构:定期随访和评估高危人群,包括明确心肌病家族史或接受心脏毒性物质的人群。

(6)心力衰竭易患阶段药物:血管紧张素转化酶抑制药应用于动脉粥样硬化性疾病、糖尿病、高血压合并心血管危险因素的患者。在这些高危人群中,血管紧张素转化酶抑制药能够减少新发的心力衰竭,有效干预心脏重构的始动过程。血管紧张素受体拮抗药也有类似的作用(Ⅱa级推荐)。

3.药物治疗

(1)无症状心力衰竭阶段的治疗。

1)逆转心脏重构的治疗:一旦明确存在左心室重构,推荐使用血管紧张素转化酶抑制药和β受体拮抗药。大规模的临床研究证实,慢性左心室射血分数下降而无症状的患者长期应用血管紧张素转化酶抑制药,可延缓心衰症状的发生,降低心衰患者病死率和住院率。心肌梗死的患者联合应用血管紧张素转化酶抑制药和β受体拮抗药,可以降低再梗死和死亡的危险,延缓心力衰竭的进展。

2)针对病因治疗:治疗冠心病应遵循相应的指南进行冠状动脉血供重建,挽救缺血和冬眠的心肌,逆转和阻断心室重构。瓣膜性心脏病,如严重的主动脉瓣或二尖瓣狭窄或关闭不全,即使没有心力衰竭的症状也应考虑行瓣膜修复(球囊扩张)或置换术。

3)无症状心力衰竭阶段的药物推荐:除非存在禁忌证,推荐使用血管紧张素转化酶抑制药和β受体拮抗药,逆转心脏重构,延缓无症状心功能不全进展到有症状心衰。不能耐受血管紧张素转化酶抑制药者,可选用血管紧张素Ⅱ受体拮抗药。

(2)左室功能下降,有症状心力衰竭的治疗。

1)一般治疗。

去除诱发因素:监测体重,每日测体重以早期发现液体潴留非常重要。调整生活方式,限钠:轻度心衰患者钠盐摄入应控制在 $2\sim3$ g/d,中到重度心衰患者应<2 g/d;限水:严重低钠血症(血钠<130 mmol/L),液体摄入量应<2 L/d;营养和饮食:宜低脂饮食,肥胖患者应减轻体重,严重心衰伴明显消瘦(心脏恶病质)者,应给予营养支持,包括给予人血白蛋白;戒烟戒酒。

休息和适度运动:失代偿期需卧床休息,多做被动运动以预防深部静脉血栓形成。临床情况改善后,应鼓励在不引起症状的情况下进行体力活动,以防止肌肉的"去适应状态",但要避免长时间的用力运动。较重患者可在床边围椅小坐。其他患者可每日步行多次,每次 $5\sim10$ 分钟,并酌情逐步延长步行时间。

心理和精神治疗:压抑、焦虑和孤独在心衰恶化中有很大的作用,也是心衰患者死亡的主要预后因素。综合性情感干预包括心理疏导可改善心功能状态,必要时可酌情应用抗抑郁或焦虑的药物。

治疗中避免使用的药物:下列药物可加重心衰症状,应尽量避免使用。非甾体抗炎药和COX-2抑制药,可引起钠潴留、外周血管收缩,减弱利尿药和血管紧张素转化酶抑制药的疗效,并增加其毒性;皮质激素、生长激素或甲状腺激素等激素疗法;Ⅰ类抗心律失常药物;大多数钙通道阻滞药,包括地尔硫䓬、维拉帕米、短效二氢吡啶类制剂;"心肌营养"药,包括辅酶 Q_{10}、牛磺酸、抗氧化药等,因疗效尚不确定,且和治疗心衰的药物之间可能有相互作用,不推荐使用。

氧疗:氧气用于治疗急性心衰伴有的低氧血症,单纯慢性心衰并无应用指征,但对心衰伴夜间睡眠呼吸障碍者,夜间给氧可减少低氧血症的发生。

2)常规药物治疗:左心功能下降,有症状心力衰竭阶段的常规药物治疗主要包括:利尿药、血管紧张素转化酶抑制药或血管紧张素Ⅱ受体拮抗药和β受体拮抗药,必要时加用地高辛。

（3）左室功能正常，有症状心力衰竭（HFnEF）的治疗。

1）针对病因治疗：进行基础心脏病的规范化治疗，对高血压伴有 HFnEF 的患者强化降压治疗，达标血压宜低于单纯高血压患者的标准，即收缩压＜130 mmHg、舒张压＜80 mmHg。冠心病的高危患者，推荐血供重建；治疗糖尿病；纠正贫血、甲状腺功能亢进、动静脉瘘等高动力学状态；有可能转复为窦性心律的心房颤动患者，恢复窦律并维持窦律等。

2）缓解症状：有液体潴留征象的患者选用利尿药，可以选用噻嗪类利尿药或襻利尿药，噻嗪类利尿药无效时，改用襻利尿药。过度的利尿有可能影响血压，使肾功能恶化，应该避免。快速心房纤颤的患者控制心室率，可选用 β 受体拮抗药或非二氢吡啶类钙拮抗药。

3）逆转左心室肥厚，改善舒张功能：推荐使用血管紧张素转化酶抑制药、血管紧张素 Ⅱ 受体拮抗药、β 受体拮抗药等。维拉帕米有益于肥厚型心肌病。对心肌肥厚或纤维化疾病的患者，如高血压、糖尿病等，可以应用醛固酮受体拮抗药。

4）其他：地高辛不能增加心肌的松弛性，不推荐使用地高辛。

（4）难治性或终末期心力衰竭阶段的治疗。

顽固性或终末阶段心衰的诊断需排除因治疗不当或可逆性心衰诱因未纠正等因素，确认所有常规心衰治疗均得到合理应用，而患者仍有静息或轻微活动时气促，极度无力，常有心源性恶病质，需反复住院甚至无法出院。此期的心衰患者病死率高，治疗目的是改善症状，提高生活质量，减少病死率和病残率。

1）液体潴留：顽固性终末期心力衰竭的治疗，最重要的是如何使利尿药的应用最佳化，在水盐代谢、肾功能、电解质之间寻求平衡。每日限盐 2 g 或更少，入液量＜2000 mL。每日测体重，若体重增加超过每日 1 kg，应考虑有隐性水肿。顽固性心衰患者低钠血症常是血管升压素系统高度激活和（或）肾素-血管紧张素-醛固酮系统抑制不充分的结果。血管升压素受体拮抗药可减轻体重和水肿，使低钠血症患者的血钠正常化，有望减少低钠血症的发生。另外，可考虑增加对肾素-血管紧张素-醛固酮系统的抑制或使用重组 B 类利钠肽。出现低钠血症时，应鉴别缺钠性或稀释性低钠血症。前者发生于大量利尿后，属容量减少性低钠血症，患者可有直立性低血压，尿少而比重高，治疗应予补充钠盐；后者又称难治性水肿，见于心衰进行性恶化者，此时钠、水有潴留，而水潴留多于钠潴留，故称高容量性低钠血症，患者尿少而比重低，治疗应严格限制入水量，并按利尿药抵抗处理。伴有低钠血症的顽固性水肿可选用新型利尿药托伐普坦。

2）神经内分泌拮抗药：顽固性终末期心力衰竭的患者常常仅能耐受小剂量的神经内分泌抑制药或者完全无法耐受。对血压＜80 mmHg 或呈外周低灌注状态的患者不要使用血管紧张素转化酶抑制药，对能够耐受小剂量神经内分泌抑制药的患者则应坚持使用。有液体潴留或正在使用正性肌力药的患者不宜用 β 受体拮抗药。终末期心衰的患者常血压偏低、肾功能不全，合用血管紧张素转化酶抑制药易诱发低血压和肾衰竭，加用 β 受体拮抗药后心衰可进一步加重，此时应权衡利弊，个体化处理。

3）血管扩张药和正性肌力药物：在临床症状恶化期可选用血管扩张药（硝普钠、硝酸甘油和奈西立肽）和持续静脉滴注正性肌力药物缓解症状，作为姑息治疗手段。不主张常规间歇静脉滴注正性肌力药，可试用钙增敏药左西孟旦。

4)心衰的非药物治疗:优化的内科药物治疗无效,应考虑非药物治疗,包括心脏移植、左心室辅助装置、超滤等。

5)临终关怀:主张尽力缓解患者的痛苦,以减轻症状为目的,包括使用麻醉药、频繁使用利尿药、持续静脉滴注正性肌力药等。避免不必要的检查和干预,与患者和家属协商终末期的支持治疗。在患者生命弥留之际是否进行心肺复苏,应征询家属意见,当进行积极的操作也无法改变最终的结局时,不推荐这些操作。

4.慢性心衰的非药物治疗

(1)心脏再同步化治疗:心脏失同步的慢性心力衰竭患者常规药物治疗效果不佳,可应用心脏再同步化治疗。此治疗不仅提高慢性心力衰竭患者生活质量,增加日常生活能力,缓解临床症状,而且使慢性心力衰竭患者住院率、病死率明显下降。心脏再同步化治疗的适应证如下。

Ⅰ类:①缺血或非缺血性心肌病。②充分抗心力衰竭药物治疗后,心功能仍在Ⅲ级及不必卧床的Ⅳ级。③窦性心律。④左心室射血分数≤35%。⑤左心室舒张末期内径≥55 mm。⑥QRS时限≥120 ms伴有心脏运动不同步。

Ⅱa类:①充分药物治疗后心功能好转至Ⅱ级,并符合Ⅰ类适应证其他条件。②慢性心房颤动患者,符合Ⅰ类适应证其他条件可行心脏再同步化治疗,部分患者结合房室结射频消融以保证有效夺获双心室。

Ⅱb类:①符合常规心脏起搏适应证并心室起搏依赖患者,合并器质性心脏病或心功能Ⅲ级以上。②常规心脏起搏并心室起搏依赖患者,起搏治疗后出现心脏扩大,心功能Ⅲ级及以上。③QRS时限<120 ms并符合Ⅰ类适应证的。

(2)左心室辅助装置:左心室辅助装置是将人工制造的机械装置植入体内,从左心房或左心室引出血液,通过植入的机械装置升压后将血液泵入主动脉系统,起到部分或全部替代心脏泵血功能,以维持全身组织、器官血液供应;此外左心室辅助装置免除左心室负荷,可改善心力衰竭患者症状;同时通过正常化心室压力容积,使肥大的心室逐渐缩小,发挥逆转左心室重塑、降低病死率的作用。

左心室辅助装置适用于心脏术后心功能不全恢复前辅助治疗,心脏移植术前临时支持,终末期心力衰竭长久支持。

(3)基因治疗:当前采用的药物治疗虽能控制心力衰竭症状,减轻左心室扩张,改善功能,延缓死亡,但不能使其治愈。心力衰竭的实质是心肌细胞基因异常表达,造成心肌细胞膜上受体、细胞内信号传导系统、钙离子(Ca^{2+})调节及细胞生长和凋亡调控机制等发生一系列改变,从而出现以心肌舒缩功能不全为特征的临床综合征,最终导致心肌储备能力耗竭。基因治疗通过对引起心力衰竭的相关基因进行调整和修补,从而达到获得、替代或放大目标蛋白组、改善心功能目的。

(4)心脏移植:心脏移植可作为终末期心衰的一种治疗方式,主要适用于无其他可选择治疗方法的重度心衰患者。

1)心脏移植适应证:①药物及其他治疗均无法治愈的终末期心力衰竭的患者。②顽固性心力衰竭引起血流动力学障碍。③难治性心源性休克。④长期依赖正性肌力药来维持器官灌注。⑤运动峰耗氧量＜10 mL/kg 伴无氧代谢。⑥严重心肌缺血,即使冠状动脉搭桥或经皮冠状动脉血供重建也无法缓解症状。⑦顽固性恶性室性心律失常,各种干预措施无效。

2)心脏移植的禁忌证:①严重的外周及脑血管疾病。②其他器官(肾、肝、肺)不可逆损害(除非考虑多器官移植)。③有恶性肿瘤史及恶性肿瘤复发。④无法或不能耐受术后的药物综合治疗。⑤不可逆的肺动脉高压(肺血管阻力＞6 Wood 单位)。⑥全身感染(人类免疫缺陷病毒、播散性肺结核等)。⑦胰岛素依赖的糖尿病伴有终末器官损伤。⑧吸毒。⑨精神状态不稳定。⑩高龄。

三、顽固性心力衰竭

顽固性心衰亦称为难治性心衰,是指症状持续,且对各种治疗反应较差的充血性心衰,它可能是心脏病终末期的表现,亦可能是急性暴发性心肌炎所致,其中一部分还有可能是考虑不周、治疗措施不力或治疗不当所致。对于这部分患者,经过努力调整治疗方案和悉心治疗后,有可能挽回患者生命,康复出院,变难治为可治。必须指出,不同时期对顽固性心衰的概念和诊断标准不尽相同。近年来随着心肌力学、心脏血流动力学和心衰的病理生理机制的认识深化,心衰治疗也取得了长足的进步,使以往认为是顽固性心衰的患者病情得到控制。经典的所谓顽固性心衰是指休息、限制水钠等非药物治疗的基础上给予标准(恰当)的抗心力衰竭药物(如利尿药、强心药及血管活性药物)后,心衰仍难以控制者,而这类心衰可能仍有部分患者通过更合理地应用利尿药、血管扩张药、血管紧张素转化酶抑制药和非洋地黄类正性肌力药物以及心脏辅助装置等而控制。因此,目前顽固性心衰的诊断标准应包括上述治疗措施均难以控制的心衰。

(一)诊断前的注意事项

心衰患者疗效不佳时,应深入细致地探索其原因,一般应考虑以下几方面。

1.患者是否真有心衰

有无诊断错误,不要把肺部疾患、代谢性酸中毒和肝、肾疾病等所致呼吸困难或水肿误认为是心衰,特别是器质性心衰患者同时合并有上述疾病时,必须认真加以鉴别。

2.是否存在可以完全或部分矫正的病因

如甲状腺功能亢进、贫血、维生素 B_1 缺乏症等可以通过内科治疗获得根治或缓解;心脏瓣膜病、某些先天性心脏病、心肌梗死后室壁瘤等,可能通过介入性治疗技术或手术治疗获得矫正。对上述病因在治疗上是否已做相应治疗。

3.心衰的诱因是否合理去除

如感染(特别是呼吸道感染)、妊娠、心律失常、风湿活动、感染性心内膜炎、肺栓塞、尿路梗阻等。

4.心衰的治疗措施应用是否适当

包括利尿药、洋地黄类药物、血管扩张药、血管紧张素转化酶抑制药和 β 受体拮抗药使用是否合理,有无严格限制液体出入量平衡,电解质紊乱、酸碱平衡失调有无纠正,有无影响心功能的药物合并使用。如果上述问题都注意到了,能矫正的都矫正了,心衰仍难以控制,则是真正的顽固性心衰。

（二）治疗

顽固性心衰的治疗是迄今尚未解决的难题,现将治疗中可能遇到的实际问题及其对策,简述如下,供临床参考。

1.洋地黄过量与不足

洋地黄是治疗心衰最基本和最主要的正性肌力药物。严重心衰患者对洋地黄需要量大而耐受性差,因此治疗量与中毒量更为接近,使用不当极易发生用量不足或过量,这是治疗中经常遇到的矛盾。在临床实践中,发现多数有用量偏大的倾向,不少医务人员知道洋地黄过量可引起各种心律失常,但不了解过量也可抑制心肌收缩力,使心排血量降低,使一度好转的心衰再度加重,甚至呈持续心衰状态,若此时误认为洋地黄不足,继续追加洋地黄必将进一步导致心衰加重和出现严重不良反应。有条件的单位可监测血清洋地黄浓度来判断,若血清中地高辛浓度>2 μg/L,则往往提示过量,宜停药观察。在基层只能通过临床缜密的观察来判断,如果停用洋地黄后心衰反而改善,则可认为是洋地黄过量,因此对于鉴别困难时可暂停应用洋地黄1～2天,并用其他正性肌力药物代替或加强其他治疗措施。必须指出,有时洋地黄剂量并不大,由于某些因素的影响,如低血钾、低血镁、高血钙、高龄、肾功能不全,并用某些药物如口服吗啡类、抗胆碱能药物,青霉素、红霉素、氯霉素、新霉素和四环素类抗菌药物以及胺碘酮、维拉帕米等抗心律失常药和利尿药等亦可出现不良反应,应予注意。此外,若属于舒张功能不全性心衰,使用洋地黄弊多利少,应用不当反而会加重心衰。

2.顽固性水肿与利尿药

顽固性水肿之所以难治,其中相当部分是由于合并低钠血症或低钾血症。此时必须予以纠正水、电解质失衡,因为无论是缺钠性还是稀释性低钠血症,均能使利尿药失去利尿作用,前者应口服或静脉补充钠盐,后者必须严格限制水分摄入,唯此才能发挥利尿药的作用。明显水肿者可选用呋塞米、布美他尼等髓袢利尿药,视病情采用静脉推注或口服。若仍然无效,可采用呋塞米40～120 mg、多巴胺20～40 mg、酚妥拉明10～15 mg,微泵静脉推注或加入5％葡萄糖注射液250～500 mL中静脉滴注,必要时加用多巴酚丁胺20～240 mg,加于上述补液内,更具有强心利尿作用。此外,如有明显的低白蛋白血症需给予纠正以增强利尿效果。对于药物治疗无效者,也可考虑采用高渗性腹膜透析或血液净化疗法。必须指出,消除心源性水肿不能太快,短期内过度利尿不仅可引起水、电解质紊乱,增加洋地黄的不良反应,而且可造成有效血容量和回心血量明显减少,导致心脏前负荷不足,反而使心排血量降低,达不到治疗目的。近年来对合并低钠血症患者(无论是缺钠性还是稀释性低钠血症)使用精氨酸血管升压素受体拮抗药(如托伐普坦),可阻滞 V_2 受体,促进自由水的排泄,同时维持钠和其他电解质的浓度,提高肾脏处理水的能力,改善低钠血症的水潴留。

3.正确使用血管扩张药

该类药物只能降低心脏前、后负荷,并无增强心肌收缩力的作用,有时使用不当反而有害。使用何种血管扩张药最好,应根据血流动力学监测结果进行选择,并应在足够的有效血容量前提下使用。虽然在心力衰竭治疗指南中强调使用血管扩张药最好收缩压在100 mmHg以上,但对顽固性心衰建议收缩压在90 mmHg以上即可使用。

4.使用非洋地黄类正性肌力药物

如米力农、多巴酚丁胺、依诺昔酮等,该类药物亦可与洋地黄联用。近年来临床上使用的钙离子增敏剂左昔孟旦可通过 Ca^{2+} 浓度依赖性结合肌钙蛋白 C 增强心肌收缩、激活血管平滑肌的 K^+ 通道,使组织血管扩张而改善心功能。一般认为该类药物短期内使用可改善心功能,长期大剂量应用并不能提高心衰生存率,应予注意。

5.心脏再同步治疗

左心室射血分数<0.35、NYHAⅢ级以上、左束支传导阻滞伴 QRS 增宽>120 ms(其他>150 ms)的心力衰竭患者提示心室收缩不同步。通过使用双心室起搏装置同步刺激左、右心室治疗心室不同步收缩,称为心脏再同步化治疗,它可提高心室收缩并减少继发性二尖瓣反流的程度,改善心脏功能和血流动力学的同时不增加氧耗,并使衰竭心脏产生适应性生化改变。有充分证据支持心脏再同步化治疗可改善接受理想药物治疗后仍有症状的心脏不同步患者的症状、运动能力、生活质量、左心室射血分数、生存以及减少住院率。最新的心力衰竭指南则要求评估患者的预计寿命在 1 年以上,所以对这类患者基本排除在安装心脏再同步化治疗之外。

6.有条件单位可施行室壁瘤切除术和冠状动脉搭桥术

如严重瓣膜病变可行瓣膜置换术,先天性心脏病用手术矫治畸形等。对于极重度心衰也可开展辅助循环,如主动脉内球囊反搏术、左心室辅助泵、双心室辅助泵等,通过机械装置减轻心脏工作负荷或暂时代替心脏工作,使病变心脏得到及时休息,有利于功能恢复。对于终末期患者也可施行同种心脏移植。

7.人工膜肺

急性暴发性心肌炎所致的急性心力衰竭病死率较高,近年来的研究表明人工膜肺用于暂时替代心脏功能可明显提高抢救成功率。因此当对这类疾病所致的急性心力衰竭伴有明显血流动力学障碍时建议尽早使用人工膜肺。

第三节　冠心病

一、稳定型心绞痛

稳定型心绞痛是一组临床综合征,其特征是胸部、下颌、肩部、手臂或背部不适,通常因劳累诱发,经休息或舌下含服硝酸甘油后消失或改善,是冠状动脉疾病导致血流受阻所致。内科治疗的方案专注于提高生存率和预防心肌梗死,用药物治疗心绞痛症状,并根据病情确定是否用血供重建术。

(一)病因

通常由心外膜的一支或多支冠状动脉内粥样硬化性斑块阻塞血流造成区域性心肌缺血。引起稳定型心绞痛较少见的原因有肥厚型心肌病、主动脉瓣狭窄、冠状动脉痉挛、炎症性冠状动脉炎、冠状动脉肌桥、滥用可卡因、冠状动脉起源异常(其发生率在疑为冠状动脉疾病中高达

6.6%)或其他少见的情况。分为由心肌需氧量增加(需求性心绞痛)或氧输送短暂下降(供应性心绞痛)所致的心绞痛。

(二)临床表现

1.症状

稳定型劳力性心绞痛简称稳定型心绞痛,亦称普通型心绞痛,是最常见的心绞痛。由心肌缺血缺氧引起的典型心绞痛发作,其临床表现在1~3个月内相对稳定,即每日和每周疼痛发作次数大致相同,每次发作疼痛的性质和疼痛部位无改变,疼痛时限相仿(3~5分钟),用硝酸甘油后也在相近时间内发生疗效。心绞痛发作时,患者表情焦虑,皮肤苍白、发冷或出汗,血压可略增高或降低,心率可正常、增快或减慢。

2.体征

(1)可有血压升高、心率增快。

(2)皮肤黏膜可有发绀或苍白(须排除贫血)。

(3)胸廓对称,气管居中,肺部有时可闻及啰音。

(4)心脏听诊有第四、第三心音奔马律,心尖区可有收缩期杂音(二尖瓣乳头肌功能失调所致),第二心音有可逆分裂,还可有交替脉或心前区抬举性搏动等体征。

(三)辅助检查

1.实验室检查

(1)血常规:一般无血红蛋白下降,严重贫血亦会有心绞痛症状。

(2)血糖:测定空腹、餐后2小时血糖,部分患者有血糖升高。

(3)血脂:可见血脂升高。

(4)心肌酶谱:一般无异常变化。

2.特殊检查

(1)心电图:是发现心肌缺血、诊断心绞痛最常用的方法。其种类包括:①稳定型心绞痛患者静息时心电图半数是正常的,最常见的心电图异常是ST-T改变。②近95%的患者心绞痛发作时出现有相当特征的心电图改变,可出现暂时性心肌缺血引起的ST移位,在平时有T波持续倒置的患者,发作时可变为直立(所谓"假正常化")。③心电图负荷试验是对怀疑有冠心病的患者给心脏增加运动负荷,而激发心肌缺血的心电图检查,心电图改变以ST段水平型或下斜型压低≥0.1 mV(J点后60~80 ms)持续2分钟作为阳性标准。④从连续记录的24小时心电图中发现心电图ST-T改变和各种心律失常,出现时间可与患者的活动和症状相对照。

(2)超声心动图:稳定型心绞痛患者静息时,超声心动图大多数无异常。与负荷心电图一样,负荷超声心动图可以帮助识别心肌缺血的范围和程度。根据各室壁的运动情况,可将负荷状态下室壁运动异常分为运动减弱、运动消失、矛盾运动及室壁瘤。

(3)放射性核素检查:²⁰¹TI-心肌显像或兼做负荷试验,休息时²⁰¹TI显像所示灌注缺损主要见于心肌梗死后瘢痕部位;在冠状动脉供血不足部位的心肌灌注缺损仅见于运动后缺血区。

(4)冠状动脉造影:冠状动脉造影是目前诊断冠心病最准确的方法,可以准确反映冠状动脉狭窄的程度和部位。

(5)血管内超声:从血管腔内显示血管的横截面,不仅能够提供血管腔的形态,而且能够显示血管壁的形态、结构和功能状态。

（四）诊断和鉴别诊断

1.诊断要点

（1）有上述典型的发作特点和体征,含硝酸甘油后能缓解,存在上述冠心病易患因素。

（2）除外其他原因所致的心绞痛,结合发作时心电图检查特征,一般可建立诊断。

（3）发作时心电图检查可见以 R 波为主的导联中,ST 段压低,T 波低平或倒置;心电图无改变者可考虑做心电图负荷试验和 24 小时动态心电图,如心电图出现阳性变化或负荷试验阳性可作出诊断,诊断有困难者行放射性核素和冠状动脉造影术确诊。

2.鉴别诊断

（1）急性心肌梗死:疼痛部位与心绞痛相仿,但性质更剧烈,持续时间多超过 30 分钟,甚至数小时,常伴有心律失常、心力衰竭和(或)休克,含服硝酸甘油多不能使之缓解。心电图中面向梗死部位的导联 S1 段抬高,并有异常 Q 波。实验室检查显示白细胞计数增多、红细胞沉降率增快,心肌坏死标志物(肌红蛋白、肌钙蛋白 I 或 T、肌酸激酶同工酶等)增高。

（2）其他疾病引起的心绞痛:包括严重的主动脉瓣狭窄或关闭不全、风湿性冠状动脉炎、梅毒性主动脉炎引起冠状动脉口狭窄或闭塞、肥厚型心肌病、X 综合征等病均可引起心绞痛,要根据其他临床表现来进行鉴别。其中 X 综合征多见于女性,心电图负荷试验呈阳性,但冠状动脉造影呈阴性且无冠状动脉痉挛,预后良好,被认为是冠状动脉系统毛细血管功能不良所致。

（3）肋间神经痛及肋软骨炎:疼痛常累及 1～2 个肋间,但并不一定局限在胸前,为刺痛或灼痛,多为持续性而非发作性,咳嗽、用力呼吸和身体转动可使疼痛加剧,肋软骨处或沿神经行经处有压痛,手臂上举活动时局部有牵拉疼痛,故与心绞痛不同。

（4）心脏神经官能症:患者常诉胸痛,但为短暂(几秒钟)的刺痛或持久(几小时)的隐痛,患者常喜欢不时地吸一大口气或做叹息性呼吸。胸痛部位多在左胸乳房下心尖部附近或经常变动。症状多在疲劳之后出现,而不在疲劳的当时,做轻度体力活动反觉舒适,有时可耐受较重的体力活动而不发生胸痛或胸闷。含服硝酸甘油无效或在 10 多分钟后才见效,常伴有心悸、疲乏及其他神经衰弱的症状。

（5）不典型疼痛:还须与反流性食管炎等食管疾病、膈疝、消化性溃疡、肠道疾病、颈椎病等相鉴别。

（五）治疗

治疗原则为改善冠状动脉供血,降低心肌耗氧,降脂、抗炎、抗凝、抗栓,稳定并逆转动脉粥样硬化斑块。

1.一般治疗

发作时应立刻休息,一般患者在停止活动后症状即可消除,平时应尽量避免各种确知的足以引起发作的因素:①过度的体力活动、情绪激动、饱餐等,冬天注意保暖,平时避免烟酒,调整日常生活与工作量。②减轻精神负担。③保持适当的体力活动,以不发生疼痛为度。④治疗高血压、糖尿病、贫血等疾病。

2.药物治疗

（1）发作时的治疗。

1）立即停止活动，安静休息。

2）药物治疗：硝酸甘油 0.3～0.6mg 置于舌下含化，迅速为唾液吸收，1～2 分钟见效；长时间反复应用可产生耐受性，效力降低，停用 10 小时以上，即可恢复疗效；不良反应有头痛、头胀、面红、心悸等，偶有低血压。硝酸异山梨酯 5～10 mg 舌下含化，2～5 分钟见效，可持续 2～3 小时。也可用上述药物的气雾剂喷雾，同时可考虑应用镇静药。

（2）缓解期治疗。

1）抗血小板药物：阿司匹林可降低血液黏稠度，减少心绞痛发作，减少死亡和心肌梗死发生率，一般每日 75～150 mg；氯吡格雷每日 75 mg 单用或与阿司匹林合用。

2）硝酸酯类药物：硝酸异山梨酯 5～20 mg 口服，每日 3 次，服后半小时起作用，持续 3～5 小时；缓释剂可持续 12 小时，可用 20 mg，每日 2～3 次。5-单硝酸异山梨酯等长效硝酸酯类药物，每次 20～40 mg，每日 2 次。硝酸甘油膏或贴片涂或贴在胸前或上臂皮肤而缓慢吸收，用于预防夜间心绞痛发作。要注意硝酸酯类药物的耐药性。

3）β 受体拮抗药：降低心率和血压，从而降低心肌耗氧，缓解心绞痛发作。注意与硝酸酯类合用有协同作用。只要无禁忌证，β 受体拮抗药要坚持持续应用，不能停用，停用时要逐渐减量，以防反跳；哮喘患者禁用。常用口服药有：美托洛尔 25～150 mg，每日 2～3 次，缓释片 100～200 mg，每日 1 次；阿替洛尔 12.5～50 mg，每日 1～2 次；比索洛尔 2.5～10 mg，每日 1 次。兼有 α 受体拮抗作用的卡维地洛 25 mg，每日 2 次。

4）钙拮抗药：扩张冠状动脉，解除冠状动脉痉挛；抑制心肌收缩力，减少心肌耗氧；扩张周围血管，降低动脉压，减轻心脏负荷，是治疗变异型心绞痛的首选药物。常用药物有硝苯地平缓释片（10～20 mg，每日 2 次）、硝苯地平控释片（30～60 mg，每日 1 次）、地尔硫䓬（30～120 mg，每日 3 次）、维拉帕米（40～80 mg，每日 3 次或缓释剂 240～480 mg，每日 1 次）。

5）中医中药：复方丹参制剂、通心络、脑心通、速效救心丸等均可在冠心病患者与其他西药合并使用，缓解心绞痛。

3.介入治疗

临床观察显示，经球囊导管心肌血运重建术与内科保守疗法相比，前者能使稳定型心绞痛患者的生活质量提高（活动耐量提高），但是对心肌梗死的发生率和病死率无显著差异。随着心血管新技术的出现，尤其新型药物涂层支架及新型抗血小板药物的应用，介入治疗不仅可以改善患者的生活质量，而且可以明显降低心肌梗死的发生率和病死率。

4.外科治疗

主要是行冠状动脉旁路移植术，手术适应证：①冠状动脉多支病变，尤其并发糖尿病患者。②冠状动脉左主干病变。③适合行介入治疗的患者。④心肌梗死伴有室壁瘤，须进行室壁瘤切除的患者。⑤狭窄远端管腔要通畅，血管供应区有存活心肌。

二、不稳定型心绞痛

不稳定型心绞痛是指介于稳定型心绞痛和急性心肌梗死之间的一组临床综合征，包括如下亚型。①初发劳力型心绞痛:2个月内新发生的心绞痛(无心绞痛或有心绞痛病史,但在近半年内未发作过心绞痛)。②恶化劳力型心绞痛:病情突然加重,表现为胸痛发作次数增加,持续时间延长,诱发心绞痛的活动阈值明显减低,硝酸甘油缓解症状的作用减弱,病程在2个月以内。③静息心绞痛:心绞痛发生在休息或安静状态,发作持续时间相对较长,含硝酸甘油效果欠佳,病程1个月以内。④梗死后心绞痛:指急性心肌梗死发病24小时后至1个月内发生的心绞痛。⑤变异型心绞痛:休息或一般活动时发生的心绞痛,发作时心电图显示ST段暂时性抬高。不稳定型心绞痛是动脉粥样硬化斑块破裂或糜烂并发血栓形成、血管收缩、微血管栓塞导致的急性或亚急性心肌供氧减少所致。

(一)病因

目前认为有五种因素与不稳定型心绞痛的发生有关,且它们相互关联。

1.冠状动脉粥样硬化斑块上有非阻塞性血栓

此为最常见的发病原因,冠状动脉内粥样硬化斑块破裂诱发血小板聚集及血栓形成,血栓形成和自溶过程的动态不平衡过程,导致冠状动脉发生不稳定的不完全性阻塞。

2.动力性冠状动脉阻塞

在冠状动脉器质性狭窄基础上,病变局部的冠状动脉发生异常收缩、痉挛导致冠状动脉功能性狭窄,进一步加重心肌缺血,产生不稳定型心绞痛。这种局限性痉挛与内皮细胞功能紊乱、血管收缩反应过度有关,常发生在冠状动脉粥样硬化的斑块部位。

3.冠状动脉严重狭窄

冠状动脉以斑块导致的固定性狭窄为主,不伴有痉挛或血栓形成,见于某些冠状动脉斑块逐渐增大、管腔狭窄进行性加重的患者或急诊经皮冠状动脉介入术后再狭窄的患者。

4.冠状动脉炎症

斑块发生破裂与其局部的炎症反应有十分密切的关系,在炎症反应中感染因素可能也起一定作用,其感染物可能是巨细胞病毒和肺炎衣原体。这些患者炎症递质标志物水平检测常有明显增高。

5.全身疾病加重的不稳定型心绞痛

在原有冠状动脉粥样硬化性狭窄基础上,外源性诱发因素影响冠状动脉血管导致心肌氧的供求失衡,心绞痛恶化加重。常见原因有:①心肌需氧增加,如发热、心动过速、甲亢等。②冠状动脉血流减少,如低血压、休克。③心肌氧释放减少,如贫血、低氧血症。

(二)临床表现

1.症状

临床上不稳定型心绞痛可表现为新近1个月内发生的劳力型心绞痛或原有稳定型心绞痛的主要特征近期内发生了变化,如心前区疼痛发作更频繁、程度更严重,时间也延长,轻微活动甚至在休息时也发作。少数不稳定型心绞痛患者可仅表现为颌、耳、颈、臂或上胸部发作性疼痛不适或表现为发作性呼吸困难,其他还可表现为发作性恶心、呕吐、出汗和不能解释的疲乏症状,但无胸部不适表现。

2.体征

不稳定型心绞痛体格检查的目的是努力寻找诱发不稳定型心绞痛的原因,如难以控制的高血压、低血压、心律失常、梗阻性肥厚型心肌病、贫血、发热、甲状腺功能亢进、肺部疾病等,并确定心绞痛对患者血流动力学的影响,如对生命体征、心功能、乳头肌功能或二尖瓣功能等的影响,这些体征的存在高度提示预后不良。

不稳定型心绞痛患者一般无特异性体征。心肌缺血发作时可发现反常的左室心尖冲动,听诊有心率增快和第一心音减弱,可闻及第二心音、第四心音或二尖瓣反流性杂音。当心绞痛发作时间较长或心肌缺血较严重时,可发生左室功能不全的表现,如双肺底细小水泡音,甚至出现急性肺水肿或伴低血压。也可发生各种心律失常。

体检对胸痛患者的鉴别诊断至关重要,有几种疾病状态如得不到及时准确诊断,可能出现严重后果。如背痛、胸痛、脉搏不整,心脏听诊发现主动脉瓣关闭不全的杂音,提示主动脉夹层破裂;心包摩擦音提示急性心包炎;而奇脉提示心脏压塞;气胸则表现为气管移位、急性呼吸困难、胸膜疼痛和呼吸音改变等。

3.临床类型

(1)静息心绞痛:心绞痛发生在休息时,发作时间较长,含服硝酸甘油效果欠佳,病程1个月以内。

(2)初发劳力型心绞痛:发病时间在1个月以内新近发生的严重心绞痛。按加拿大心脏病学会的劳力型心绞痛分级标准(表2-3)分级,Ⅲ级以上的心绞痛为初发性心绞痛,尤其注意近48小时内有无静息心绞痛发作及其发作频率变化。

(3)恶化劳力型心绞痛:既往诊断的心绞痛,最近发作次数频繁、持续时间延长或痛阈降低。

(4)心肌梗死后心绞痛:急性心肌梗死后24小时以后至1个月内发生的心绞痛。

(5)变异型心绞痛:休息或一般活动时发生的心绞痛,发作时心电图显示暂时性ST段抬高。

表 2-3　加拿大心脏病学会的劳力型心绞痛分级标准

分级	特点
Ⅰ级	一般日常活动(如走路、爬楼)不引起心绞痛,心绞痛发生在剧烈、速度快或长时间的体力活动或运动时
Ⅱ级	日常活动轻度受限,心绞痛发生在快步行走、爬楼、餐后行走、冷空气中行走、逆风行走或情绪波动后活动
Ⅲ级	日常活动明显受限,心绞痛发生在平路一般速度行走时
Ⅳ级	轻微活动即可诱发心绞痛,患者不能做任何体力活动,但休息时无心绞痛发作

(三)辅助检查

1.心电图

静息心电图是诊断不稳定型心绞痛的最重要的方法,并且可提供预后方面的信息。ST-T动态变化是不稳定型心绞痛最可靠的心电图表现,不稳定型心绞痛时静息心电图可出现2个或更多的相邻导联ST段下移达到或超过0.1 mV。静息状态下,症状发作时记录到一过性ST段改变,症状缓解后ST段缺血改变改善,或者发作时倒置T波呈伪性改善(假性正常化),

发作后恢复原倒置状态更具有诊断价值,提示急性心肌缺血,并高度提示可能是严重冠状动脉疾病。发作时心电图显示胸前导联对称的 T 波深倒置并呈动态改变,多提示左前降支严重狭窄。心肌缺血发作时偶有一过性束支阻滞。持续性 ST 段抬高是心肌梗死心电图特征性改变。变异型心绞痛 ST 段常呈一过性抬高。心电图正常并不能排除不稳定型心绞痛的可能性。胸痛明显发作时心电图完全正常,应该考虑到非心源性胸痛。

ST-T 异常还可以由其他原因引起。ST 段持久抬高的患者,应当考虑到左心室室壁瘤、心包炎、肥厚型心肌病、早期复极和预激综合征、中枢神经系统事件等。三环类抗抑郁药和吩噻嗪类药物也可以引起 T 波明显倒置。

2.心脏生化标志物

心脏肌钙蛋白复合物包括肌钙蛋白 T、肌钙蛋白 I(TnI)和肌钙蛋白 C 3 个亚单位,目前只有肌钙蛋白 T 和肌钙蛋白 I 应用于临床。约有 35% 不稳定型心绞痛患者显示血清肌钙蛋白 T 水平增高,但其增高的幅度与持续的时间与急性心肌梗死有差别。急性心肌梗死患者肌钙蛋白 T>3.0 ng/mL 者占 88%,非 Q 波心肌梗死中仅占 17%,不稳定型心绞痛中无肌钙蛋白 T>3.0 ng/mL 者。所以,肌钙蛋白 T 升高的幅度和持续时间可作为不稳定型心绞痛与急性心肌梗死的鉴别诊断。

不稳定型心绞痛患者肌钙蛋白 T 和肌钙蛋白 I 升高者较正常者预后差。临床怀疑不稳定型心绞痛者肌钙蛋白 T 定性试验为阳性结果者表明有心肌损伤,但如为阴性结果并不能排除不稳定型心绞痛的可能性。

3.冠状动脉造影

冠状动脉造影目前仍是诊断冠心病的金标准。在长期稳定型心绞痛的基础上出现的不稳定型心绞痛常提示为多支冠状动脉病变,而新发的静息心绞痛可能为单支冠状动脉病变。冠状动脉造影结果正常提示可能是冠状动脉痉挛、冠状动脉内血栓自发性溶解、微循环系统异常等原因引起或冠状动脉造影病变漏诊。

不稳定型心绞痛有以下情况时应视为冠状动脉造影强适应证:①近期内心绞痛反复发作,胸痛持续时间较长,药物治疗效果不满意者可考虑及时行冠状动脉造影,以决定是否急诊介入性治疗或急诊冠状动脉旁路移植术。②原有劳力性心绞痛近期内突然出现休息时频繁发作者。③近期活动耐量明显减低,特别是低于 Bruce Ⅱ 级或 4MET 淋巴者。④梗死后心绞痛。⑤原有陈旧性心肌梗死,近期出现非梗死区缺血所致的劳力性心绞痛。⑥严重心律失常、左心室射血分数<40% 或充血性心力衰竭。

4.螺旋 CT 血管造影

近年来,多层螺旋 CT 尤其是 64 排螺旋 CT 冠状动脉成像在冠心病诊断中正在推广应用。冠状动脉成像能够清晰显示冠状动脉主干及其分支狭窄、钙化、开口起源异常及桥血管病变。冠状动脉成像对冠状动脉狭窄病变、桥血管、开口畸形、支架管腔、斑块形态均显影良好,对钙化病变诊断率优于冠状动脉造影,阴性者不能排除冠心病,阳性者应进一步行冠状动脉造影检查。另外,冠状动脉成像也可以作为冠心病高危人群无创性筛选检查及冠状动脉支架术后随访手段。

5.其他

其他非创伤性检查包括运动平板试验、运动放射性核素心肌灌注扫描、药物负荷试验、超声心动图等，也有助于诊断。通过非创伤性检查可以帮助决定冠状动脉造影单支临界性病变是否需要做介入性治疗，明确缺血相关血管，为血供重建治疗提供依据。同时可以提供有无存活心肌的证据，也可作为经皮腔内冠状动脉成形术后判断是否再狭窄的重要对比资料。但不稳定型心绞痛急性期应避免做任何形式的负荷试验，这些检查宜放在病情稳定后进行。

（四）诊断要点

(1)原有的稳定型心绞痛性质改变，即心绞痛频繁发作、程度严重和持续时间延长。

(2)休息时心绞痛发作。

(3)最近1个月内新近发生的、轻微体力活动亦可诱发的心绞痛。

3项中的1项或1项以上，并伴有心电图 ST-T 改变者，可成立诊断。如果既往有稳定型心绞痛、心肌梗死、冠状动脉造影异常和运动试验阳性等病史，即便心电图无 ST-T 改变，但具有典型不稳定心绞痛症状，亦可确立诊断。心绞痛发生于心肌梗死后2周内者，则称为梗死后不稳定型心绞痛。

（五）鉴别诊断

1.心脏神经官能症

患者诉胸痛，但多为短暂（几秒钟）的刺痛或较持久（几小时）的隐痛，喜欢不时地深吸一大口气或做叹气样呼吸，含服硝酸甘油无效或10多分钟才见效。

2.稳定型心绞痛

与不稳定型心绞痛不同，稳定型心绞痛患者含服硝酸甘油后能缓解，发作时心电图检查可见以 R 波为主的导联中，ST 段压低，T 波低平或倒置。

3.急性心肌梗死

疼痛更为剧烈，持续时间可为数小时，常伴有休克、心律失常及心力衰竭，并有发热的表现，含服硝酸甘油多不能使之缓解；心电图中梗死区的导联 ST 段抬高，并有异常 Q 波，实验室检查有心肌酶谱增高。

4.肋间神经痛

常累及1～2个肋间，常为刺痛或灼痛，多为持续性，咳嗽、用力呼吸和身体转动可使疼痛加剧，沿神经行径处有疼痛，手臂上举时局部有牵拉疼痛。

5.肺炎、气胸、胸膜炎等呼吸系统疾病

这些患者可有胸痛，但常伴有呼吸道感染症状（如咳嗽、咳痰），疼痛与呼吸有关，持续时间长，亦可有畏寒、发热等表现。

6.胃肠道疾病

消化性溃疡、慢性胆囊炎等，其疼痛与进食、饮酒等有关而与体力活动无关，调节饮食和服药可缓解疼痛，X 线检查、B 超检查有助于诊断。

（六）治疗

1.一般治疗

不稳定型心绞痛急性期须卧床休息1～3日、吸氧、持续心电监护。对于低危险组患者留院观察期间未再发生心绞痛，心电图也无缺血改变，无左心衰竭的临床证据，在留院观察 12～24 小时期间未发现有肌酸激酶同工酶升高，心肌肌钙蛋白 T 或肌钙蛋白 I 正常者，可留院观察 24～48 小时后出院；对于中危险组或高危险组的患者，特别是肌钙蛋白 T 或肌钙蛋白 I 升高者，住院时间相对延长，并应强化内科治疗。

2.药物治疗

(1)缓解疼痛：静脉滴注硝酸甘油或硝酸异山梨酯，从每分钟 10 μg 开始，每 3～5 分钟增加 10 μg，直至症状缓解或出现血压下降。如效果不佳，可用非二氢吡啶类钙拮抗药，如地尔硫草静脉滴注 1～5 μg/(kg·min)，常能控制发作。无禁忌证时，β 受体拮抗药用至最大耐受剂量，应能够控制发作。

(2)抗血小板治疗：阿司匹林仍为抗血小板治疗的首选药物。急性期阿司匹林使用的剂量为每日 150～300 mg，口服，可达到快速抑制血小板聚集的作用，3 日后可改为小剂量口服，每日 50～150 mg 维持治疗。对阿司匹林存在变态反应的患者，可采用噻氯匹定或氯吡格雷替代治疗，使用时应注意定时检查血象，一旦出现明显白细胞或血小板减少，应立即停药。

(3)抗凝血酶治疗：静脉肝素治疗一般用于中危险组和高危险组的患者，国内临床常采用先静脉推注 5000 U 肝素，然后以每小时 1000 U 维持静脉滴注，调整肝素剂量使激活的部分凝血活酶时间延长至对照的 1.5～2 倍(无条件时可监测全血凝固时间或激活的全血凝固时间)，静脉肝素治疗 2～5 日为宜，后可改为肝素 7500 U，每 12 小时 1 次，皮下注射，治疗 1～2 日。目前已有证据表明低分子量肝素治疗不稳定型心绞痛有更优或至少相同的疗效。由于低分子量肝素不需血凝监测、停药无反跳、使用方便，所以可采用低分子量肝素替代普通肝素。

(4)硝酸酯类药物：使用此类药物的主要目的是控制心绞痛的发作，心绞痛发作时应口含硝酸甘油，初次含服硝酸甘油的患者以先含 1 片为宜，对于已有含服经验的患者，心绞痛症状严重时也可 2 片 1 次含服。心绞痛发作时，若含服 1 片无效，可在 3～5 分钟之内追加 1 片含服；若连续含服硝酸甘油 3、4 片仍不能控制疼痛症状，须应用强镇痛剂以缓解疼痛，并随即采用硝酸甘油或硝酸异山梨酯静脉滴注。硝酸甘油剂量以每分钟 5 μg 开始，以后每 5～10 分钟增加 5 μg，直至症状缓解，最高剂量一般不超过每分钟 80 μg，患者一旦出现头痛或血压降低(收缩压＜90 mmHg)应迅速减少静脉滴注剂量；硝酸甘油或硝酸异山梨酯维持静脉滴注的剂量以每分钟 10～30 μg 为宜；对于中危险组和高危险组的患者，硝酸甘油持续静脉滴注 24～48 小时即可，以免产生耐药性而降低疗效。目前，常用的口服硝酸酯类药物为硝酸异山梨酯(消心痛)和 5-单硝酸异山梨酯。其用法及注意事项如下：①硝酸异山梨酯作用的持续时间为 4～5 小时，故以每日 3～4 次口服给药为妥。②对劳力型心绞痛患者应集中在白天给药，5-单硝酸异山梨酯可采用每日 2 次给药。③白天和夜间或清晨均有心绞痛发作者，硝酸异山梨酯可采用每 6 小时给药 1 次，但宜短期治疗以避免耐药性。④对于频繁发作的不稳定型心绞痛患者，口服硝酸异山梨酯短效药物的疗效常优于服用 5-单硝类的长效药物，硝酸异山梨酯的使用剂量可从每次 10 mg 开始，症状控制不满意时可逐渐加大剂量，但一般不超过每次 40 mg，只要患者心绞痛发作时口含硝酸甘油有效，就应是增加硝酸异山梨酯剂量的指征。⑤若患者反复口含硝酸甘油不能缓解症状，常提示患者有极为严重的冠状动脉阻塞性病变，此时即使加大硝酸异山梨酯剂量也不一定能取得良好效果。

(5)β受体拮抗药:此类药物对不稳定型心绞痛患者控制心绞痛症状以及改善患者近、远期预后均有好处,因此,除非有肺水肿、未稳定的左心衰竭、支气管哮喘、低血压(收缩压≤90 mmHg)、严重窦性心动过缓或Ⅱ、Ⅲ度房室传导阻滞等禁忌证,一般都主张常规服用β受体拮抗药。选择β受体拮抗药时,应首选具有心脏选择性的药物,如阿替洛尔、美托洛尔和比索洛尔等。除少数症状严重者可采用静脉推注β受体拮抗药外,一般主张口服给药,使用剂量应个体化,并根据患者症状、心率及血压情况调整剂量,如用阿替洛尔 12.5～25 mg,每日 2次,口服或用美托洛尔 25～50 mg,每日 2～3 次,口服或用比索洛尔 5～10 mg,每日 1 次,口服。不伴有劳力型心绞痛的变异型心绞痛不主张使用。

(6)钙拮抗药:服用此类药物是以控制心肌缺血发作为主要目的。

1)硝苯地平:对缓解冠状动脉痉挛有独到的效果,故为变异型心绞痛的首选用药,用法为硝苯地平 10～20 mg,每日 1 次,口服。若仍不能有效控制变异型心绞痛的发作,还可与地尔硫草合用,以产生更强的解除冠状动脉痉挛的作用,病情稳定后可改为缓释和控释制剂。短效二氢吡啶类药物也可用于治疗不稳定型心绞痛伴有高血压病患者,但应与β受体拮抗药合用,该类药物的不良反应是加重左心功能不全,造成低血压和反射性心率加快,所以使用时须注意了解左心功能情况。

2)地尔硫草:有减慢患者心率、降低心肌收缩力的作用,故地尔硫草较硝苯地平更常用于控制心绞痛发作。其用法为:①地尔硫草 30～60 mg,每日 3～4 次,口服。②该药可与硝酸酯类药物合用,亦可与β受体拮抗药合用,但与后者合用时须密切注意患者心率和心功能变化,对已有窦性心动过缓和左心功能不全的患者,应禁用此类药物。③对于一些心绞痛反复发作,静脉滴注硝酸甘油不能控制的患者,也可试用地尔硫草静脉滴注,使用方法为 5～15 mg/(kg·min),可持续静脉滴注 24～48 小时,静脉滴注过程中须密切观察患者心率、血压的变化。④静息心率<50 次/min 者,应减少地尔硫草剂量或停用地尔硫草。

3)维拉帕米:一般不与β受体拮抗药配伍,维拉帕米多用于心绞痛合并支气管哮喘不能使用β受体拮抗药的患者。

(7)降脂治疗:常用的为羟甲基戊二酰辅酶 A 还原酶抑制药(HMG-CoA 还原酶抑制药,简称他汀类)。如用辛伐他汀(舒降之)20～40 mg,每日 1 次,口服;或用普伐他汀(普拉固)10～40 mg,每日 1 次,口服;或用氟伐他汀(来适司)20～40 mg,每日 1 次。此类药物不宜与β受体拮抗药或烟酸类等药物合用,治疗过程中应注意对肝功能及肌酸激酶的监测。

(8)伴随疾病的控制与治疗:如有高血压、糖尿病等,应予以相应治疗。

3.不稳定型心绞痛的介入治疗和外科手术治疗

高危险组患者如果存在以下情况之一,应考虑行紧急介入治疗或冠状动脉架桥术:①虽经内科加强治疗,心绞痛仍反复发作。②心绞痛发作时间明显延长超过 1 小时,药物治疗不能有效缓解缺血发作。③心绞痛发作时伴有血流动力学不稳定,如出现低血压、急性左心功能不全或伴有严重心律失常等。

不稳定型心绞痛紧急介入治疗的风险一般高于择期介入治疗,故在决定之前应仔细权衡利弊。紧急介入治疗的主要目标是以迅速开通病变的血管,恢复其远端血流为原则,对于多支病变的患者,可以不必一次完成全部的血管重建,如果患者冠状动脉造影显示为左冠状动脉主干病变或弥漫性狭窄病变不适宜介入性治疗时,则应选择急诊冠状动脉搭桥术。对于血流动力学不稳定的患者最好同时应用主动脉内球囊反搏术,力求稳定高危患者的血流动力学状态。除以上少数不稳定型心绞痛患者外,大多数不稳定型心绞痛患者的介入性治疗宜放在病情稳定至少48小时后进行。

三、急性心肌梗死

急性心肌梗死也称心肌急性缺血性坏死,是在冠状动脉病变的基础上,心肌发生严重而持久的急性缺血所致。具体原因为在冠状动脉粥样硬化病变的基础上继发血栓形成,非动脉粥样硬化所导致的心肌梗死可由感染性心内膜炎、血栓脱落、主动脉夹层、动脉炎等引起。发生心肌梗死时临床表现有剧烈持久的胸痛、组织坏死反应,有心肌急性损伤、缺血和坏死的系列性心电图改变和血清酶学动态变化。严重的心肌梗死易发展为严重的心律失常、心源性休克和心力衰竭,甚至猝死。

(一)临床表现

1.症状

症状随心肌梗死的大小、部位、发展速度和原来心脏的功能情况等而轻重不同。

(1)疼痛:疼痛是最先出现的症状,疼痛部位和性质与心绞痛相同,但常发生于安静或睡眠时,疼痛程度较重,范围较广,持续时间可为数小时或数日,休息或含用硝酸甘油片多不能缓解,患者常烦躁不安、出汗、恐惧,有濒死之感。临床上1/6~1/3的患者疼痛的性质及部位不典型:如位于上腹部,常被误认为胃溃疡穿孔或急性胰腺炎等急腹症;位于下颌或颈部,常被误认为牙病或骨关节病;部分患者(多为糖尿病患者或老年人)无疼痛,一开始即表现为休克或急性心力衰竭;少数患者在整个病程中都无疼痛或其他症状,而事后才发现患过心肌梗死。

(2)全身症状:主要是发热,伴有心动过速、白细胞增多和红细胞沉降率增快等,由坏死物质吸收引起。一般在疼痛发生后24~48小时出现,程度与梗死范围常呈正相关,体温一般在38℃上下,很少超过39℃,持续1周左右。

(3)胃肠道症状:约1/3有疼痛的患者,在发病早期伴有恶心、呕吐和上腹胀痛,这与迷走神经受坏死心肌刺激和心排血量降低组织灌注不足等有关。肠胀气也不少见,重症者可发生呃逆(以下壁心肌梗死多见)。

(4)心律失常:见于75%~95%的心肌梗死患者,多发生于起病后1~2周内,尤以24小时内最多见。各种心律失常中以室性心律失常为最多,尤其是室性期前收缩。如室性期前收缩频发(每分钟5次以上),成对出现,心电图上表现为多源性或落在前一心搏的易损期时,常预示即将发生室性心动过速或心室颤动。加速的心室自主心律时有发生,多数历时短暂,自行消失。各种程度的房室传导阻滞和束支传导阻滞也较多,严重者发生完全性房室传导阻滞。室上性心律失常则较少。

(5)充血性心力衰竭:急性心肌梗死患者中24%~48%存在不同程度的左心衰竭。严重者会发生肺水肿。严重右心室梗死可有右心衰竭的临床表现。

(6)休克:急性心肌梗死中心源性休克的发生率为4.6%~16.1%,是心肌梗死面积广泛,心排出量急剧下降所致。

(7)不典型的临床表现:急性心肌梗死可以不发生疼痛。无痛病例绝大多数有休克、重度心力衰竭或脑血管意外等并发症。急性心肌梗死可表现为猝死。极少数心肌梗死患者急性期无任何症状,因其他疾病就诊做心电图检查时而发现陈旧性心肌梗死改变,这类人可能对疼痛的敏感性低,在急性期症状模糊而未被察觉。

2.体征

(1)心脏可有轻至中度增大,其中一部分与以往陈旧性心肌梗死或高血压有关。

(2)心率可增快或减慢,听诊时可闻及第四心音(房性或收缩期前奔马律)、第三心音(室性)奔马律,第一心音、第二心音多减轻。

(3)部分患者发病第 2 或第 3 日可闻及心包摩擦音,乳头肌功能障碍引起二尖瓣关闭不全时,可闻及收缩期杂音。

(4)右心室梗死严重时,可出现颈静脉怒张。

(5)除发病极早期可有一过性血压升高外,几乎所有患者病程中均有血压降低。

(二)辅助检查

1.实验室检查

(1)白细胞计数:白细胞增多常与体温升高平行发展,出现于发病的 24~48 小时,持续数日,计数在$(10\sim20)\times10^9/L$,中性粒细胞比值在 75%~90%,嗜酸粒细胞常减少或消失。

(2)红细胞沉降率:红细胞沉降率增快在病后 24~48 小时出现,持续 2~3 周。常为轻至中度增快。

(3)心肌坏死的生化指标:①急性心肌梗死的血清酶学动态改变曲线为肌酸激酶、肌酸激酶同工酶、LDH 同工酶在胸痛后 4~6 小时开始升高,20~24 小时达高峰,48~72 小时恢复正常;乳酸脱氢酶在胸痛后 8~12 小时开始升高,2~3 日达高峰,1~2 周恢复正常,其中肌酸激酶同工酶和 LDH 同工酶特异性高。②肌钙蛋白 T 或肌钙蛋白 I 在临床事件发生后 24 日内超过正常(<0.01 ng/mL)上限,可持续 7~10 日。

(4)血和尿肌红蛋白测定:尿肌红蛋白排泄和血清肌红蛋白含量测定,也有助于诊断急性心肌梗死。尿肌红蛋白在梗死后 5~40 小时开始排泄,平均持续达 83 小时;血清肌红蛋白的升高出现时间较肌钙蛋白和肌酸激酶同工酶的出现时间均略早,高峰消失较快,多数 24 小时即恢复正常。

(5)其他:血清肌凝蛋白轻链或重链、血清游离脂肪酸、C-反应蛋白在急性心肌梗死后均增高。血清游离脂肪酸显著增高者易发生严重室性心律失常。此外,急性心肌梗死时,由于应激反应,血糖可升高,糖耐量可暂时降低,2~3 周后恢复正常。

2.心电图检查

(1)特征性改变:有 Q 波心肌梗死表现为宽而深的 Q 波;ST 段呈弓背向上型抬高,与 T 波相连形成单相曲线;T 波倒置,常在梗死后期出现。无 Q 波心肌梗死表现为普遍性 ST 段压低≥0.1 mV,但 aVR(有时还有 V_1)导联 ST 段抬高或有对称性 T 波倒置。

(2)动态改变(有 Q 波心肌梗死者):①起病数小时内的超急性期,出现异常高大且两支不对称的 T 波。②数小时后,ST 段明显弓背向上抬高,与逐渐降低的直立 T 波连接,形成单相曲线;出现病理性 Q 波或 Qs 波,R 波减低,为急性期改变。③ST 段抬高持续数日至 2 周左右,逐渐回到基线水平,T 波由低直、平坦、双向至倒置,为亚急性期改变。④数周至数月后 T 波尖锐倒置,恢复至正常或遗留程度不等的 T 波尖锐倒置(以后可恢复至正常)或 T 波低平改变(为慢性或陈旧性心肌梗死)。病理性 Q 波也可为此期唯一的心电图改变。

3.放射性核素检查

^{99m}Tc-MIBI 心肌灌注断层显像可为急性心肌梗死的定位与定量诊断提供证据,方法简便易行。

4.超声心动图检查

根据超声心动图上所见的室壁运动异常可对心肌缺血区作出判断。在评价有胸痛而无特征性心电图变化时,超声心动图有助于排除主动脉夹层,评估心脏整体和局部功能、乳头肌功能不全、室壁瘤和室间隔穿孔等。多巴酚丁胺负荷超声心动图检查还可用于评价心肌存活性。

(三)诊断和鉴别诊断

1.诊断要点

(1)有上述典型的临床表现、特征性的心电图改变及动态演变过程、实验室检查发现,诊断本病并不困难。

(2)老年患者突然发生的严重心律失常、休克、心力衰竭而原因不明或突然发生的较重而持久胸闷和胸痛时,都应考虑本病的可能。除应按急性心肌梗死处理外,短期内进行心电图和血清酶、肌钙蛋白测定等的动态观察,可以确定诊断。

2.鉴别诊断

(1)心绞痛胸痛:很少超过 15 分钟,一般不伴有低血压或休克,心电图如有变化,一般为 ST 段下移,T 波倒置,且常随胸痛缓解而恢复如前,无动态演变规律;变异型心绞痛患者可有 ST 段抬高,但时间短暂,无坏死性 Q 波,无血清酶学升高。

(2)急腹症:如溃疡病穿孔、急性胰腺炎、急性胆囊炎等,患者多可查得相应的病史及客观体征,缺乏急性心肌梗死的心电图特征性改变和血清酶升高。

(3)急性肺动脉栓塞:突然发作的胸痛、呼吸困难或有咯血,常伴有休克和右心室急剧增大、肺动脉瓣区搏动增强、第二心音亢进及三尖瓣区出现收缩期杂音等右心负荷加重的表现。心电图电轴右偏,出现 $S_1Q_{III}T_{III}$,V_1 导联呈 rSr 及 T 波倒置。

(4)主动脉夹层动脉瘤:胸痛剧烈呈撕裂样,常放射至背、腰部及下肢,血压多不下降反而上升,两上肢血压有时出现明显差别,且常出现主动脉瓣关闭不全等,X 线及超声心动图检查可发现主动脉进行性加宽。

(四)治疗

1.一般治疗

(1)持续心电、血压和血氧饱和度监测,建立静脉通道。

(2)卧床休息:可降低心肌耗氧量,减少心肌损害。对血流动力学稳定且无并发症的急性心肌梗死患者一般卧床休息 1～3 天,对病情不稳定及高危患者卧床时间可适当延长。

(3)吸氧:急性心肌梗死患者初期即使无并发症,也应给予鼻导管吸氧,以纠正肺淤血和肺通气血流比例失调所致的缺氧。在严重左心衰竭、肺水肿合并有机械并发症的患者,多伴有严重低氧血症,需面罩加压给氧或气管插管并机械通气。

（4）镇痛:急性心肌梗死时,剧烈胸痛使患者交感神经过度兴奋,产生心动过速、血压升高和心肌收缩功能增强,从而增加心肌耗氧量,并易诱发快速性室性心律失常。应迅速给予有效镇痛药。首选吗啡 3 mg 静脉注射,必要时每 5 分钟重复 1 次,总量不宜超过 15 mg。吗啡既有强镇痛作用,还能扩张血管从而降低左心室前、后负荷和心肌耗氧量的作用,不良反应有恶心、呕吐、低血压和呼吸抑制。

（5）饮食和通便:急性心肌梗死患者需禁食至胸痛消失,然后给予流质、半流质饮食,逐步过渡到普通饮食。所有急性心肌梗死患者均应使用缓泻剂,以防止便秘时排便用力导致心脏破裂或引起心律失常、心力衰竭。

2.再灌注治疗

早期再灌注治疗是急性心肌梗死首要的治疗措施,治疗越早效果越好,它能使急性闭塞的冠状动脉再通,恢复心肌灌注,挽救濒死心肌,缩小梗死面积,从而能保护心功能和防止泵衰竭,减少病死率。再灌注治疗方法包括溶栓治疗、急诊经皮冠状动脉介入和急诊冠状动脉搭桥术。如有条件(包括转运)应尽可能行急诊经皮冠状动脉介入术,不能行急诊经皮冠状动脉介入术时如无溶栓禁忌证应尽早做溶栓治疗。

（1）溶栓治疗:通过静脉注入溶栓剂溶解梗死相关冠状动脉内的新鲜血栓,使梗死相关冠状动脉再通的治疗方法。

1）溶栓治疗适应证:美国心脏病学会和美国心脏病学院关于溶栓治疗指南的适应证如下。①2 个或 2 个以上相邻导联段抬高(胸导联≥0.2 mV,肢体导联≥0.1 mV)或急性心肌梗死病史伴左束支传导阻滞,起病时间<12 小时,年龄<75 岁。②对 ST 段抬高,年龄>75 岁的患者慎重权衡利弊后仍可考虑溶栓治疗。③ST 段抬高,发病时间在 12～24 小时的患者如有进行性缺血性胸痛和广泛 ST 段抬高,仍可考虑溶栓治疗。④虽有 ST 段抬高,但起病时间>24 小时,缺血性胸痛已消失者或仅有 ST 段压低者不主张溶栓治疗。

2）溶栓治疗的绝对禁忌证:①活动性出血。②怀疑主动脉夹层。③最近头部外伤或颅内肿瘤。④小于 2 周的大手术或创伤。⑤任何时间出现出血性脑卒中史。⑥凝血功能障碍。

3）溶栓治疗的相对禁忌证:①血压>180/110 mmHg。②活动性消化性溃疡。③正在抗凝治疗,国际标准化比值水平越高,出血风险越大。④持续 20 分钟以上的心肺复苏。⑤糖尿病出血性视网膜病。⑥心源性休克。⑦受孕。⑧不能压迫的血管穿刺。

4）溶栓剂和治疗方案:纤维蛋白是血栓中的主要成分,也是溶栓剂的作用目标。所有的溶栓剂都是纤溶酶原激活剂,进入体内后激活体内的纤溶酶原形成纤溶酶,使纤维蛋白降解,达到溶解血栓的目的。溶栓剂的分类:①溶栓剂可分为纤维蛋白特异型和非纤维蛋白特异型两大类,前者如组织型纤溶酶原激活剂和单链尿激酶纤溶酶原激活剂,选择血栓部位的纤溶酶原起作用,对血液循环中的纤溶酶原无明显影响;后者如链激酶和尿激酶,对血液循环中和血栓处的纤溶酶原均有激活作用。②溶栓剂又可分为直接作用和间接作用两类,前者如尿激酶、组织型纤溶酶原激活剂,直接裂解纤溶酶原形成纤溶酶,产生溶解血栓的作用;后者如链激酶,先与纤溶酶原结合后形成复合物再间接激活纤溶酶原。

具体药物及使用方法如下。

尿激酶:为我国应用最广的溶栓剂,根据我国的几项大规模临床试验结果,目前建议剂量为 150 万 U,于 30 分钟内静脉滴注,配合肝素皮下注射 7500~10000 U,每 12 小时 1 次或低分子量肝素皮下注射,每天 2 次。溶栓后 90 分钟冠状动脉再通率为 50%~60%。

链激酶或重组链激酶:根据国际上进行的几组大规模临床试验及国内的研究,建议 150 万 U 于 1 小时内静脉滴注,配合肝素皮下注射 7500~10000 U,每 12 小时 1 次或低分子量肝素皮下注射,每天 2 次。溶栓后 90 分钟冠状动脉再通率为 50%~60%。

重组组织型纤溶酶原激活剂:根据国际研究,通用的方法为加速给药方案,首先静脉注射 15 mg,继之在 30 分钟内静脉滴注 0.175 mg/kg(不超过 50 mg),再在 60 分钟内静脉滴注 0.15 mg/kg(不超过 35 mg)。给溶栓药前静脉注射肝素 5000 U,继之以 1000 U/h 的速率静脉滴注,以部分凝血活酶时间结果调整肝素给药剂量,使部分凝血活酶时间延长至正常对照的 1.5~2.0 倍(50~70 秒)或低分子量肝素皮下注射,每天 2 次。溶栓后 90 分钟冠状动脉再通率约为 80%。我国进行的 TUCC(中国 rt-PA 与尿激酶对比研究)临床试验,应用 rt-PA 50 mg 方案(8 mg 静脉注射,42 mg 在 90 分钟内静脉滴注,配合肝素静脉应用),也取得较好疗效,其 90 分钟冠状动脉正通率为 79%。

TNK-tPA:通过改变 t-PA 分子的 3 个部位而产生的新分子,它有较长的半衰期,是 rt-PA 的 5 倍,无抗原性,可以静脉推注给药,30~50 mg 一次,其给药方便,易于掌握,适合院前溶栓和基层使用。纤维蛋白的特异性较 rt-PA 高。TNK-tPA 被认为是目前最有前途的溶栓药。

葡激酶:来源于金黄色葡萄球菌,该复合物具有溶解血块的作用,为特异性溶血栓药物,试验研究发现该药对富含血小板的血栓、凝缩的血块以及机械性挤压的血块也有溶栓作用,此特点是其他溶栓药物所不具备的,为该药的临床应用提供了更广阔的空间;具有抗原性,少数患者可发生过敏反应。用法:20 mg,30 分钟静脉滴注。多中心临床随机试验研究显示 90 分钟内血管再通率略高于 rt-PA 的血管再通率,但因例数较少尚需进一步研究证实。

5)溶栓疗效判断标准:溶栓是治疗使闭塞的梗死相关冠状动脉再通,是判断冠状动脉再通的临床指征。

直接指征:冠状动脉造影观察血管再通情况,依据 TIMI 分级,现认为达到 3 级者才表明血管再通。因 GUSTO 试验证明,TIMI 3 级患者的预后明显优于 2 级的患者。

TIMI 分级:TIMI 0 级,完全闭塞,病变远端无造影剂通过;TIMI 1 级,病变远端有造影剂部分通过,但梗死相关血管充盈不完全,无有效的灌注;TIMI 2 级,病变远端有造影剂通过,但造影剂充盈或清除速度明显慢于正常冠状动脉,灌注不充分;TIMI 3 级,梗死相关冠状动脉的造影剂量充盈和清除的速度均正常,有充分的灌注。

间接指征:①心电图抬高的 ST 段在输注溶栓剂开始后 2 小时内,在抬高最显著的导联 ST 段迅速回降≥50%。②胸痛自输入溶栓剂开始后 2~3 小时内基本消失。③输入溶栓剂后 2~3 小时内出现加速性室性自主心律、房室或束支阻滞突然改善或消失,或者下壁梗死患者出现一过性窦性心动过缓、窦房传导阻滞伴有或不伴有低血压。④血肌酸激酶同工酶酶峰提前在发病 14 小时以内或肌酸激酶提前在 16 小时以内。具备上述 4 项中 2 项或以上者考虑再通,但②③组合不能判断为再通。

(2)急诊冠状动脉介入治疗:急诊经皮冠状动脉介入因直接对闭塞冠状动脉进行球囊扩张

和支架置入,所以再通率高,达到 TIMI 2、3 级血流的比率＞95％,且再通完全。因其疗效确切,又无溶栓治疗的禁忌证、出血并发症和缺血复发的不足,在有条件的医院,对所有发病在 12 小时以内的 ST 段抬高急性心肌梗死患者均应行急诊经皮冠状动脉介入治疗;对溶栓治疗未成功的患者,也应行补救性经皮冠状动脉介入术;对急性心肌梗死并发心源性休克,应首选在主动脉球囊反搏(IABP)下行急诊经皮冠状动脉介入术;对无条件行经皮冠状动脉介入术的医院,应迅速转诊至有条件的医院行急诊经皮冠状动脉介入术。

1)直接经皮冠状动脉介入术:指急性心肌梗死患者不进行溶栓治疗,而直接对梗死相关冠状动脉行球囊扩张和支架置入。技术标准:能在入院 90 分钟内进行球囊扩张。

如能在入院 90 分钟内进行球囊扩张,应尽快对发病在 12 小时内的患者行直接经皮冠状动脉介入术治疗,有溶栓禁忌证、严重左心衰竭(包括肺水肿和心源性休克)的患者也应行直接经皮冠状动脉介入术治疗。发病 3 小时内的患者,如从接诊到球囊扩张的时间减去从接诊到开始溶栓的时间小于 1 小时,应行直接经皮冠状动脉介入术治疗;从接诊到球囊扩张的时间减去从接诊到开始溶栓的时间大于 1 小时,应行溶栓治疗。对症状发作 12～24 小时,具有 1 项或 1 项以上下列指征的患者也可行直接治疗:①严重充血性心力衰竭。②有血流动力学紊乱或电不稳定性。③持续心肌缺血症状。由每年行少于 75 例经皮冠状动脉介入术的术者对有溶栓适应证的患者直接进行该术治疗尚有争议。发病超过 12 小时,无血流动力学紊乱和电不稳定性的患者不宜行直接行经皮冠状动脉介入术治疗。如无血流动力学紊乱,行直接经皮冠状动脉介入术时不宜处理非梗死相关动脉。如无心外科支持或在失败时不能迅速转送至可行急症冠状动脉搭桥术的医院,不宜行直接行经皮冠状动脉介入术治疗。

2)辅助性经皮冠状动脉介入术(易化经皮冠状动脉介入术):辅助性经皮冠状动脉介入术指应用药物治疗后(如全量或半量纤溶药物、血小板Ⅱb/Ⅲa 受体拮抗药、血小板Ⅱb/Ⅲa 受体拮抗药和减量纤溶药物联用)有计划地即刻经皮冠状动脉介入术策略。即刻经皮冠状动脉介入术不能实施时,辅助性经皮冠状动脉介入术对高危患者是一项有价值的策略。对 STEMI 患者行辅助性经皮冠状动脉介入术治疗尚有争议。

3)补救性经皮冠状动脉介入术:溶栓治疗失败,适合行血管成形术,且具有以下情况的患者应行补救性经皮冠状动脉介入术治疗。①梗死后 36 小时内发生休克,且能在休克发生 18 小时内开始手术。②发病不超过 12 小时,有严重左心衰竭表现(包括肺水肿)。③有持续心肌缺血症状,存在血流动力学紊乱或电不稳定性。

4)溶栓再通者择期造影:溶栓治疗再通的患者,最近的指南指出,应在溶栓成功后 3～24 小时进行选择性冠状动脉造影,评估血运重建的必要性。

(3)冠状动脉旁路移植术:冠状动脉解剖适合,有以下情况的患者应行急症冠状动脉旁路移植术治疗。①行经皮冠状动脉介入术失败且有持续胸痛或血流动力学紊乱。②有持续或难治性复发缺血,累及大量心肌但不适合行经皮冠状动脉介入术和溶栓治疗。③心肌梗死后有室间隔缺损或二尖瓣反流者行修补术时。④年龄＜75 岁,有严重的三支病变或左主干病变,心肌梗死后 36 小时内发生休克,并能在休克发生 18 小时内开始手术。⑤左主干狭窄 50％以上或三支病变,且存在危及生命的室性心律失常。

3.药物治疗

(1)应用硝酸酯类药物:硝酸酯类药物可松弛血管平滑肌产生血管扩张的作用,降低心脏前负荷,降低心肌耗氧量,还可直接扩张冠状动脉,增加心肌血流,预防和解除冠状动脉痉挛。常用的硝酸酯类药物包括硝酸甘油、硝酸异山梨酯和5-单硝山梨醇酯。

急性心肌梗死早期通常给予硝酸甘油静脉滴注24~48小时,对急性心肌梗死伴再发性心肌缺血、充血性心力衰竭或需处理的高血压患者更为适宜。静脉滴注硝酸甘油应从低剂量开始,即5~10 $\mu g/min$,可酌情逐渐增加剂量,每5~10分钟增加5~10 μg,直至症状控制、血压正常者动脉收缩压降低10 mmHg或高血压患者动脉收缩压降低30 mmHg为有效治疗剂量。在静脉滴注过程中如果出现明显心率加快或收缩压<90 mmHg,应减慢滴注速度或暂停使用。静脉滴注硝酸甘油的最高剂量以不超过100 $\mu g/min$为宜。硝酸甘油持续静脉滴注的时限为24~48小时,开始24小时一般不会产生耐药性,后24小时若硝酸甘油的疗效减弱或消失可增加滴注剂量。静脉滴注二硝基异山梨酯的剂量范围为2~7 mg/h,开始剂量为30 $\mu g/min$,观察30分钟以上,如无不良反应可逐渐加量。静脉用药后可使用口服制剂如硝酸异山梨酯或5-单硝山梨醇酯等继续治疗。硝酸异山梨酯口服常用剂量为10~20 mg,每天3次或4次;5-单硝山梨醇酯为20~40 mg,每天2次。硝酸酯类药物的不良反应有头痛、反射性心动过速和低血压等。该药的禁忌证为急性心肌梗死合并低血压(收缩压<90 mmHg),下壁伴右心室梗死时应慎用。

(2)应用β受体拮抗药:通过减慢心率降低体循环血压和减弱心肌收缩力来减少心肌耗氧量,对改善缺血区的氧供需失衡,缩小心肌梗死面积,降低急性期病死率有肯定的疗效。在无该药禁忌证的情况下应及早常规应用。若发病早期因禁忌证未能使用β受体拮抗药,应在随后时间内重新评价使用β受体拮抗药的可能性。常用的β受体拮抗药为美托洛尔、阿替洛尔,前者常用剂量为25~50 mg,每天2次或3次;后者为6.25~25 mg,每天2次。用药需严密观察,使用剂量必须个体化。在较急的情况下,如前壁急性心肌梗死伴剧烈胸痛或高血压,β受体拮抗药亦可静脉使用,美托洛尔静脉注射剂量为5 mg/次,间隔5分钟后可再给予1~2次,继续口服剂量维持。

β受体拮抗药治疗的禁忌证:心率<60次/min;动脉收缩压<100 mmHg;中重度左心衰竭(≥Killip Ⅲ级);二、三度房室传导阻滞;严重慢性阻塞性肺疾病或哮喘;末梢循环灌注不良。相对禁忌证为:哮喘病史;周围血管疾病;胰岛素依赖性糖尿病。

(3)抗血小板治疗:冠状动脉内斑块破裂诱发局部血栓形成是导致急性心肌梗死的主要原因。在急性血栓形成中,血小板活化起着十分重要的作用,抗血小板治疗已成为急性心肌梗死的常规治疗,溶栓前即应使用。阿司匹林、氯吡格雷和血小板膜糖蛋白Ⅱb/Ⅲa(GPⅡb/Ⅲa)受体拮抗药是目前临床上常用的抗血小板药物。

1)阿司匹林通过抑制血小板内的环氧化酶使凝血烷 A_2(血栓素 A_2,TXA_2)合成减少,达到抑制血小板聚集的作用。阿司匹林的上述抑制作用是不可逆的。由于每天均有新生的血小板产生,而当新生血小板占到整体的10%时,血小板功能即可恢复正常,所以阿司匹林需每天维持服用。若无禁忌证,所有急性心肌梗死患者均应日服阿司匹林,首次服用时应选择水溶性阿司匹林或肠溶阿司匹林嚼服以达到迅速吸收的目的,首剂162~325 mg,维持量75~

162 mg/d。

2)氯吡格雷是新型二磷酸腺苷受体拮抗药,主要抑制二磷酸腺苷诱导的血小板聚集。首剂 300 mg,维持量 75 m/d。接受心导管介入治疗者,在应用阿司匹林基础上加用氯吡格雷,置入裸支架者至少应用 1 个月;置入西罗莫司涂层支架者应用 3 个月;置入紫杉醇涂层支架者应用 6 个月,有条件者建议尽可能应用 12 个月。

3)新一代的血小板二磷酸腺苷受体拮抗药普拉格雷与替格瑞洛,由于具有高效而迅速地抗血小板作用,目前已有逐渐取代氯吡格雷的趋势,欧洲心血管病协会急性冠状动脉综合征(STE-ACS 及 NSTE-ACS)治疗指南甚至提出,仅在无法获得普拉格雷或替格瑞洛的前提下,方考虑使用氯吡格雷作为急性冠状动脉综合征患者抗血小板治疗药物。

4)血小板 GPⅡb/Ⅲa 受体拮抗药是目前最强的抗血小板聚集的药,能阻断纤维蛋白原与 GPⅡb/Ⅲa 受体的结合,即阻断血小板聚集的最终环节。目前主要用于急诊经皮冠状动脉介入术中,一方面对血栓性病变或支架植入后血栓形成有较好预防作用;另一方面能够减小心肌无再流面积,改善心肌梗死区心肌再灌注。该类药物包括替罗非班、依替非巴肽和阿昔单抗。替罗非班用法为静脉注射 10 mg/kg 后滴注 0.15 μg/(kg·min),持续 36 小时。阿昔单抗用法为先给冲击量 0.125 mL/kg 静脉注射,后以总量 7.5 mL 维持静脉滴注 24 小时(7.5 mL 阿昔单抗溶于 242.5 mL 0.9%氯化钠注射液中,以 10 mL/h 的速度滴注 24 小时)。目前急诊经皮冠状动脉介入术前是否常规应用 GPⅡb/Ⅲa 受体拮抗药尚有争议。

(4)抗凝治疗:目前主张对所有急性心肌梗死患者只要无禁忌证,均应给予抗凝治疗,它可预防深静脉血栓形成和脑栓塞,还有助于梗死相关冠状动脉再通并保持其通畅。抗凝剂包括肝素、低分子量肝素、水蛭素和华法林。

1)肝素:通过增强抗凝血酶Ⅲ的活性而发挥抗凝作用,是"间接凝血酶抑制药",目前主要用于溶栓治疗的辅助用药和急诊经皮冠状动脉介入术中常规使用。肝素作为急性心肌梗死溶栓治疗的辅助治疗,随溶栓剂不同用法亦有不同。rt-PA 为选择性溶栓剂,半衰期短,对全身纤维蛋白原影响较小,血栓溶解后仍有再次血栓形成的可能,故需要与充分抗凝治疗相结合。溶栓前先静脉注射肝素 5000 U 冲击量,继之以 1000 U/h 维持静脉滴注 48 小时,根据部分凝血活酶时间调整肝素剂量,使部分凝血活酶时间延长至正常对照的 1.5～2.0 倍(50～70 秒),一般使用48～72 小时,以后可改用皮下注射 7500 U,每 12 小时 1 次,注射 2～3 天。如果存在体循环血栓形成的倾向,如左心室有附壁血栓形成、心房颤动或有静脉血栓栓塞史的患者,静脉肝素治疗时间可适当延长或改口服抗凝药物。尿激酶和链激酶均为非选择性溶栓剂,对全身凝血系统影响很大,包括消耗因子Ⅴ和Ⅷ,大量降解纤维蛋白原,因此溶栓期间不需要充分抗凝治疗,溶栓后 6 小时开始测定部分凝血活酶时间,待部分凝血活酶时间恢复到对照时间 2 倍以内时(约 70 秒)开始给予皮下肝素治疗。急诊经皮冠状动脉介入术时应根据体重给予肝素冲击量 70～100 U/kg。

2)低分子量肝素:低分子量肝素为普通肝素的一个片段,平均分子量在 4000～6500,其抗因子Ⅹa 的作用是普通肝素的 2～4 倍,但抗Ⅱa 的作用弱于后者。由于倍增效应,1 个分子因子Ⅹa 可以激活产生数十个分子的凝血酶,所以从预防血栓形成的总效应方面低分子量肝素应优于普通肝素。且低分子量肝素应用方便、不需监测凝血时间、出血并发症低等优点,目前除急诊经皮冠状动脉介入术中外,均可替代普通肝素。

3)磺达肝癸钠:在临床研究(OASIS-6)显示,与依诺肝素和未裂解肝素相比,对于 ST 段抬高型心肌梗死(STEMI)的患者,磺达肝癸钠具有同样的有效性而出血风险更低。

4)华法林:有持续性或阵发性心房颤动的患者需长期应用华法林抗凝,影像学检查发现左心室血栓的患者,需使用华法林抗凝至少 3 个月。单用华法林抗凝,国际标准化比值应维持在 2.5~3.5;与阿司匹林合用(75~162 mg),国际标准化比值应维持在 2.0~3.0。有左心室功能不全且存在大面积室壁运动不良的患者也可应用华法林抗凝。

5)比伐卢定:是重组水蛭素的一种人工合成类似物,是直接凝血酶抑制药。临床研究(HORIZON-AMI)显示,急性心肌梗死的患者在接受直接经皮冠状动脉介入术时,与普通肝素联合血小板糖蛋白 II b/ IIIa 受体拮抗药相比,比伐卢定抗凝具有更好的安全性。然而近期有临床研究显示,尽管未达到具有统计学意义的差异,但接受重组水蛭素治疗的患者支架内血栓事件的风险有增高趋势。

(5)应用血管紧张素转化酶抑制药和血管紧张素受体拮抗药:如无禁忌证,前壁梗死、肺淤血或左心室射血分数<0.40 的患者,应在发病 24 小时内加用口服血管紧张素转化酶抑制药并长期维持,无上述情况的患者也可使用。如应用血管紧张素转化酶抑制药有禁忌证应改用血管紧张素 II 受体拮抗药。

血管紧张素转化酶抑制药的禁忌证包括:①收缩压低于 100 mmHg 或较基础血压下降 30 mmHg 以上。②中、重度肾衰竭。③双侧肾动脉狭窄。④对血管紧张素转化酶抑制药过敏。

(6)应用钙拮抗药:钙拮抗药在急性心肌梗死治疗中不作为一线用药。临床试验研究显示,无论是急性心肌梗死早期或晚期是否合用 β 受体拮抗药,给予速效硝苯地平均不能降低再梗死率和病死率,对部分患者甚至有害。这可能与该药反射性增加心率,抑制心脏收缩力和降低血压有关。如使用 β 受体拮抗药有禁忌证或无效,可应用维拉帕米或地尔硫草以缓解持续性缺血,或控制心房颤动、心房扑动的快速心室率,此时不宜使用硝苯地平等快速释放制剂。有左心室收缩功能不全、房室传导阻滞或充血性心力衰竭时不宜使用地尔硫草和维拉帕米。

(7)应用洋地黄类药物:急性心肌梗死 24 小时之内一般不使用洋地黄类药物,对于急性心肌梗死合并左心衰竭的患者 24 小时后常规服用洋地黄类药物是否有益也一直存在争议。目前一般认为,急性心肌梗死恢复期在血管紧张素转化酶抑制药和利尿药治疗下仍存在充血性心力衰竭的患者,可使用地高辛。对于急性心肌梗死左心衰竭并发快速心房颤动的患者,使用洋地黄类药物较为适合,可首次静脉注射毛苷花丙 0.4 mg,此后根据情况追加 0.2~0.4 mg,然后口服地高辛维持。

(8)应用醛固酮受体拮抗药:有左心力衰竭症状或并存糖尿病,无严重肾功能不全(男性血肌酐应≤221 μmol/L,女性血肌酐应≤176.8 μmnol/L),已应用治疗剂量的血管紧张素转换酶抑制药(ACEI 类药物)且无高钾血症(血钾应≤5.0 mmol/L)的患者应长期使用醛固酮受体拮抗药。

(9)应用镁制剂:有以下情况时可行补镁治疗,梗死前使用利尿药、有低镁血症、出现 QT 间期延长的尖端扭转型室性心动过速,可在 5 分钟内静脉推注镁制剂 1~2 g。如无以上临床表现,无论急性心肌梗死临床危险性如何,均不应常规使用镁制剂。

4.并发症处理

(1)急性心肌梗死并发心力衰竭:心力衰竭是急性心肌梗死的严重并发症之一,常见于大面积心肌梗死(如广泛前壁急性心肌梗死或急性心肌梗死伴大面积心肌缺血)的患者。急性左心衰竭临床上表现为程度不等的呼吸困难,严重者可端坐呼吸,咳粉红色泡沫痰。急性左心衰竭的处理:①适量利尿药,Killip Ⅲ级(肺水肿)时静脉注射呋塞米 20 mg。②静脉滴注硝酸甘油,由 10 μg/min 开始,逐渐加量,直到收缩压下降 10%～15%,但不低于 90 mmHg。③尽早口服血管紧张素转化酶抑制药,急性期以短效血管紧张素转化酶抑制药为宜,小剂量开始,根据耐受情况逐渐加量。④肺水肿合并严重高血压是静脉滴注硝普钠的最佳适应证,小剂量(10 μg/min)开始,根据血压逐渐加量并调整至合适剂量。⑤洋地黄类药物在急性心肌梗死发病 24 小时内使用有增加室性心律失常的危险,故不主张使用。在合并快速心房颤动时,可用毛花苷丙(西地兰)或地高辛减慢心室率。在左心室收缩功能不全,每搏量下降时,心率宜维持在 90～110 次/min,以维持适当的心排血量。⑥急性肺水肿伴严重低氧血症者可行人工机械通气治疗。

(2)急性心肌梗死并发心源性休克:心源性休克是急性心肌梗死后泵衰竭最严重的类型。80%是大面积心肌梗死所致,其余是机械并发症如室间隔穿孔或乳头肌断裂所致。其预后很差,病死率为 80%。急性心肌梗死伴心源性休克时会有严重低血压,当收缩压<80 mmHg,出现组织器官低灌注表现,如四肢凉、少尿或意识不清等;伴肺淤血时会有呼吸困难。心源性休克可突然发生,为急性心肌梗死发病时的主要表现,也可在入院后逐渐发生。迟发的心源性休克发生慢,在血压下降前有心排血量降低和外周阻力增加的临床证据,如窦性心动过速、尿量减少、血压升高和脉压减小等,必须引起注意。

心源性休克的处理:

1)应用升压药:恢复血压在 90/60 mmHg 以上是维持心、脑、肾等重要脏器灌注并维持生命的前提。首选多巴胺 5～15 μg/(kg·min),一旦血压升至 90 mmHg 以上,则可同时静脉滴注多巴酚丁胺 3～10 μg/(kg·min),以减少多巴胺用量。如血压不升,应使用大剂量多巴胺≥15 μg/(kg·min)。大剂量多巴胺无效时,也可静脉滴注去甲肾上腺素 2～8 μg/(kg·min)。轻度低血压时,可用多巴胺或与多巴酚丁胺合用。

2)应用血管扩张药:首选硝普钠,用量宜小,5～20 μg/(kg·min)静脉维持输注。可扩张小动脉而增加心排血量和组织灌注,同时可降低肺毛细血管楔嵌压而减轻肺淤血和肺水肿,从而改善血流动力学状态,尤其与多巴胺合用效果更好。

3)行主动脉内球囊反搏:急性心肌梗死合并心源性休克时药物治疗不能改善预后,应使用主动脉内球囊反搏。经股动脉插入气囊导管至降主动脉,通过舒张期和收缩期气囊充气和放气,增加心肌灌注并降低心室射血阻力,可使心搏出量增加 10%～20%。一般适用于药物治疗反应差、血流动力学不稳以及为外科手术或经皮冠状动脉介入术治疗做准备的心源性休克患者。主动脉内球囊反搏的不良反应有穿刺部位出血、穿刺下肢缺血、血栓栓塞和气囊破裂等并发症,在老年、女性和有外周动脉疾患者更多见。主动脉内球囊反搏本身不能改善心源性休克患者的预后。

4)再灌注治疗:包括溶栓、急诊经皮冠状动脉介入术和冠状动脉旁路移植术。迅速使完全闭塞的梗死相关血管开通,恢复血流至关重要,这与住院期间的存活率密切相关。然而,溶栓治疗的血管再通率在休克患者显著低于无休克者,而且住院生存率仅为20%～50%,故急性心肌梗死合并心源性休克提倡急诊经皮冠状动脉介入术。急性心肌梗死合并心源性休克若冠状动脉成形术失败或不适用者(如多支病变或左主干病变),应急诊冠状动脉旁路移植术。

(3)右心室梗死和功能不全:急性下壁心肌梗死中,近一半存在右心室梗死,但有明确血流动力学改变的仅为10%～15%,下壁伴右心室梗死者病死率大大增加。右胸导联(尤为 V_{4R})ST 段抬高>0.1 mV 是右心室梗死最特异的改变。下壁梗死时出现低血压、无肺部啰音、伴颈静脉充盈或 Kussmaul 征(吸气时颈静脉充盈)是右心室梗死的典型三联征,但临床上常因血容量减低而缺乏颈静脉充盈体征,因此主要表现为低血压。心肌梗死合并低血压时应避免使用硝酸酯类药物和利尿药,需积极扩容治疗,若补液1～2 L 血压仍不回升,应静脉滴注正性肌力药物多巴胺。在合并高度房室传导阻滞及对阿托品无反应时,应予临时起搏以增加心排血量。右心室梗死时也可出现左心功能不全引起的心源性休克,处理同左心室梗死时的心源性休克。

(4)急性心肌梗死并发心律失常:急性心肌梗死由于缺血性心电不稳定可出现室性期前收缩、室性心动过速、心室颤动或加速性心室自主心律;由于泵衰竭或过度交感兴奋可引起窦性心动过速、房性期前收缩、心房颤动、心房扑动或室上性心动过速;由于缺血或自主神经反射可引起缓慢性心律失常(如窦性心动过缓、房室传导阻滞)。以上心律失常者首先应加强针对急性心肌梗死、心肌缺血的治疗。

1)急性心肌梗死并发室上性快速心律失常的治疗。

房性期前收缩:与交感兴奋或心功能不全有关,本身不需特殊治疗,但需积极治疗心功能不全。

阵发性室上性心动过速:心率过快可使心肌缺血加重。如合并心力衰竭、低血压者可用直流电复律或心房起搏治疗。如无心力衰竭且血流动力学稳定,可缓慢静脉注射维拉帕米(5～10 mg)或地尔硫䓬(15～25 mg)或美托洛尔(5～15 mg)。洋地黄类药物有效,但起效时间较慢。

心房扑动和心房颤动:常见于合并心衰患者,并提示预后不良,应予积极治疗。若心室率过快致血流动力学不稳定,如出现血压降低、脑供血不足、心绞痛或心力衰竭者需迅速做同步电复律。若血流动力学稳定,则减慢心室率即可。无心功能不全、支气管痉挛或房室传导阻滞者,可静脉使用 β 受体拮抗药如美托洛尔 5 mg 在 5 分钟内静脉注入,必要时可重复,15 分钟内总量不超过 15 mg;也可缓慢静脉注射维拉帕米(5～10 mg)或地尔硫䓬(15～25 mg)。合并心衰者首选洋地黄类药物,如毛苷花丙(0.4～0.8 mg)分次静脉注入,多能减慢心室率。胺碘酮对中止心房颤动、减慢心室率及复律后维持窦性心律均有价值,可静脉用药并随后口服治疗。心房颤动反复发作应给予抗凝治疗,以减少脑卒中发生危险。

2)急性心肌梗死并发室性快速心律失常的治疗。

心室颤动:持续性多形室性心动过速,立即非同步直流电复律,起始电能量 200 J,如不成功可给予 300 J 重复。

持续性单形室性心动过速：伴心绞痛、肺水肿、低血压（<90 mmHg），应予同步直流电复律，电能量同上。持续性单形室性心动过速不伴上述情况，可首先给予药物治疗。如胺碘酮150 mg于10分钟内静脉注入，必要时可重复，然后1 mg/min静脉滴注6小时，再0.5 mg/min维持滴注；或利多卡因50 mg静脉注射，需要时每15～20分钟可重复，最大负荷剂量150 mg，然后2～4 mg/min维持静脉滴注，时间不宜超过24小时。对无心功能不全者亦可使用β受体拮抗药如美托洛尔静脉注射5～15 mg（速度为每分钟1 mg）。

频发室性期前收缩、成对室性期前收缩、非持续性室性心动过速：可严密观察或利多卡因治疗（使用不超过24小时）。

偶发室性期前收缩、加速的心室自主心律：可严密观察，不予特殊处理。

3）急性心肌梗死并发缓慢性心律失常的治疗：窦性心动过缓见于30%～40%的急性心肌梗死患者中，尤其是下壁心肌梗死或右冠状动脉再灌注时。心脏传导阻滞可见于6%～14%患者，常与住院病死率增高相关。处理原则如下。

窦性心动过缓：在下、后壁急性心肌梗死早期最常见，若伴有低血压（收缩压<90 mmHg）时立即处理。可给予阿托品0.5～1.0 mg静脉推注，3～5分钟可重复，至心率60次/min以上，最大可用至2 mg。

房室传导阻滞：多见于下、后壁急性心肌梗死。若在急性心肌梗死初期出现，多为低血压所致，治疗应先给予多巴胺升压，房室传导阻滞即可消失。若在急性心肌梗死24小时后发生，多为房室结缺血、水肿和损伤所致，可表现为逐渐加重的房室传导阻滞。一度和二度Ⅰ型房室传导阻滞极少发展为三度房室传导阻滞，只需观察，不必特殊处理。二度Ⅱ型和三度房室传导阻滞伴窄QRS波逸搏心律，可先用阿托品静脉注射治疗，若无效则立即安装临时起搏器。

束支传导阻滞：多见于广泛前壁急性心肌梗死未行再灌注治疗患者，提示预后不良。急性心肌梗死新出现的束支传导阻滞如完全性右束支传导阻滞＋左前分支阻滞或左后分支阻滞及伴PR间期延长，或完全性右束支传导阻滞与完全性左束支传导阻滞交替出现均应立即安装临时起搏器；新发生的单支传导阻滞并PR间期延长或事先存在的双支阻滞伴PR间期正常者，则可先密切观察，待出现高度的房室传导阻滞时再行临时起搏。

（5）急性心肌梗死机械性并发症：急性心肌梗死机械性并发症为心脏破裂，包括左心室游离壁破裂、室间隔穿孔、乳头肌和邻近的腱索断裂等。临床上常发生于无高血压病史、首次大面积透壁性急性心肌梗死的老年女性患者。晚期溶栓治疗、抗凝过度和应用皮质激素或非甾体消炎药增加其发生风险。临床表现为突然或进行性血流动力学恶化伴低心排血量、休克和肺水肿。

1）游离壁破裂：左心室游离壁破裂引起急性心脏压塞时可突然死亡，临床表现为电-机械分离或停搏。亚急性心脏破裂在短时间内破口被血块封住，可发展为亚急性心脏压塞或假性室壁瘤。症状和心电图无特异，心脏超声可明确诊断。对亚急性心脏破裂者应争取冠状动脉造影后行手术修补及血管重建术。

2）室间隔穿孔：病情恶化的同时，在胸骨左缘第三、四肋间闻及全收缩期杂音，粗糙、响亮，50%伴震颤。二维超声心动图一般可显示室间隔破口，彩色多普勒可见经室间隔破口左向右分流的射流束。室间隔穿孔伴血流动力学失代偿者提倡在血管扩张药和利尿药治疗及主动脉内球囊反搏支持下,早期或急诊手术治疗。如室间隔穿孔较小,无充血性心力衰竭,血流动力学稳定,可保守治疗,6周后择期手术。

3)急性二尖瓣关闭不全:乳头肌功能不全或断裂引起急性二尖瓣关闭不全时在心尖部出现全收缩期反流性杂音,但在心排血量降低时,杂音不一定可靠。二尖瓣反流还可能由乳头肌功能不全或左心室扩大所致的相对性二尖瓣关闭不全引起。超声心动图和彩色多普勒是明确诊断并确定二尖瓣反流机制及程度的最佳方法。急性乳头肌断裂时突然发生左心衰竭和(或)低血压,主张应用血管扩张药、利尿药及主动脉内球囊反搏治疗,在血流动力学稳定的情况下行急诊手术。左心室扩大或乳头肌功能不全引起的二尖瓣反流,应积极药物治疗心力衰竭,改善心肌缺血,并主张行血管重建术以改善心脏功能和二尖瓣反流。

5.非ST段抬高的急性心肌梗死的治疗

非ST段抬高的急性心肌梗死较ST段抬高急性心肌梗死有更宽的临床谱系,不同的临床背景与其近、远期预后有密切的关系,对其进行危险性分层主要是为临床医生迅速作出治疗决策提供依据。根据国内急性心肌梗死诊断治疗指南,非ST段抬高的急性心肌梗死可分为低危组、中危组和高危组见表2-4,对中、高危人群建议早期做冠状动脉造影行经皮冠状动脉介入术或冠状动脉旁路移植术。

表2-4 非ST段抬高的急性心肌梗死的危险性分层

级别	症状和体征
低危险组	无并发症、血流动力学稳定、不伴有反复缺血发作。
中危险组	伴有持续性胸痛或反复发作心绞痛。①不伴有心电图改变或ST段压低≤1 mm;②ST段压低>1 mm
高危险组	并发心源性休克,急性肺水肿或持续性低血压

非ST段抬高的急性心肌梗死的药物治疗除不使用溶栓治疗外,其他治疗与ST段抬高的患者相同。包括抗缺血治疗、抗血小板治疗与抗血栓治疗和根据危险度分层进行有创治疗。具有下列高危因素之一者,应早期有创治疗(证据水平A):①尽管已采取强化抗缺血治疗,但是仍有静息或低活动量的复发性心绞痛/心肌缺血。②cTnT或cTnI明显升高。③新出现的ST段下移。④复发性心绞痛/心肌缺血伴有与缺血有关的心力衰竭症状、S_3奔马律、肺水肿、肺部啰音增多或恶化的二尖瓣关闭不全。⑤血流动力学不稳定。

第四节 病毒性心肌炎

病毒性心肌炎是病毒感染(尤其是柯萨奇B组病毒)所致的局限性或弥散性心肌炎性病变。大多数可以自愈,部分可迁延而遗留有各种心律失常(如期前收缩、房室传导阻滞等),更为严重的是有可能发生高度房室传导阻滞,患者则需安装永久人工心脏起搏器。有少数病毒性心肌炎可演变为扩张型心肌病,导致心力衰竭,甚至猝死。

一、病因

绝大部分心肌炎是病毒感染所致。估计在病毒感染的人群中,心脏受累者为 2%～5%。目前已知,几乎所有的人类病毒感染均可累及心脏,引起病毒性心肌炎,其中肠道病毒最常见,而肠道病毒中又以柯萨奇 B 组病毒占大部分。人类腺病毒也被认为可能是重要病毒之一,巨细胞病毒、疱疹病毒、EB 病毒、流感和副流感病毒、微小病毒及腮腺炎病毒也占少量比例。

二、发病机制

(一)病毒直接损害心肌

嗜心肌病毒感染后定位于宿主心肌细胞内,直接翻译合成病毒蛋白质并大量复制。病毒基因组通过重组双链脱氧核糖核酸引起细胞功能障碍,从而直接导致心肌细胞的损伤和凋亡。

(1)机体感染病毒后直接感染心肌的概率虽不高,但病毒感染后 1～2 天血中可检测到心肌损伤标志物升高,心肌组织中能检测到致病的病毒颗粒,此后心肌遭受破坏并释放病毒颗粒,进一步加重心肌损害。

(2)肠道病毒与心肌细胞膜上的特异性受体(柯萨奇-腺病毒受体)结合,是病毒感染直接损伤心肌的关键。柯萨奇-腺病毒受体存在于人类及免疫细胞表面,属于免疫球蛋白超家族成员。肠道病毒颗粒与心肌细胞膜上特异受体及衰变加速因子复合体结合,在受体介导下发生构象改变,病毒核糖核酸释放到细胞质中,利用宿主细胞的蛋白质合成系统,以自身基因组作为 m 核糖核酸指导合成病毒蛋白。

(3)病毒感染 3～9 天机体发生非特异性免疫反应,主要表现为巨噬细胞和自然杀伤细胞(NK 细胞)侵入心肌并达到高峰。

(4)感染后未被完全清除的病毒,其核酸定位在心肌细胞内低水平复制,继续损伤心肌。柯萨奇病毒核糖核酸在迁延性和慢性心肌炎以及扩张型心肌病中被发现,甚至在炎症痊愈的心肌中仍可发现。

(5)人类免疫缺陷病毒感染者易并发心肌炎,对人类免疫缺陷病毒感染伴发左心室功能障碍者进行心内膜心肌活检证实 50%以上合并心肌炎,尸检表明人类免疫缺陷病毒感染者患心肌炎者达 67%。

(二)自身免疫对心肌细胞的损伤

病毒对心肌的直接损伤难以解释病毒性心肌炎的整个病变过程。动物实验研究表明,细胞免疫在其中发挥了重要作用。病毒抗原、病毒诱导心肌细胞表达新抗原及心肌细胞裂解释放的自身抗原均可激活机体的免疫系统。

1.细胞免疫损伤

病毒感染后 7～14 天机体发生特异性免疫反应,心肌组织中出现 T 淋巴细胞,从而替代了巨噬细胞和 NK 细胞,T 淋巴细胞在抗病毒的同时也损伤心肌细胞。

2.体液免疫损伤

B 淋巴细胞通过产生抗体、介导体液性免疫和提升可溶性抗原而发挥免疫作用。

3.炎性因子

病毒介导了各种炎性因子的释放,特别是 IL-1、IL-2、肿瘤坏死因子-α、蛋白-γ 干扰素,更进一步吸引炎症细胞浸润和加强炎症反应,并具有直接的负性肌力作用,在病毒性心肌炎的病理生理过程中起着重要作用。

4.自身免疫反应

心肌间质血管内皮细胞上人类白细胞抗原(HLA)-Ⅰ、Ⅱ表达增多,HLA-Ⅱ抗原分子异常表达提示心脏自身免疫反应被激活。

(三)其他发病机制

1.基因表达调节

有学者提出 169 个基因在柯萨奇 B 组病毒感染后的表达有明显升高或降低,并与病毒性心肌炎发病有重要关系,如多聚腺苷酸 A 结合蛋白在感染后表达明显上调,而此蛋白升高有利于提高存活细胞蛋白质的翻译,从而促进心肌细胞的修复和保持心肌细胞的活性以及完整性。目前许多研究报道,病毒性心肌炎发病与某些基因的调控有关,如 BcL2-Bax 蛋白、*Fas-FasL* 基因、*c-Fos* 与 *c-Fos mRNA* 基因有关。

2.生化机制

目前的研究主要集中在氧自由基对心肌损害的机制上。当机体感染病毒,中性粒细胞在吞噬病毒时耗氧量增加,可产生大量超氧阴离子自由基。活性氧增多,引起心肌细胞核酸断裂、多糖裂解、不饱和脂肪酸过氧化而损伤心肌。

3.某些诱因促使发病

在病毒性心肌炎发病过程中,某些诱因如感染、营养不良、剧烈运动、过度疲劳、妊娠和缺氧等都可使机体抵抗力下降而易受病毒感染,诱发病毒性心肌炎。

三、病理

病毒性心肌炎病理改变缺乏特异性,以心肌损伤为主的心肌炎表现为心肌细胞肿胀、变性、溶解或坏死;以间质损害为主的心肌炎表现为心肌纤维之间和血管周围的结缔组织中炎症细胞浸润。病变可为局限性或弥散性,累及心包时形成病毒性心肌心包炎,累及起搏与传导系统可导致多种类型的心律失常。

(一)急性心肌炎

急性心肌炎持续时间约 1 个月。主要特征是心肌间质的弥散性炎症细胞浸润。浸润细胞多为以淋巴细胞为主的单核细胞,也有少量嗜酸性粒细胞、多核细胞和组织细胞等。同时可伴有心内膜和心包浸润及间质水肿。心肌坏死多以单个心肌细胞为单位或呈孤立小灶。细胞水肿程度不一,一般无正在愈合的细胞损害,也未见纤维化改变。

(二)急进性心肌炎

急进性心肌炎主要病理变化为多细胞损害灶和广泛的纤维化,急性细胞损害和正在愈合的细胞损害并存,并以正在愈合的细胞占优势。炎症细胞为淋巴细胞、浆细胞、巨噬细胞和少量的多核细胞。发病 1~2 个月后已见不到心肌细胞坏死,但仍可见心肌纤维排列紊乱、空泡变性和萎缩。间质改变以纤维化为主,还可见到心内膜增厚和血管周围纤维化。

(三)慢性心肌炎

慢性心肌炎病理特征为正在愈合的细胞损害和急性细胞损害几乎呈均衡趋势。炎症病灶中可见多核细胞、巨噬细胞、成纤维细胞和胶原纤维。一般以单核细胞为主,随着胶原纤维的不断增生,残留下一些纤维化病灶、间质结缔组织轻度增生。

(四)急性病毒性心肌炎慢性化

心肌细胞感染病毒后,初期炎症比较轻,呈单个或簇状分布,以后病灶融合成片状,并扩散至间质或血管内皮细胞。病毒性心肌炎在细胞免疫和体液免疫的作用下,一般具有自限性。当病毒与心肌组织存在共同的抗原(如柯萨奇 B_3 病毒的抗原与腺苷酸转移酶等),使某些自身抗原(如心肌肌凝蛋白)暴露与释放时,通过激活自身反应性 T 淋巴细胞和诱导心肌自身抗体产生,使心肌损伤持续,导致心肌细胞凋亡与纤维化,从而出现心肌炎症慢性化,形成慢性心肌炎,甚至演变成扩张型心肌病。在大部分心肌炎或扩张型心肌病患者中,也可检测到心脏特异性抗肌凝蛋白自身抗体,还可检测出其他自身抗原的抗体,如抗心肌特异性抗原包括热激蛋白、线粒体 M_7、支链 α 酮酸脱氢酶复合体、β 受体、M_2 受体等的自身抗体。炎症细胞、血管内皮细胞可分泌大量的炎性因子,如肿瘤坏死因子-α、INF-γ、IL 等,引起心肌炎症的持续存在或迁延不愈。

在病毒性心肌炎发病过程中,病毒直接侵犯心肌细胞、病毒介导的各种炎性因子释放、病毒感染诱导心肌细胞表达的细胞表面分子、心肌细胞损伤后释放的自身抗体、自身免疫出现后免疫细胞表达的细胞表面分子均可能导致心肌细胞凋亡,并同时伴有纤维化。近年来研究发现,病毒性心肌炎各期心肌间质均有胶原纤维增生,急性期为修复性纤维化,恢复期为修复性纤维化和反应性纤维化并存,慢性期主要是反应性纤维化。心肌各部位炎症程度的不同,导致心肌胶原不均匀沉积,组织异质性增高,易发生心律失常,因而心肌弥散性纤维化是导致心力衰竭的结构基础。

四、临床表现

病情轻重取决于病变部位、范围和严重程度,临床表现差异甚大,从非特异性心电图异常和轻度病毒性心肌炎到出现急性心力衰竭、心源性休克、严重心律失常,甚至猝死。

(一)症状

多数患者在发病前有发热、全身酸痛、咽痛、乏力、易出汗、腹痛、腹泻等症状。部分患者症状轻微,常被忽视。患者常诉胸闷、心前区隐痛、心悸、乏力、恶心、头晕等。临床上诊断的病毒性心肌炎中,90%左右以心律失常为主诉或首见症状,其中少数患者可由此而发生晕厥或阿-斯综合征。极少数患者起病后发展迅速,出现心力衰竭或心源性休克。

(二)体征

1.心脏增大

轻者心脏浊音界不增大,可有暂时性心脏浊音界增大,不久即恢复。心脏增大显著者说明心肌炎症范围广泛且病变严重。

2.心率改变

心率增速与体温变化不成比例或心率异常缓慢,均为病毒性心肌炎的可疑征象。

3.心音改变

心尖区第一心音可减弱或分裂,重症可出现奔马律。心音呈胎心样。心包摩擦音的出现提示有心包炎存在。

4.心脏杂音

心尖区可能有收缩期吹风样杂音或舒张期杂音,前者为发热、贫血、心脏扩大所致,后者为左心室扩大造成的相对性二尖瓣狭窄。杂音响度都不超过 3 级,随着病情好转而减轻或消失。

5.心律失常

各种心律失常均可见到,无特异性表现,但以房性与室性期前收缩最常见,其次为房室传导阻滞;此外,心房颤动、病态窦房结综合征也可出现。心律失常是造成猝死的原因之一。

6.心力衰竭

重症弥漫性心肌炎患者可出现急性心力衰竭,属于心肌泵血功能衰竭,左右心同时发生衰竭,易引起心排血量过低。

五、辅助检查

(一)X 线检查

局灶性心肌炎常无异常表现,病变弥散者可有心影扩大、心脏搏动减弱,有心力衰竭者则有肺淤血或肺水肿征象,合并心包炎者可因心包积液而心影扩大。

(二)心电图检查

(1)窦性心动过速。

(2)ST-T 改变,QRS 波低电压,异常 Q 波(类似心肌梗死 QRS 波型),Q-T 间期延长。

(3)心律失常包括各种期前收缩(房性、室性和房室交界性)、阵发性或非阵发性室上性心动过速、心房颤动、心房扑动及各种传导阻滞(窦房、房室及束支阻滞)等,其中以室性和房性期前收缩多见,24 小时动态心电图可显示上述各种心律失常。病毒性心肌炎心律失常的发生机制可能与心肌细胞膜的完整性、流动性和通透性等性质改变有关。病毒性心肌炎心电图改变缺乏特异性,如能在病程和治疗过程中动态观察心电图变化,将有助于判断心肌炎的存在和心肌炎症的变化过程。

(三)心肌血生化指标

1.心肌酶谱

包括乳酸脱氢酶、门冬氨酸氨基转移酶、肌酸激酶及其同工酶、α-羟丁酸脱氢酶。心肌炎早期主要是肌酸激酶和肌酸激酶同工酶增高,其高峰时间一般在起病 1 周内,以 2～3 天最明显,1 周后基本恢复正常;晚期以乳酸脱氢酶和 α-羟丁酸脱氢酶增高为主。由于影响心肌酶谱的因素较多,儿童正常值变异较大,在将其作为心肌炎诊断依据时,应结合临床表现和其他辅助检查。

2.心肌肌钙蛋白(cTn)

cTn 是心肌收缩单位的组成成分之一,主要对心肌收缩和舒张起调节作用。cTn 有 3 个亚单位,分别为 cTnT、cTnI 和 cTnC,目前认为 cTn 是反映心肌损伤的高敏感和特异性的标志物,常用的指标是 cTnT 和 cTnI。

(四)超声心动图

超声心动图可显示心房和心室大小、收缩和舒张功能的受损程度、心肌阶段性功能异常、心室壁增厚(心肌水肿)、心包积液和瓣膜功能情况。超声心动图在病毒性心肌炎诊断中的重要价值在于其能很快排除瓣膜性心脏病(左房室瓣脱垂)、心肌病(肥厚型心肌病)、心脏肿瘤(左心房黏液瘤)和先天性心脏病等心脏结构病变。

(五)核素心肌灌注显像

无创伤性,易于开展,用于筛查心肌炎的心肌损害。可使用^{201}TI、^{99}Tc、^{67}Ga 等放射性核素进行非特异性心肌显像,而使用放射性核素^{123}I、^{111}In 标记的抗肌凝蛋白单克隆抗体进行特异性心肌显像,可显示心肌特征性的炎症和坏死改变。

(六)心脏 MRI 检查

通常情况下,心肌炎导致的心肌损伤呈斑片状分布,而且组织成分发生改变,心脏 MRI 检查的优势在于既可显示局部组织成分的改变,又可整体显示心肌病变,具有定量和定性的特点。研究显示,心肌处于免疫反应和炎症浸润阶段 MRI 就可显示,对心肌炎早期心肌组织的炎症改变较为敏感,可清晰显示炎症组织的部位,并能发现心肌炎导致的心肌重构和纤维化。数项研究表明,心肌增强现象对检出心肌炎和心肌坏死导致的纤维化具有很高的特异性。目前研究表明,心脏 MRI 检查对于心肌炎具有较高的诊断价值,并可用于临床疑似心肌病(对比剂均匀分布且无早期增强和延迟增强现象)和(或)非缺血性心肌病(对比剂分布呈阶段性且与冠状动脉供血区域相关)的初步鉴别诊断。但不能提供心肌炎的类型和病毒感染的种类等。

(七)心内膜心肌活检

心内膜心肌活检是诊断病毒性心肌炎的金标准,但不作为病毒性心肌炎的常规检查项目。可提供免疫组化及特异性病毒核糖核酸等检测,主要包括诊断心肌炎,评价治疗效果,随访心肌炎患者的自然病程及心肌炎与扩张型心肌病之间的组织学关系。

六、诊断和鉴别诊断

(一)诊断

1.国内诊断标准

病毒性心肌炎的诊断必须建立在有心肌炎的证据和病毒感染的证据基础上。

(1)病史与体征:在上呼吸道感染、腹泻等病毒感染后 3 周内出现心脏表现,如出现不能用一般原因解释的感染后重度乏力、胸闷、头晕(心排血量降低所致)、心尖第一心音明显减弱、舒张期奔马律、心包摩擦音、心脏扩大、充血性心力衰竭或阿-斯综合征等。

(2)上述感染后 3 周内新出现下列心律失常或心电图改变:①窦性心动过速、房室传导阻滞、窦房传导阻滞或束支阻滞。②多源性、成对室性期前收缩,自律性房性或交界性心动过速,室性心动过速,心房或心室扑动,心房颤动。③2个以上导联 ST 段呈水平型或下斜型下移≥0.01 mV或 ST 段异常抬高或出现异常 Q 波。

（3）心肌损伤的参考指标：①病程中血清心肌肌钙蛋白Ⅰ或肌钙蛋白T（强调定量测定）、肌酸激酶同工酶明显增高。②超声心动图显示心脏扩大或室壁活动异常和（或）核素心功能检查证实左心室收缩或舒张功能减弱。

（4）病原学依据：①在急性期从心内膜、心肌、心包或心包穿刺液中检测出病毒、病毒基因片段或病毒蛋白抗原。②病毒抗体第二份血清中同型病毒抗体（如柯萨奇B组病毒中和抗体或流行性感冒病毒血凝抑制抗体等）滴度较第一份血清升高4倍（2份血清应相隔2周以上）或一次抗体效价≥640者为阳性，320者为可疑（如以1∶32为基础者则宜以≥256为阳性，128为可疑阳性，根据不同实验室标准决定）。③病毒特异性IgM：以≥1∶320为阳性（按各实验室诊断标准，但需在严格指征条件下）。如同时有血中肠道病毒核酸阳性者更支持有近期病毒感染。

对同时具有上述（1）和（2）中的①②③中任何1项或（3）中任何2项者，在排除其他原因心肌疾病后，临床上可诊断急性病毒性心肌炎；如同时具有（4）中1项者，可从病原学上确诊急性病毒性心肌炎；如仅具有（4）中②③者，在病原学上只能拟诊为急性病毒性心肌炎。

2.心肌炎的扩展诊断标准

（1）诊断要点：第8版《Braunwald心脏病学》结合传统和新的诊断方法，提出了新的扩展诊断标准。其要点包括以下内容。

1）临床症状：发热、病毒感染前驱症状、疲乏、劳力性呼吸困难、胸痛、心悸、近乎晕厥或晕厥、临床心力衰竭症状。

2）常规检查：有心脏结构、功能损害的证据，且无区域性冠状动脉缺血的超声心动图检查证据，如局部室壁活动异常、心脏扩张、区域性心肌肥大；肌钙蛋白高灵敏度（＞0.1 ng/mL）、^{111}In抗肌凝蛋白抗体显像阳性；冠状动脉造影正常或核素心肌灌注显像无可逆性缺血征象。

3）心脏MRI：心脏MRI反转恢复序列可见心肌T_2信号增强，Gd-DT-PA灌注可见对比剂延迟增强现象。

4）心肌活检：病理检查结果同Dallas组织病理学诊断标准，聚合酶链式反应检测或原位杂交检出病毒基因组。

（2）判定标准。

1）可疑性心肌炎：上述4项中有2项为阳性。

2）符合心肌炎表现：上述4项中有3项为阳性。

3）高度考虑心肌炎。上述4项均为阳性（阳性的定义为符合每一项标准的任何一项）。

（二）鉴别诊断

在考虑心肌炎的诊断时，应排除心脏β受体功能亢进、甲状腺功能亢进症、二尖瓣脱垂综合征及影响心肌的其他疾病如风湿性心脏病、冠心病等。

1.心脏β受体功能亢进症

年轻女性多见，主诉常多变，心电图检查显示在Ⅱ、Ⅲ导联或$V_1 \sim V_3$等导联发生ST-T段改变及窦性心动过速，普萘洛尔试验可使ST-T段恢复正常。而心肌炎所致的ST-T段改变系心肌损害所致，一般不能在普萘洛尔试验和药物治疗后短期内恢复正常。

2.甲状腺功能亢进症

心脏症状如心悸、心率增快与心肌炎相似,但神经精神症状和高代谢症候群比较突出,体检可发现甲状腺肿大,检测甲状腺功能有助于鉴别。

3.二尖瓣脱垂综合征

本病和心肌炎在心电图上都可出现 ST-T 段改变和各种心律失常。但是本病多见于女性,在心前区有收缩中、晚期喀喇音或伴有收缩晚期或全收缩期杂音。M 型超声检查显示,二尖瓣后叶和(或)前叶的游离缘在收缩中期突入左心房,二尖瓣的前、后叶在收缩期开始时相互接合,并稍向前移动,至收缩中期突然向后移动,形成一个横置的"?"号,或二尖瓣叶体部在整个收缩期中,呈全收缩期向后弓形凸出,CD 段呈吊床样弯曲。二维超声检查显示,二尖瓣叶对合位置后移,在收缩期向上运动,超越主动脉瓣基底部与房室交界处的连线而突入左心房。

4.冠心病

通常稳定性冠心病有易患因素,如高血压、高血脂、肥胖、糖尿病和吸烟,年龄常≥50 岁,既往有心绞痛病史和 ST-T 段的缺血性改变,而无病毒感染的前驱症状及心肌损伤标记的显著升高,故较易鉴别。有极少数病毒性心肌炎的临床表现酷似急性心肌梗死,即具有显著的心绞痛和 ST 段抬高,临床上容易误诊为急性心肌梗死。主要鉴别点在于病毒性心肌炎的心绞痛不典型,ST-T 段动态演变不明显,心肌损伤标记升高持续时间长(≥2 周),冠状动脉造影无明显的冠状动脉狭窄。如果无急性心肌梗死,短期内出现心律失常且演变迅速,如一度房室传导阻滞在 1～2 天很快演变成二度房室传导阻滞,甚至三度房室传导阻滞,则多考虑急性心肌炎的诊断。

七、治疗

目前,对急性病毒性心肌炎的治疗在总体上仍缺乏有效而特异的方法。治疗原则包括:①休息并减轻心脏负担。②提高免疫能力,促进心肌修复。③治疗并发症如心律失常、心力衰竭、心源性休克和血栓形成及栓塞。具体的治疗措施如下。

(一)减轻心脏负荷

1.充分休息,防止过劳

急性心肌炎患者应卧床休息,严格限制体力活动,使患者心率、血压、心排血量及心肌收缩力减弱,从而减轻心脏负担,防止心脏扩大。卧床休息有利于限制病毒复制,增强机体清除病毒的能力。卧床休息应延续至症状完全消失,一般需 3 个月左右。运动员患心肌炎时应禁止运动 6 个月以上,直至心脏大小和功能基本恢复正常。有心脏扩大者须卧床半年至 1 年左右,直至心脏恢复正常大小或停止缩小为止。恢复期活动量应在密切观察下逐渐增加。采用改良的卧床休息模式很有意义,例如,使用床边便器较在床上使用便盆心脏做功小,坐在椅子上较躺在床上心脏做功小。被动活动或轻微的医生指导下的主动活动可防止肌肉萎缩并减少血栓形成和栓塞。

2.注意饮食,加强营养

进食易消化、富含维生素和蛋白质的食物是急性病毒性心肌炎非药物治疗的重要措施之一。

3.对症支持治疗

有低氧血症者应给予吸氧治疗。解热镇痛药可减轻不适,并通过退热减轻心脏负荷。患者不宜使用可引起心肌炎的药物,如可卡因和苯丙胺。不宜使用加重心肌炎的药物,如β受体拮抗药、布洛芬、环孢素。尽量少用拟交感性药物,因可致中毒性心肌炎。合并细菌感染时,予抗菌药物治疗。严重病例应加强心电血压监护,及时发现心电和血流动力学的变化。

(二)营养心肌,改善心肌代谢

可用辅酶 A 100～200 U、腺苷 200～500 mg、腺苷三磷酸 20～40 mg、细胞色素 C 30 mg 肌内注射或加入葡萄糖注射液中静脉滴注,每天 1 次,单用或合用。大剂量维生素 C 静脉滴注可能有益。极化液中加入 25％硫酸镁 5～10 mL,每天静脉滴注 1 次,2 周为一疗程,对频发室性期前收缩有一定效果。6-二磷酸果糖静脉滴注5～10 g/d,连用 1～2 周,可用于重症病毒性心肌炎、心肌炎并发心力衰竭或心源性休克的患者。维生素 B 常规口服或静脉滴注。

(三)免疫抑制药的应用

1.糖皮质激素

目前最常见的免疫抑制药在病毒性心肌炎不同病程中应用各异。从动物实验及临床研究结果来看,应用肾上腺皮质激素各有利弊,需慎重考虑。有利方面:①激素可以抑制抗原抗体反应,降低血管通透性,减轻局部炎症和促进水肿消失。②对危重症患者能帮其度过危险期,为抢救患者赢得时机,得益率大于风险率。③对于反复发作、病情迁延不愈者,应用激素适当延长时间有益。不利方面:①病毒性心肌炎急性期,心肌损害主要是致病病毒直接侵犯心肌所致,此时应用激素不利于限制病毒复制。②抑制干扰素的合成和释放,引致机体防御功能下降,导致病毒繁殖加速和病情加重。

大多数学者认为,急性病毒性心肌炎在发病 10～14 天内,病情并非严重者,不主张用激素,但有下述情况者应尽早应用激素:①严重的脓毒血症、高热等。②短期内心脏急剧增大。③急性、严重心力衰竭。④心源性休克。⑤严重心律失常,包括三度房室传导阻滞、持续室性心动过速或其他恶性心律失常。⑥合并多脏器损害等。应用激素可抑制心肌炎症水肿,抑制免疫反应,减轻不良反应。

激素剂量及用法:泼尼松龙 200～300 mg/d 静脉滴注,或地塞米松 10～30 mg/d 分次静脉推注,或氢化可的松 200～300 mg/d 静脉滴注,连用 3～7 天。病情改善后改口服地塞米松 4～8 mg/d 或泼尼松 10～40 mg/d,并依病情减量或停药,一般病程不超过 2 周。慢性期一般不用激素,但如为慢性迁延性病毒性心肌炎或心肌的损害释放自身抗原,激发或加重自身免疫反应时,应用激素治疗可抑制免疫反应,减轻心肌炎病变,提高生存率。

2.其他免疫抑制药

①糖皮质激素＋硫唑嘌呤,心肌炎性浸润减轻,左心室射血分数提高。②普乐可复(FK-506)作用强,抑制 T、B 细胞功能似乎较好。③FTY720新型合成制剂,作用机制有待阐明。

(四)免疫调节剂

目前多数研究发现病毒性心肌炎患者存在免疫失控,故使用免疫调节剂治疗病毒性心肌炎可能有益。常用药物包括①干扰素:抗病毒及调节细胞免疫作用已被肯定。许多研究均提示它对病毒性心肌炎有防治作用,能抑制心肌内病毒复制。每支 1.5～2.5 万 U,每天 1～2 支肌内注射,2 周为一疗程。②胸腺素:刺激 T 淋巴细胞成熟,增加 E 花环的形成,增强主动免疫功能。每天肌内注射 10 mg,共 3 个月,然后改为 10 mg,2 天 1 次,共 6 个月。③免疫核糖核酸:一种传递免疫信息的物质,能将供体的免疫信息传递给受体,具有免疫重建作用。每 2 周皮下或肌内注射 3 mg,共 3 个月,以后每月注射 3 mg,连续 6～12 个月。④转移因子:能调节和增强机体免疫功能。每次肌内或皮下注射 1 mg,每周 1～2 次。⑤多克隆免疫球蛋白及肿瘤坏死因子-α 抗体:可用于病毒性心肌炎的治疗。在儿童患者中,大剂量的人血丙种球蛋白静脉滴注可加快心脏的恢复,减少病死率。

(五)纠正心律失常,防治心衰和休克

1.心律失常的治疗

病毒性心肌炎常并发各种心律失常,处理方法与一般心律失常相同,但忌用 β 受体拮抗药。处理原则:①疗效好、不良反应少。②有循证医学证据。③病情危重,影响血流动力学,先静脉给药,有效或病情稳定者,改为口服。室上性心律失常,包括房性、交界性期前收缩,阵发性室上性心动过速,心房扑动及颤动等,可选用普罗帕酮、莫雷西嗪、胺碘酮等,心房扑动或颤动也可用毛花苷丙、毒毛花苷 K 等。室性心律失常,可用胺碘酮、利多卡因、普罗帕酮、美西律等,心室颤动可用电复律或安装临时/永久起搏器等。缓慢心律失常,根据病情选用阿托品、激素或安装临时/永久起搏器等。目前有学者认为,出现缓慢心律失常者,尽早安装临时起搏器,可避免药物的不良反应,有利于患者的康复。

2.防治心衰及休克

急性病毒性心肌炎出现心衰或休克,多数提示炎症范围广、病情重,需尽快抢救、合理治疗。心力衰竭处理方法与一般心衰基本相同,即半坐卧位、低盐饮食、吸氧,给予强心药物、利尿药物、血管扩张药。心肌炎患者对洋地黄类药物的耐受性较低,用量为常规剂量的 1/2～2/3。利尿应避免过度,防止发生低血压,注意水、电解质、酸碱平衡。严重心力衰竭同时伴有低血压、休克时,应给予床边血流动力学监测。在监测下应用多巴胺、多巴酚丁胺等药物,并在血压提升后联用降低心脏负荷的药物如硝普钠、硝酸甘油、乌拉地尔等。当上述治疗效果不满意时,暂时的机械辅助循环如主动脉内球囊反搏术、部分或完全心肺转流术可能帮助患者度过危险期。

(六)中药治疗

黄芪有抗病毒及调节免疫力的功能,对干扰素系统有激活作用,在淋巴系统中可诱导生成 γ 干扰素。用法:每天肌内注射 1～2 次黄芪注射液(每支 2 mL,含黄芪 4 g)或静脉滴注 5% 葡萄糖注射液 500 mL 内加黄芪注射液 4～5 支,每天 1 次。此外,生脉饮对心肌炎有好处;板蓝根、牛磺酸、连翘、大青叶、虎杖、苦参等中药有研究认为对病毒性心肌炎可能有效。但因实验设计及诊断标准的偏差,上述中药是否对病毒性心肌炎有确切疗效,还有待于进一步观察研究。

(七)钙拮抗药、α_1 受体拮抗药和血管紧张素转化酶抑制药

动物研究表明,这些药物可减少心脏负荷,减轻心肌损伤,具有明显的心肌保护作用,是治疗病毒性心肌炎的有潜力药物,但在人类心肌炎中的疗效有待研究。

第三章　消化系统疾病

第一节　急性胃炎

胃炎是一种病理状态,指胃黏膜对各种损伤的炎症反应过程,通常包括上皮损伤、黏膜炎症反应和上皮细胞再生三个过程。根据临床发病的缓急和病程的长短、内镜与组织学标准,胃炎可以分为急性胃炎及慢性胃炎,其中急性胃炎以粒细胞浸润为主,慢性胃炎以单核细胞浸润为主。根据病变累及部位,胃炎可分为胃窦胃炎、胃体胃炎和全胃炎。根据不同病因,胃炎可分为幽门螺杆菌相关性胃炎、自身免疫性胃炎、应激性胃炎及特殊类型胃炎等。根据病理改变,胃炎可分为非萎缩性胃炎、萎缩性胃炎。

急性胃炎是各种病因引起的广泛性或局限性胃黏膜的急性炎症。内镜检查以一过性胃黏膜充血、水肿、出血、糜烂或浅表溃疡为特点。病理学以胃黏膜固有层见中性粒细胞为主的炎性细胞浸润为特点。按照病理改变不同,急性胃炎通常分为急性糜烂性胃炎、特殊病因引起的急性胃炎(如急性腐蚀性胃炎、急性化脓性胃炎、急性感染性胃炎等)。

一、急性糜烂性胃炎

急性糜烂性胃炎又称急性糜烂出血性胃炎、急性胃黏膜病变,是指各种病因引起的,以胃黏膜糜烂、出血为特征的急性胃黏膜病变,是上消化道出血的重要病因之一,约占上消化道出血的 20%。

(一)病因及发病机制

引起急性糜烂性胃炎的常见病因如下。

1.药物

常见的药物有非甾体抗炎药如阿司匹林、吲哚美辛、保泰松,肾上腺皮质激素以及一些抗肿瘤化疗药物等。可能的机制有:非甾体抗炎药呈弱酸性,可直接损伤胃黏膜;同时,非甾体抗炎药还可通过抑制环氧合酶-1 的合成,阻断花生四烯酸代谢为内源性前列腺素(前列腺素在维持胃黏膜血流和黏膜屏障完整性方面有重要作用),从而削弱胃黏膜的屏障功能;此外,国内外动物研究发现,非甾体抗炎药能够抑制氧自由基清除,氧自由基增加使膜脂质过氧化,造成胃黏膜的应激性损害。肾上腺皮质激素可使盐酸和胃蛋白酶分泌增加、胃黏液分泌减少、胃黏膜上皮细胞的更新速度减慢而导致本病。某些抗肿瘤药(如氟尿嘧啶)对快速分裂的细胞(如胃肠道黏膜细胞)产生明显的细胞毒作用。还有一些铁剂及某些抗菌药物等均有可能造成黏膜刺激性损伤。

2.乙醇

乙醇能在胃内被很快吸收,对胃黏膜的损伤作用较强,其致病机制主要有以下几个方面。①对胃黏膜上皮细胞的直接损伤:乙醇有亲脂性和溶脂性能,能够破坏胃黏膜屏障功能及上皮细胞的完整,导致上皮细胞损害脱落。②对黏膜下血管的损伤:主要引起血管内皮细胞损伤、血管扩张、血浆外渗、小血管破裂、黏膜下出血等改变,造成胃黏膜屏障功能破坏,引起胃黏膜损伤。③黏膜上皮及血管内皮损伤引起局部大量炎症介质产生,导致中性粒细胞浸润,局部细胞损伤进一步加重。④部分患者由于黏膜下血管扩张,出现一过性胃酸分泌升高,加重局部损伤。

3.应激

引起应激的主要因素有:严重感染、严重创伤、大手术、大面积烧伤、休克、颅内病变、败血症和其他严重脏器病变或多器官功能衰竭等。上述应激源引起的急性胃黏膜损害被称为应激性溃疡,其中烧伤引起的称 Curling 溃疡,中枢神经系统病变引起的称 Cushing 溃疡。引起的机制可能有:严重应激可使交感神经兴奋性增强,外周及内脏血管收缩,胃黏膜血流减少,引起胃黏膜缺血、缺氧,对各种有害物质的敏感性增加;胃黏膜缺血时,不能清除逆向弥散的氢离子,氢离子损害胃黏膜并刺激肥大细胞释放组胺,使血管扩张、通透性增加;应激状态下可使 HCO_3^- 分泌减少,黏液分泌不足,前列腺素合成减少,削弱胃黏膜屏障功能;同时儿茶酚胺分泌增加,胃酸分泌增加,导致胃黏膜损伤、糜烂、出血,严重者可发生急性溃疡。

4.胆汁反流

幽门关闭不全、胃切除(主要是 Billroth Ⅱ式)术后可引起十二指肠—胃反流,反流液中的胆汁和胰液等组成的碱性肠液中的胆盐、溶血卵磷脂、磷脂酶 A 和其他胰酶可破坏胃黏膜屏障,导致 H^+ 弥散,损伤胃黏膜。同时胰酶能催化卵磷脂形成溶血卵磷脂,从而加强胆盐的损害,引起急性炎症。

(二)病理

本病典型表现为广泛的糜烂、浅表性溃疡和出血,常有簇状出血病灶,病变多见于胃底及胃体部,有时也累及胃窦。组织学检查见胃黏膜上皮失去正常柱状形态而呈立方形或四方形,并有脱落,黏膜层出血伴急性炎性细胞浸润。

(三)临床表现

急性糜烂性胃炎是上消化道出血的常见病因之一,呕血和黑便是本病的主要表现。出血常为间歇性,大量出血可引起晕厥或休克。不同病因所致的急性糜烂性胃炎临床表现不一,病情轻重不一,可无症状或被原发病症状掩盖。

患者发病前多有服用非甾体抗炎药、酗酒、烧伤、大手术、颅脑外伤、重要器官功能衰竭等应激状态病史。短期内服用非甾体抗炎药造成的急性糜烂性胃炎大多数症状不明显,少数出现上腹部疼痛、腹胀等消化不良的表现,上消化道出血较常见,但一般出血量较少,以黑便为主,呈间歇性,可自行停止。乙醇引起的急性糜烂性胃炎常在饮酒后 0.5～8.0 小时突发上腹部疼痛、恶心、呕吐,剧烈呕吐可导致食管贲门黏膜撕裂综合征,可出现呕血、黑便。应激性溃疡主要临床表现为上消化道出血(呕血或黑便),严重者可出现失血性休克,多发生在原发疾病发生的 2~5 天内,少数可延至 2 周。原发病越重应激性溃疡发生率越高,病死率越高。应激性溃疡穿孔时可出现急腹症症状及体征。胆汁反流易引起上腹饱胀,食欲减退,严重者可呕吐黄绿色胆汁,伴烧心感。

(四)辅助检查

1.血液检查

血常规一般正常。若短时间内大量出血可出现血红蛋白浓度、红细胞计数及红细胞比容降低。

2.大便常规及潜血试验

上消化道出血量为 5~10 mL 时大便潜血试验阳性。

3.胃镜检查

24~48 小时内行急诊胃镜检查可见胃黏膜糜烂、出血或浅表溃疡,多为弥散性,也可局限性。应激所致病变多位于胃体和胃底,而非甾体抗炎药或乙醇所致病变以胃窦为主。超过 48 小时病变可能已不复存在。

(五)诊断和鉴别诊断

近期有服药史、严重疾病、大量饮酒史等,短期内出现上腹部疼痛不适,甚至呕血黑便者需考虑本病,结合急诊胃镜检查有助于诊断。必须指出的是,急诊胃镜检查须在 24~48 小时内进行。消化性溃疡可以上消化道出血为首发症状,需与本病区分,急诊胃镜检查有助于鉴别诊断。对于有肝炎病史,并有肝功能减退和门静脉高压表现如低蛋白血症、腹水、侧支循环建立等,结合胃镜检查可与本病鉴别。

(六)治疗

(1)防治原则:注意高危人群,消除病因,积极治疗原发病,缓解症状,促进胃黏膜再生修复,防止发病及复发,避免并发症。

(2)一般治疗:去除病因,治疗原发病。患者应卧床休息,禁食或流质饮食,保持安静,烦躁不安时给予适量的镇静剂,如地西泮。出血明显者应保持呼吸道通畅,必要时吸氧。密切观察生命体征等。

(3)黏膜保护剂:可应用黏膜保护剂如硫糖铝、铝碳酸镁、替普瑞酮和米索前列醇等药物。

(4)抑酸治疗:轻症者可口服 H2 受体拮抗药及质子泵抑制药,较重者建议使用质子泵抑制药,如奥美拉唑、兰索拉唑、泮托拉唑、雷贝拉唑、埃索美拉唑等。

(5)对于大出血者,积极按照上消化道大出血处理原则处理。

(七)预防

对于必须服用非甾体抗炎药的患者,应减小剂量或减少服用次数,加服抑制胃酸或前列腺素的药物,可以有效预防急性糜烂性胃炎。对严重感染、严重创伤、大手术、大面积烧伤、休克、颅内病变、败血症和其他严重脏器病变或多器官功能衰竭等应激状态患者应该给予抑酸或制酸药物治疗,以维持胃内 pH 在 3.5~4.0,这可以有效预防急性胃黏膜病变的发生。

二、急性腐蚀性胃炎

吞服强酸、强碱及其他腐蚀剂所引起的胃黏膜腐蚀性炎症,称急性腐蚀性胃炎。

（一）病因

强酸（如浓盐酸、硫酸、硝酸等）、强碱（如氢氧化钾、氢氧化钠等）和其他腐蚀剂均可引起腐蚀性胃炎。胃壁损伤程度与吞服的腐蚀剂剂量、浓度以及胃内情况有关。

（二）病理

主要病理变化为黏膜充血、水肿、糜烂、溃疡和黏液增多，重者胃黏膜出血、坏死甚至穿孔。

（三）诊断

1.临床表现

有吞服强酸、强碱等腐蚀剂史，吞服腐蚀剂后，最早出现口腔、咽喉、胸骨后及上腹部剧烈疼痛，常伴有吞咽疼痛、咽下困难、恶心呕吐、呕吐物呈血样。严重者可出现食管或胃穿孔的症状，甚至发生虚脱、休克。查体可发现唇、口腔、咽喉因接触各种腐蚀剂而产生颜色不同的灼痂，如硫酸致黑色痂、盐酸致灰棕色痂、硝酸致深黄色痂、乙酸或草酸致白色痂、强碱致透明性水肿等。上腹部明显压痛，胃穿孔者可出现腹膜炎体征。

2.特殊检查

胃穿孔者行腹部 X 线检查可见膈下气影。内镜检查可致穿孔，应慎用。

3.诊断要点

根据吞服强酸、强碱等腐蚀剂病史，结合临床表现及 X 线检查可作出诊断。

（四）治疗

（1）禁食、禁洗胃，使用催吐剂。尽早饮蛋清或牛乳稀释。强碱不能用酸中和，强酸在牛乳稀释后可服氢氧化铝凝胶 60 mL。

（2）积极防治休克、镇痛。剧痛时慎用吗啡、哌替啶，以防掩盖胃穿孔的表现。喉头水肿致呼吸困难者，可行气管切开并吸氧。

（3）防治感染：可选用青霉素、氨苄西林、头孢菌素等广谱抗菌药物。

（4）输液：维持内环境平衡，必要时静脉高营养补液。

（5）急性期过后，可施行食管扩张术以预防食管狭窄，幽门梗阻者可行手术治疗。

（五）预后

取决于吞服腐蚀剂的浓度与剂量，有无并发休克和胃穿孔。

三、急性化脓性胃炎

急性化脓性胃炎是化脓性细菌感染所致的以胃黏膜下层病变为主的胃壁急性化脓性炎症，又称急性蜂窝织炎性胃炎，是一种少见的重症胃炎，病死率高，男性多见，发病年龄多在30～60 岁，免疫力低下、高龄、酗酒为高危因素，行内镜下黏膜切除和胃息肉切除术为医源性高危因素。

（一）病因及发病机制

急性化脓性胃炎是由化脓性细菌感染侵犯胃壁所致，常见的致病菌为溶血性链球菌，约占70%，其次为金黄色葡萄球菌、肺炎球菌及大肠埃希菌等。细菌主要通过血液循环或淋巴播散侵入胃壁，常继发于其他部位的感染病灶，如败血症、感染性心内膜炎、骨髓炎等疾病；细菌也可通过受损害的胃黏膜直接侵入胃壁,常见于胃溃疡、胃内异物创伤或手术、慢性胃炎、胃憩室、胃癌等所致胃黏膜损伤,吞下的致病菌可通过受损的黏膜侵犯胃壁。胃酸分泌减少致胃内杀菌能力减弱和胃黏膜防御再生能力下降是本病的诱因。

(二)病理

化脓性细菌侵入胃壁后,经黏膜下层扩散,引起急性化脓性炎症,可遍及全胃,但很少超过贲门或幽门,最常见于胃远端的1/2。病变在黏膜下层,胃黏膜表面发红,可有溃疡、坏死、糜烂及出血,胃壁由炎症肿胀而增厚变硬。胃壁可呈弥漫脓性蜂窝织炎或形成局限的胃壁脓肿,切开胃壁可见有脓液流出。严重化脓性炎症时,病变可穿透固有肌层及浆膜层,导致穿孔。显微镜下可见黏膜下层大量中性粒细胞浸润,有出血、坏死及血栓形成。

(三)临床表现

本病常以急腹症形式发病,表现为突然出现上腹部疼痛,可进行性加重,前倾坐位时有所缓解,卧位时加重,伴寒战、高热、恶心、呕吐,上腹部肌紧张和明显压痛。严重者早期即可出现周围循环衰竭。随着病情的发展,可见呕吐脓性物和坏死的胃黏膜组织,出现呕血、黑便、腹膜炎体征和休克,可并发胃穿孔、弥散性腹膜炎、血栓性门静脉炎及肝脓肿。

(四)辅助检查

1.实验室检查

外周血白细胞计数增多,多在10×10^9/L以上,以中性粒细胞为主,并出现核左移现象,白细胞内可出现中毒颗粒。胃内容物涂片或培养多可找到致病菌。呕吐物检查有坏死黏膜混合呕吐脓性物。腹水、血液细菌培养可发现致病菌。胃液分析胃酸减少或消失。

2.X线检查

部分患者腹部X线检查可显示胃扩张或局限性肠胀气,胃壁内有气泡存在。X线钡餐检查可导致患者胃穿孔,一般应列为禁忌。

3.胃镜检查

胃镜可明确胃黏膜病变范围及程度。胃镜下见胃黏膜糜烂、充血及溃疡性病变,由于黏膜明显肿胀,可形成肿瘤样外观,故超声胃镜检查也可无明显胃黏膜影像。

4.B超检查

显示胃壁明显增厚。

(五)诊断和鉴别诊断

1.诊断

临床表现以全身脓毒血症和急性腹膜炎症为其主,起病突然,常有急性剧烈上腹痛、恶心呕吐,呕吐物为脓样物,伴上腹压痛、反跳痛及腹肌紧张,有寒战、高热、白细胞升高。对有上述表现而无活动性消化性溃疡及无急性胆囊炎史,且血清淀粉酶正常者,可考虑本病。

胃镜下该病表现为:胃黏膜急性红肿充血,有坏死、糜烂及脓性分泌物,胃壁增厚,可误判为胃壁浸润病变或胃癌。有的仅累及胃远侧部分。

2.鉴别诊断

(1)消化性溃疡合并急性穿孔:常突然起病,出现急性剧烈上腹痛、恶心呕吐,伴上腹压痛、反跳痛及腹肌紧张等急性腹膜炎征象,血白细胞升高,腹部平片可有膈下游离气体。对于少数无痛性溃疡而以急性穿孔为首发症状,与本病不易鉴别。确诊需手术或胃镜取病理,提示化脓性胃炎,胃壁各层都有明显而广泛的化脓性改变或者形成局限的胃壁脓肿。消化性溃疡胃壁不会出现化脓性改变,相关影像学检查消化性溃疡胃壁内一般无由气泡形成的低密度改变。

(2)急性胆囊炎:可以有剧烈腹痛、恶心、呕吐、发热等症状。典型的患者,疼痛常与进食油腻有关,位于右上腹,可放射至腰背部,Murphy征阳性,部分患者可伴有黄疸。对不典型的患者,需行腹部B超或其他影像学检查协助诊断。

(3)急性胰腺炎:可有剧烈上腹痛、恶心、呕吐、腹胀等症状,常见的诱因为胆道疾病、大量饮酒及暴饮暴食,腹痛以中上腹为主,向腰背部呈带状放射。重症胰腺炎可出现腹膜炎与休克,血尿淀粉酶的动态变化、腹部B超及CT对确诊有帮助。胃壁病理组织学无化脓性改变。

(4)胃癌:因有胃壁浸润病变导致胃壁增厚,有时与化脓性胃炎镜下表现类似。但该病一般无剧烈上腹痛及腹膜炎体征,无中毒症状,腹部平片胃腔无大量积气,一般无膈下游离气体,病理组织学可见肿瘤细胞而无化脓性改变可相鉴别。

(六)治疗

急性化脓性胃炎治疗成功的关键在于早期诊断,及早给予积极治疗,静脉使用大剂量抗菌药物控制感染,纠正休克,行全胃肠外营养和维持水电解质酸碱平衡,可选用胃黏膜保护剂。如经抗菌药物等药物治疗无效或并发胃穿孔、腹膜炎者应及时行手术治疗。

(七)预后

本病诊断困难而导致治疗不及时,预后差、病死率高,因此提高对本病的重视及早期诊治是降低病死率的关键。

四、急性感染性胃炎

急性感染性胃炎是由细菌、病毒及其毒素引起的急性胃黏膜非特异性炎症。

(一)病因及发病机制

由细菌及其毒素引起的急性胃黏膜非特异性炎症。常见致病菌为沙门菌、嗜盐菌、致病性大肠埃希菌等,常见毒素为金黄色葡萄球菌毒素或毒素杆菌毒素,尤其是前者较为常见。进食被细菌或毒素污染的食物数小时后即可发生胃炎或同时合并肠炎,即急性胃肠炎。近年,病毒感染引起本病者渐多。急性病毒性胃肠炎大多由轮状病毒及诺沃克病毒引起。轮状病毒在外界环境中比较稳定,在室温中可存活7个月,耐酸,粪-口传播为主要传播途径。诺沃克病毒对各种理化因子有较强抵抗力,感染者的吐泻物有传染性,污染食物常引起暴发流行,吐泻物污染环境则可形成气溶胶,经空气传播。

(二)病理

病变多为弥散性,也可为局限性,仅限于胃窦部黏膜。显微镜下表现为黏膜固有层炎性细胞浸润,以中性粒细胞为主,也有淋巴细胞、浆细胞浸润。黏膜水肿、充血以及局限性出血点、小糜烂坏死灶在显微镜下清晰可见。

(三)临床表现

临床上以感染或进食细菌毒素污染食物后所致的急性单纯性胃炎为多见。一般起病较急,在进食污染食物后数小时至 24 小时发病,症状轻重不一,表现为中上腹不适、疼痛,甚至剧烈的腹部绞痛、畏食、恶心、呕吐,因常伴有肠炎而有腹泻,大便呈水样,严重者可有发热、呕血和(或)便血、脱水、休克和酸中毒等症状。伴肠炎者可出现发热、中下腹绞痛、腹泻等症状。查体可见上腹部或脐周压痛,肠鸣音亢进。实验室检查可见外周血白细胞总数增多,中性粒细胞比例升高。伴有肠炎者大便常规可见黏液及红、白细胞,部分患者大便培养可检出病原菌。内镜检查可见胃黏膜明显充血、水肿,有时见糜烂及出血点,黏膜表面覆盖黏稠的炎性渗出物和黏液。但内镜不必作为常规检查。轮状病毒引起的胃肠炎多见于 5 岁以下儿童,冬季为发病高峰,有水样腹泻、呕吐、腹痛、发热等症状,并常伴脱水,病程约 1 周。诺沃克毒性胃肠炎症状较轻,潜伏期为 1~2 天,病程平均 2 天,无季节性,症状有腹痛、恶心、呕吐、腹泻、发热、咽痛等。

(四)诊断和鉴别诊断

根据病史、临床表现,诊断并不困难。需注意与早期急性阑尾炎、急性胆囊炎、急性胰腺炎等鉴别。

(五)治疗

1.一般治疗

应去除病因,卧床休息,停止一切对胃有刺激的食物或药物,给予清淡饮食,必要时禁食,多饮水,腹泻较重时可饮糖盐水。

2.对症治疗

①腹痛者可行局部热敷,疼痛剧烈者给予解痉止痛药,如阿托品、复方颠茄片、山莨菪碱等。②剧烈呕吐时可注射甲氧氯普胺(胃复安)。③必要时给予口服质子泵抑制药,如奥美拉唑、泮托拉唑、兰索拉唑等,减少胃酸分泌,以减轻黏膜炎症;也可应用铝碳酸镁或硫糖铝等抗酸药或黏膜保护药。

3.抗感染治疗

一般不需要抗感染治疗,严重或伴有腹泻时可选用小檗碱(黄连素)、呋喃唑酮(痢特灵)、磺胺类制剂、诺氟沙星(氟哌酸)等喹诺酮制剂、庆大霉素等抗菌药物,但需注意药物的不良反应。

4.维持水、电解质及酸碱平衡

呕吐、腹泻导致水、电解质紊乱时,轻者可给予口服补液,重者应予静脉补液,可选用 0.9% 氯化钠注射液或 5% 葡萄糖氯化钠注射液,并注意补钾;对于有酸中毒者可用 5% 碳酸氢钠注射液予以纠正。

(六)预后

本病为自限性疾病,病程较短,去除病因后可自愈,预后较好。

第二节　慢性胃炎

慢性胃炎系指不同病因引起的胃黏膜的慢性炎症或萎缩性病变。一般分为慢性浅表性胃炎和慢性萎缩性胃炎或二者兼有。临床非常多见。

一、病因

(一)生物因素
细菌尤其是幽门螺杆菌(Hp)感染,是慢性胃炎的重要病因。在慢性活动性胃炎中,Hp检出率可达90%。

(二)物理因素
长期饮酒、浓茶、浓咖啡,吃过热、过冷、过于粗糙的食物,可导致胃黏膜的损伤。

(三)化学因素
某些药物(非甾体抗炎药、洋地黄等)、长期吸烟、胆汁反流等均可破坏胃黏膜屏障。

(四)免疫因素
慢性萎缩性胃炎患者的血清中能检出壁细胞抗体,伴有贫血者还能检出内因子抗体。

(五)其他
尿毒症、慢性心衰、肝硬化合并门静脉高压、营养不良均可引起慢性胃炎。

二、病理

(一)慢性浅表性胃炎
以胃小凹之间的固有膜内有炎性细胞浸润为特征,胃腺体则完整。炎性细胞浸润仅限于胃黏膜的上1/3者为轻度,炎性细胞浸润胃黏膜1/3～2/3者为中度,浸润达全层者为重度。

(二)慢性萎缩性胃炎
本病可见腺体萎缩、数目减少,胃黏膜变薄,黏膜肌层增厚。有些可见幽门腺化生和肠腺化生。其萎缩程度分为轻、中、重度。轻度:胃黏膜厚度正常,腺体减少不超过原有的1/3。中度:胃黏膜变薄,腺体排列紊乱,其数目减少半数左右,黏膜肌层增厚。重度:胃黏膜明显变薄,腺体减少超过半数,黏膜肌层明显增厚。

三、临床表现

(1)症状无特异性,多数慢性非萎缩性胃炎患者无任何症状。少数患者可有上腹痛或不适、早饱、嗳气、恶心等非特异性消化不良症状。如有胃黏膜糜烂者可出现少量或大量上消化道出血,长期少量出血可引起缺铁性贫血。胃体萎缩性胃炎可出现恶性贫血,常有全身衰弱、疲软、神情淡漠、隐性黄疸等表现,消化道症状一般较少。

(2)体征:体征多不明显,有时上腹轻压痛,胃体胃炎严重时可有舌炎和贫血的体征。

四、辅助检查

(一)胃镜检查
(1)慢性胃炎的诊断主要依据胃镜所见和胃黏膜组织病理检查。按照胃炎的分类和分级——新悉尼系统标准要求,完整的诊断应包括病因、部位和形态学三方面。例如诊断为"胃窦为主慢性活动性 Hp 胃炎""非甾体抗炎药相关性胃炎"。凡有上消化道症状者都应进行胃镜检查,以除外早期胃癌、胃溃疡等疾病。中年妇女患者应做胆囊超声检查,排除胆囊结石的可能。

(2)内镜下慢性非萎缩性胃炎可见红斑(点状、片状、条状),黏膜粗糙不平,出血点(斑),黏膜水肿及渗出等,尚可见糜烂及胆汁反流。萎缩性胃炎则主要表现为黏膜色泽白,不同程度的皱襞变平或消失。在不过度充气状态下,可透见血管纹,轻度萎缩时见到模糊的血管,重度时看到明显血管分支。内镜下肠化黏膜呈灰白色颗粒状小隆起,也可以呈平坦或凹陷外观。如观察到黑色附着物,通常提示糜烂出血。

(3)病理组织学检查:萎缩的确诊依赖于病理组织学检查。萎缩的肉眼与病理之符合率仅为 38%～78%,这与多灶性萎缩性胃炎的胃黏膜萎缩呈灶状分布有关。一些因素可影响结果的判断,如:①活检部位的差异。②Hp 感染时胃黏膜大量炎症细胞浸润,形如萎缩,但根除 Hp 后胃黏膜炎症细胞消退,黏膜萎缩、肠化可望恢复。活组织病理学检查时可同时检测 Hp,并可在内镜检查时多取 1 块组织做快速尿素酶检查以增加诊断的可靠性。内镜检查和胃黏膜组织学检查结果与慢性胃炎患者症状的相关分析表明,患者的症状缺乏特异性,且症状之有无及严重程度与内镜所见及组织学分级并无肯定的相关性。慢性萎缩性胃炎的临床表现不仅缺乏特异性,而且与病变程度并不完全一致。

(二)X 线钡餐检查

依靠 X 线钡餐检查诊断慢性胃炎的价值不如胃镜和病理组织学。

五、治疗原则

慢性非萎缩性胃炎的治疗目的是缓解消化不良症状和改善胃黏膜炎症。治疗应尽可能针对病因,遵循个体化原则。消化不良症状的处理与功能性消化不良相同。无症状及 Hp 阴性的非萎缩性胃炎无须特殊治疗。

(一)一般治疗

不论其病因如何,均应戒烟、忌酒,避免使用损害胃黏膜的药物(如非甾体抗炎药等)以及避免食用对胃黏膜有刺激性的食物和饮品,如过于酸、甜、咸、辛辣和过热、过冷食物、浓茶、咖啡等。饮食宜规律,少吃油炸烟熏腌制食品,不吃腐烂变质食物,多吃新鲜蔬菜和水果,所食食品要新鲜并营养丰富,保证有足够的蛋白质、维生素(如维生素 C 和叶酸)及铁质摄入,精神上乐观,生活要规律。

(二)针对病因或发病机制的治疗

(1)根除 Hp:慢性非萎缩性胃炎的主要症状为消化不良,其症状应归属于功能性消化不良范畴。目前国内外均推荐对 Hp 阳性的功能性消化不良行根除治疗。因此,有消化不良的 Hp 阳性慢性非萎缩性胃炎患者均应根除 Hp。另外,如果伴有胃黏膜糜烂,也应根除 Hp。大量研究表明,根除 Hp 可使胃黏膜组织学得到改善;对预防消化性溃疡和胃癌的发生有重要意义;对改善或消除消化不良症状具有费用—疗效比优势。

（2）保护胃黏膜：硫糖铝、瑞巴派特、替普瑞酮、吉法酯、依卡倍特适用于有胆汁反流、胃黏膜损伤症状明显者。

（3）抑制胆汁反流：促动力药可防止或减少胆汁反流；胃黏膜保护药，特别是有结合胆酸作用的铝碳酸镁制剂，可增强胃黏膜屏障、结合胆酸，从而减轻或消除胆汁反流所致的胃黏膜损害。

（4）促动力药：如多潘立酮、马来酸曲美布丁、莫沙必利、盐酸伊托必利主要用于上腹饱胀、恶心或呕吐等为主要症状者。

（5）有胃黏膜糜烂和（或）以反酸、上腹痛等症状为主者，可根据病情或症状严重程度选用抗酸药、H_2受体拮抗药或质子泵抑制药。

（6）助消化治疗：对于伴有腹胀、食欲缺乏等消化不良症状而无明显胃灼热、反酸、上腹饥饿痛症状者，可选用含有胃蛋白酶、胰酶和复合酶制剂治疗。

（7）对贫血的治疗：若为缺铁性贫血，应补充铁剂；大细胞性贫血者根据维生素B_{12}或叶酸缺乏分别给予补充。

（8）抗抑郁药或抗焦虑治疗：可用于有明显精神因素的慢性胃炎伴消化不良症状患者，同时应予耐心解释或心理治疗。

（9）其他对症治疗：包括解痉镇痛、止吐等。

（10）关于手术问题：萎缩性胃炎和肠化不是手术的指征，对伴有息肉、异型增生或有局灶性凹陷或隆起者，应加强随访。

第三节　消化性溃疡

一、流行病学

消化性溃疡（PU）是十分常见的疾病。在美国，人群中约有10%（11%～14%的男性和8%的女性）的人一生中患过此病，年发病率为1.8%。日本40岁以上的男性职员十二指肠溃疡（DU）的年发病率为4.3%。挪威的一组研究资料显示，20～49岁的人群中十二指肠溃疡的发病率男性为0.2%，女性为0.09%，而胃溃疡（GU）的发病率两性相同。自20世纪70年代以来，美国和欧洲消化性溃疡门诊和住院患者数均下降，主要系由无并发症的十二指肠溃疡患者住院减少引起。然而，因溃疡病并发症住院的人数并未下降，特别是老年患者的人数反而上升。消化性溃疡的病死率总体呈下降趋势，其中胃溃疡的病死率较十二指肠溃疡高，75岁以上的老年患者尤其如此。

二、病因

（一）Hp感染

目前认为Hp是多数消化性溃疡患者的致病因素，支持这一观点的证据如下：

117

(1)前瞻性研究表明,Hp 阳性胃炎的患者 10 年内有 11%发展为溃疡病,而对照组溃疡病的发生率<1%。

(2)十二指肠溃疡患者 Hp 的检出率约 90%,而胃溃疡患者为 70%～90%。

(3)根除 Hp 感染能够预防溃疡病复发,这是支持 Hp 系溃疡病病因强有力的证据。

(4)根除 Hp 感染能减少溃疡病并发症的发生率。

(5)抗菌药与抑酸药联合应用较抑酸药能更快和更有效地促进溃疡愈合。

Hp 引起溃疡病的机制尚未完全明了,目前认为 Hp 的致病能力取决于细菌毒力、宿主遗传易感性和环境因素。细菌毒力因子与细菌定植、逃避宿主防御和损害宿主组织有关,毒力因子包括尿素酶、黏附因子、蛋白酶、脂肪酶、过氧化氢酶、超氧化物歧化酶、血小板激活因子等。一些菌株还合成其他增加毒性的毒力因子,它们被称为 cagA 致病岛的特殊基因序列编码,其次为编码空泡毒素蛋白的 VacA 基因。

Hp 也能诱导 B 淋巴细胞介导的免疫反应。黏膜的**免疫反应**诱使 IL-1、IL-6、IL-8 和 TNF-α 表达增加,使炎症和上皮损伤加重。部分细胞因子能趋化和激活单个核细胞和中性粒细胞,后者释放的介质能进一步损害上皮细胞,并参与溃疡的形成。Hp 的脂多糖成分与上皮细胞有交叉抗原,针对 Hp 的抗体能识别这些抗原,引起胃慢性炎症。

Hp 阳性患者的基础、24h、餐刺激和促胃液素释放肽(GRP)刺激的促胃液素水平显著高于根除 Hp 以后。Hp 感染者高促胃液素血症可能由胃窦 D 细胞减少或生长抑素及生长抑素 mRNA 水平下降引起。根除 Hp 感染后生长抑素 mRNA 的水平回升。与无症状 Hp 感染者相比,Hp 阳性十二指肠溃疡患者基础和 GRP 刺激酸分泌增加,它反映了机体对促胃液素刺激更为敏感。根除 Hp 感染后基础酸分泌量减少约 50%,GRP 刺激的酸分泌亦减少。根除 Hp 感染后,十二指肠溃疡患者十二指肠分泌碳酸氢盐的能力恢复正常。

不同部位的 Hp 感染引起溃疡的机制有所不同。以胃窦部感染为主的患者中,Hp 通过抑制 D 细胞活性,从而导致高胃泌素血症,引起胃酸分泌增加。同时,Hp 也直接作用于肠嗜铬样细胞(ECL 细胞),释放组胺引起壁细胞分泌增加。这种胃窦部的高酸状态易诱发十二指肠溃疡。以胃体部感染为主的患者中,Hp 直接作用于泌酸细胞,下调质子泵,引起胃酸分泌过少,易诱发胃溃疡和腺癌。

(二)非甾体抗炎药

非甾体抗炎药(NSAIDs)除传统药效外,阿司匹林可用于预防心脑血管疾病和结直肠癌的发生,因而增加了 NSAIDs 的用量。全世界每天约有 3 千万人摄入 NSAIDs,仅美国每天就有 1400 万人服用 NSAIDs。流行病学调查显示,在服用 NSAIDs 的人群中,15%～30%可患消化性溃疡,其中胃溃疡发生率为 12%～30%,十二指肠溃疡发生率为 2%～19%。NSAIDs 具有胃肠道毒性,轻者引起恶心和消化不良症状,重则导致胃肠道出血和穿孔。NSAIDs 使溃疡并发症(出血、穿孔等)发生的危险性增加 4～6 倍,而老年人中消化性溃疡及并发症的发生率和死亡率约 25%与 NSAIDs 有关。

NSAIDs 诱导胃黏膜损害的机制尚未完全明了,目前认为 NSAIDs 有局部和全身两种方式引起胃黏膜损害。阿司匹林和大多数 NSAIDs 都是弱有机酸,其等电点(pKa)为 3～5,在强酸(pH<2.5)的环境下呈非离子状态,能自由弥散通过细胞膜进入细胞内,在细胞内接近中性

的环境里解离出氢离子和相应的氢根离子。由于非离子状态 NSAIDs 通过细胞内外弥散达到平衡,所以 NSAIDs 在细胞内的浓度远高于细胞外——这一过程称为"离子捕获"。高浓度的离子对细胞有直接损害作用,其机制包括:增加氢离子反渗等异常的离子内流,这种情况在接触 NSAIDs 后迅速发生;干扰细胞能量代谢,引起细胞膜通透性改变和离子转运抑制;降低黏液层疏水性,从而在局部引起胃黏膜的浅表损害,表现为黏膜下出血和糜烂。NSAIDs 诱导的溃疡病可由其全身不良反应引起,主要作用机制为抑制胃黏膜内源性前列腺素特别是 PGE_1、PGE_2 和 PGI_2 的合成。前列腺素可通过多种途径参与胃黏膜的保护,包括:增加黏液和碳酸氢根分泌,维护黏液-碳酸氢根屏障的完整性;营养胃黏膜上皮细胞,促进受损上皮再生;增加黏膜血流量;具有一定程度的抑制胃酸分泌作用。因此,一旦黏膜前列腺素合成明显受损,就可能诱导溃疡病的发生。NSAIDs 诱导溃疡病的其他机制还有:NSAIDs 促进中性粒细胞黏附于血管内皮,干扰黏膜血液供应;增加白三烯 B4 合成;抑制 NO 合成,从而减少黏膜血流。此外,NSAIDs 能不可逆抑制血小板的前列环化酶(COX)的活性,干扰血小板凝聚,延长出血时间,参与上消化道出血等溃疡并发症的形成。

影响 NSAIDs 相关溃疡及其并发症的因素有如下几个方面。

1.既往病史

有溃疡病或胃肠道出血史者,NSAIDs 引起溃疡病并发症的危险性增加 14 倍,而且多于服药后 1～3 个月内出现。

2.年龄

出现 NSAIDs 相关溃疡并发症的概率与年龄呈线性关系。年龄超过 60 岁者危险性增加 5 倍。

3.药物剂量

NSAIDs 相关溃疡并发症的发生呈剂量依赖性,一组研究资料显示,摄入阿司匹林 300 mg/d 和 1200 mg/d 发生胃肠道出血的危险性增加 8 倍和 14 倍。此外,NSAIDs 特别是阿司匹林即使小剂量(如 30 mg/d)也能引起出血等并发症。

4.NSAIDs 与 Hp

虽为两个独立的致溃疡病因素,然而预先存在的 Hp 感染能增加摄入 NSAIDs 者患溃疡病的危险性,因此,Hp 阳性者如需要长期服 NSAIDs,则应根除 Hp 感染。

5.NSAIDs 的种类

化学上 NSAIDs 可被分为几类,不同的 NSAIDs 在吸收、药代动力学和用药方法上不同,但总的来说临床疗效和胃肠道不良反应方面差别不大。然而,非乙酰化的 NSAIDs 胃肠道不良反应较小,一些新型 NSAIDs(萘丁美酮和依托度酸)也较少引起胃肠道不良反应,其原因与它们对 COX-1 影响较小有关。选择性 COX-2 抑制药具有 NSAIDs 相同的解热镇痛效果,但很少有胃肠道不良反应,具有较广阔的应用前景。

6.NSAIDs 影响消化道的范围

除胃和十二指肠外,NSAIDs 也可引起空肠和回肠溃疡、出血和狭窄。与 NSAIDs 相关的结肠溃疡、狭窄和穿孔也有报道。此外,NSAIDs 还加重结肠憩室和血管畸形出血。

（三）吸烟

大量流行病学资料显示,吸烟者患溃疡病及其并发症的危险性增加。男女吸烟者患溃疡病的危险性均增加 2 倍以上,其发病率与吸烟量呈正相关。此外,吸烟者溃疡病并发症发生率也增加,溃疡病穿孔的危险性增加 10 倍。而且,溃疡病患者吸烟会干扰溃疡愈合。目前认为吸烟通过以下机制干扰溃疡的愈合:①吸烟增加胃酸分泌和胃泌酸黏膜对五肽促胃液素的敏感性。②吸烟显著延长胃对固体和液体的排空。③吸烟明显降低溃疡病患者(尤其是老年患者)胃十二指肠黏膜前列腺素的含量。④吸烟能减少近端十二指肠黏膜碳酸氢根的分泌。⑤吸烟妨碍氧自由基的清除,从而不利于溃疡的修复。

（四）遗传

流行病学调查发现,约 50％单卵双胞胎同患溃疡病,双卵双胞胎患溃疡病的危险性也增加。溃疡病患者第一代直系亲属溃疡病的发病率是普通人群的 3 倍以上。20％～50％的溃疡病患者有家族史。与遗传有关的其他因素包括 O 型血抗原、禾分泌 ABH 抗原和人类白细胞抗原（HLA）亚型（HLA-B5、HLA-B12、HLA-BW-35）。此外,一些罕见的遗传综合征如 MEN-Ⅰ 和系统性肥大细胞病也可并发溃疡病。

（五）与溃疡病伴发的疾病

溃疡病常与一些疾病伴随出现,如胃泌素瘤、系统性肥大细胞病、Ⅰ型多发性内分泌肿瘤、慢性肺部疾病、慢性肾衰竭、肝硬化、肾结石、α-抗胰蛋白酶缺乏症等。其他一些疾病也可能增加溃疡病的发生,包括克罗恩病、不伴Ⅰ型多发性内分泌肿瘤的甲状旁腺功能亢进、冠状动脉疾病、慢性胰腺炎等。

三、发病机制

（一）正常胃十二指肠黏膜防御机制

正常胃十二指肠黏膜防御机制包括三个层次,即上皮前、上皮和上皮后。上皮前的防御机制由黏液-碳酸氢盐屏障、黏液帽和表面活性磷脂组成。黏液层对酸反渗具有中度屏障作用,对胃蛋白酶和其他大分子屏障作用强。上皮细胞分泌的碳酸氢根进入黏液层内,形成 pH 梯度,以维持上皮细胞表面中性环境。胃肠腔酸化和前列腺素是刺激碳酸氢根分泌的重要因素。全身和局部血流障碍时碳酸氢根分泌减少,可部分解释应激性胃十二指肠黏膜损害的机制。黏液层的磷脂随同黏液一起分泌,它的非极性脂肪酸成分组成黏液层的疏水面,从细胞膜延伸至胃肠腔,从而阻止胃酸的渗透。胃十二指肠黏膜上皮细胞提供第二层防御,它包括上皮重建、上皮细胞 Na^+-H^+ 和 Cl^--HCO_3^- 之间交换、上皮细胞再生。当黏膜出现浅表损害时,受损面周边固有层颈黏液细胞区的上皮细胞向之迁移,覆盖创面,以维护黏膜上皮的完整性。上皮重建需要碱性微环境,在微丝的参与下迅速完成,而无须细胞分裂过程。在缺血和酸性环境中,上皮重建受阻。胃十二指肠黏膜受损时其表面可形成黏液帽,它由胶状黏液、纤维蛋白和细胞碎片组成,除了为创面提供额外的保护外,其下的 pH 接近中性,有助于上皮重建和修复。当黏液-碳酸氢盐屏障受损时,胃黏膜上皮细胞借 Na^+-H^+ 和 Cl^--HCO_3^- 之间交换以维护细胞内 pH 稳定。十二指肠上皮细胞也有 Na^+-HCO_3^- 交换,上述离子交换能清除进入细胞内的氢离子,维护细胞内的中性环境。上皮后的防御机制主要指足够的黏膜血液供应,它是维持正常上皮细胞功能和黏膜防御的基础。为了防止深层黏膜损害,壁细胞每分泌一个 H^+,其基底侧通过 $Cl^- - HCO_3^-$ 交换泵出一个 HCO_3^-,它通过血管网运送到胃腔面上皮细胞,然后由上皮细胞转运至黏液层。在这一过程中,既调节了上皮细胞内的 pH,又加固了黏液-碳酸氢盐屏障。如果出现黏膜血液供应障碍,则会削弱黏膜的防御机制。内源性前列腺素和 NO 能增加黏膜血流,是重要的黏膜保护因子,而中性粒细胞对血管内皮细胞的黏附及其释放的细胞因子则干扰黏膜血液供应。

(二)病理生理改变

多年来溃疡病的病理生理基础一直被认为是损害因素与保护因素失衡所致,目前仍认为溃疡病的发生无单一的致病模式,是多种因素综合作用的结果,分述如下。

1.酸分泌

胃酸在溃疡病特别是十二指肠溃疡致病机制中所起的作用不容置疑:①十二指肠溃疡患者壁细胞数高于正常人群,而且与最大刺激泌酸量一致。②有 10%～20% 的十二指肠溃疡患者基础胃酸分泌量(BAO)超过正常范围。③十二指肠溃疡患者平均夜间酸分泌较正常人群高,据认为与夜间迷走神经张力增高有关。④部分溃疡病患者两餐之间酸分泌也较正常人高,其原因与餐刺激酸分泌时间延长有关。⑤32% 的十二指肠溃疡患者最大胃酸分泌量(MAO)或最高胃酸分泌量(PAO)高于正常人上限。与十二指肠溃疡不同,多数胃溃疡患者基础和刺激性胃酸分泌在正常范围内,极少数患者甚至出现胃酸缺乏。胃溃疡似可在较少的胃酸环境下形成,可能与胃黏膜保护因素明显损害有关。部分胃溃疡患者对标准剂量的抗溃疡药物治疗反应不佳,而需要更大剂量的 H_2 受体拮抗药或 PPI 才显效也支持此观点。

2.促胃液素

人促胃液素是由 17～34 个氨基酸组成的环状结构,17 氨基酸促胃液素的浓度在胃窦最高,而 34 氨基酸促胃液素主要位于十二指肠。由于 Hp 致病可能通过促胃液素起作用,所以研究溃疡病促胃液素的变化时应了解 Hp 的感染情况。胃窦促胃液素功能亢进(也称为促胃液素细胞增生)是罕见的综合征,它具有家族遗传性,空腹和餐后血清促胃液素明显增高,促胃液素激发试验阴性,伴有高胃酸分泌,十二指肠溃疡常见。

3.黏膜屏障削弱

已有研究显示,一些胃或十二指肠溃疡的患者黏液屏障减弱,其机制尚不清楚。活动性十二指肠溃疡患者,十二指肠碳酸氢根的生成明显减少且这种变化与正常人群较少重叠。引起碳酸氢根减少的原因未完全明了,如前所述,前列腺素能促进胃十二指肠碳酸氢根生成,而在非活动性溃疡病时,这种功效明显减弱,提示细胞和亚细胞水平上碳酸氢根分泌缺陷。

4.胃排空异常

胃溃疡患者静息和刺激(酸和脂肪)后幽门括约肌的压力降低,推测幽门括约肌功能异常使十二指肠内容物反流到胃内,其中的胆酸(尤其是脱氧胆酸)、溶血磷脂酰胆碱和胰肽酶能对胃黏膜造成损伤。胃溃疡患者存在胃排空异常,由于胃溃疡侵犯黏膜肌层,所以不难理解这种胃排空功能改变。

5.黏膜血流

胃溃疡在邻近胃角处多发,此处以束状肌肉为主,黏膜血流直接来自胃左动脉而非黏膜下丰富的血管网。如前所述,NSAIDs诱导溃疡病发生的机制之一是干扰胃黏膜血流。已有研究显示,胃溃疡患者胃黏膜血流减少。因此,黏膜血流减少可能是溃疡病的共同致病因素之一。

四、临床表现

上腹痛是 PU 的主要症状,性质多为灼痛,亦可为钝痛、胀痛、剧痛或饥饿样不适感;疼痛多位于中上腹,可偏左或偏右;一般为轻至中度持续性痛。部分患者可无症状或症状较轻以致不为患者所注意,而以出血、穿孔等并发症为首发症状。典型的 PU 有如下临床特点:①慢性过程,病史可为数年至数十年。②周期性发作,发作与自发缓解相交替,发作期可为数周或数月,缓解期亦长短不一,短者数周、长者数年。③发作常有季节性,多在秋冬或冬春之交发病。④发作时上腹痛呈节律性,表现为空腹痛即餐后 2~4 h 或(和)午夜痛,腹痛多为进食或服用抗酸药所缓解,典型节律性表现在 DU 多见。

部分患者无上述典型表现的疼痛,而仅表现为无规律性的上腹隐痛或不适。具或不具典型疼痛者均可伴有反酸、嗳气、上腹胀等症状。

溃疡活动时上腹部可有局限性轻压痛,缓解期无明显体征。

五、辅助检查

(一)内镜检查

为确诊消化性溃疡首选的检查方法。其目的:确定有无病变、部位及分期;鉴别良、恶性溃疡;评价治疗效果;对合并出血者予以止血治疗等。内镜下将溃疡分为三期:活动期(A 期)溃疡呈圆形或椭圆形,覆厚黄或白色苔,边缘光滑,充血水肿,呈红晕环绕;愈合期(H 期)溃疡变浅缩小,表面薄白苔,周围充血水肿消退后可出现皱襞集中;瘢痕期(S 期)溃疡被红色上皮覆盖,渐变为白色上皮,纠集的皱襞消失。

(二)X 线钡餐检查

适用于对胃镜检查有禁忌或不愿接受胃镜检查者。溃疡的 X 线钡剂征象有直接和间接两种:①龛影是直接征象,对溃疡有确诊价值。②局部压痛、十二指肠球部激惹和球部畸形、胃大弯侧痉挛性切迹均为间接征象,仅提示可能有溃疡。

(三)Hp 检测

Hp 检测应列为消化性溃疡诊断的常规检查项目,因为有无 Hp 感染决定治疗方案的选择。

六、特殊类型的消化性溃疡

(一)复合溃疡

指胃和十二指肠同时发生的溃疡。DU 常先于 GU 出现。幽门梗阻发生率较高。复合溃疡中的 GU 较单独的 GU 癌变率低。

（二）幽门管溃疡

幽门管溃疡与 DU 相似，胃酸分泌较高。幽门管溃疡上腹痛的节律性不明显，对药物治疗反应较差，呕吐多见，较易发生幽门梗阻、出血和穿孔等并发症。

（三）球后溃疡

DU 大多发生在十二指肠球部。发生在十二指肠降段、水平段的溃疡称球后溃疡，多发生在十二指肠降段的初始部及乳头附近，溃疡多在后内侧壁，可穿透入胰腺。具 DU 的临床特点，但午夜痛及背部放射痛多见，对药物治疗反应较差，较易并发出血。严重的炎症反应可导致胆总管引流障碍，出现梗阻性黄疸或急性胰腺炎。

（四）巨大溃疡

指直径大于 2 cm 的溃疡。对药物治疗反应较差，愈合时间慢，易发生慢性穿透或穿孔。常见于有 NSAIDs 服用史及老年患者。

（五）无症状性溃疡

约 15％的 PU 患者可无症状，而以出血、穿孔等并发症为首发症状。可见于任何年龄，以老年人较多见。NSAIDs 引起的溃疡近半数无症状。

（六）老年人消化性溃疡

胃溃疡多见。临床表现多不典型，疼痛多无规律，较易出现体重减轻和贫血。GU 多位于胃体上部甚至胃底部，溃疡常较大，易误诊为胃癌。

（七）食管溃疡

食管溃疡常发生于食管下段，多为单发。主要症状是胸骨下段后方或高位上腹部疼痛，常在进食或饮水后出现，卧位时加重。多发于伴有反流性食管炎和滑动性食管裂孔疝的患者，也可发生于食管胃吻合术或食管空肠吻合术后。

（八）难治性溃疡

难治性溃疡是指经正规抗溃疡治疗而溃疡仍未愈合者。其因素可能有：①病因尚未去除，如仍有 Hp 感染，继续服用 NSAIDs 等致溃疡药物等。②穿透性溃疡、有幽门梗阻等并发症。③特殊病因，如克罗恩病、促胃泌素瘤。④某些疾病或药物影响抗溃疡药物吸收或效价降低。⑤误诊，如胃或十二指肠恶性肿瘤。⑥不良诱因存在，包括吸烟、酗酒及精神应激等。

（九）Dieulafoy 溃疡

多发生于距贲门 6 cm 以内的胃底贲门部。仅限于黏膜肌层的浅小溃疡，但黏膜下有易破裂出血的管径较粗的小动脉，即恒径动脉。恒径动脉是一种发育异常的血管，易形成迂曲或瘤样扩张，一旦黏膜受损，血管容易受损而引起大出血。

（十）Meckel 憩室溃疡

常见的先天性回肠末段肠壁上的憩室，憩室内常含有异位组织，最多见是胃黏膜，其次是胰腺组织、十二指肠和空肠黏膜。异位胃黏膜组织分泌胃酸引起憩室和周围黏膜产生溃疡。儿童多见，常表现为大量出血或穿孔。死亡者多为老年人，因延误诊断所致。

（十一）应激性溃疡

指在严重烧伤、颅脑外伤、严重外伤、脑肿瘤、大手术、严重的急性或慢性内科疾病等应激的情况下,在胃或十二指肠、食管产生的急性黏膜糜烂和溃疡。其中,严重烧伤引起的应激性溃疡又称为 Curling 溃疡;颅脑外伤、脑肿瘤或颅脑大手术引起的应激性溃疡又称为 Cushing 溃疡。主要表现是大出血且较难控制。内镜检查时溃疡多发生于高位胃体,呈多发性浅表性不规则的溃疡,直径多为 0.5~1.0 cm,周围水肿不明显,溃疡愈合后一般不留瘢痕。

七、消化性溃疡并发症

(一)上消化道出血

本病最常见并发症,发生率为 20%~25%。消化性溃疡也是上消化道出血的最常见原因,DU 多于 GU。10%~15% 的患者以出血为消化性溃疡的首见症状。

(二)穿孔

溃疡穿透浆膜层达游离腹腔导致急性穿孔,穿孔部位多为十二指肠前壁或胃前壁。临床症状为突然出现剧烈腹痛。腹痛常起始于右上腹或中上腹,持续而较快蔓延至全腹,也可放射至肩部(大多为右侧)。患者因腹痛剧烈而卧床,两腿卷曲而不愿移动。查体可见腹肌强直,有压痛和反跳痛。腹部 X 线检查示膈下有游离气体。十二指肠后壁和胃后壁溃疡穿透至浆膜层,易与邻近器官、组织粘连,穿孔时胃肠内容物不流入腹腔而在局部形成包裹性积液,则称为穿透性溃疡或溃疡慢性穿孔。后壁穿孔或穿孔较小者只引起局限性腹膜炎时,称亚急性穿孔。亚急性或慢性穿孔者可有局限性腹膜炎、肠粘连或肠梗阻征象,抗酸治疗效果差。

(三)幽门梗阻

大多由十二指肠和幽门管溃疡所致。溃疡周围组织的炎性充血、水肿可引起幽门反射性痉挛,此类幽门梗阻内科治疗有效,称为功能性或内科性幽门梗阻。反之,由溃疡愈合、瘢痕组织收缩或与周围组织粘连而阻塞幽门通道所致者,则属持久性,需经外科手术治疗,称为器质性或外科性幽门梗阻。梗阻引起胃潴留,呕吐更是幽门梗阻的主要症状。空腹时上腹部饱胀和逆蠕动的胃型以及上腹部振水音,是幽门梗阻的特征性表现。

(四)癌变

GU 癌变率在 1% 左右,DU 一般不发生癌变。长期 GU 病史,年龄 45 岁以上,溃疡顽固不愈者应提高警惕。对可疑癌变者,在胃镜下取多点活检做病理检查;在积极治疗后复查胃镜,直到溃疡完全愈合;必要时定期随访复查。

八、鉴别诊断

PU 应注意与下列疾病鉴别。

(一)胃癌

胃镜发现 GU 时,应注意与癌性溃疡鉴别,应常规在溃疡边缘取活检。对有 GU 的中老年患者,当溃疡迁延不愈时,应多点活检,并在正规治疗 6~8 周后复查胃镜,直到溃疡完全愈合。

(二)促胃液素瘤

促胃液素瘤是一种胃肠胰神经内分泌肿瘤,多位于胰腺和十二指肠,肿瘤通常较小,生长缓慢,多为良性,但最终都将发展为恶性。肿瘤病理性地分泌大量促胃液素,刺激胃酸过度分泌,致严重而顽固的溃疡,多数溃疡位于十二指肠球部和胃窦小弯侧,其余分布于食管下段、十二指肠球后及空肠等非典型部位。临床以高胃酸分泌,血促胃液素水平升高,多发、顽固及不典型部位消化性溃疡,多伴有腹泻和明显消瘦为特征,易并发出血、穿孔。因此,当溃疡为多发或位于不典型部位、对正规抗溃疡药物疗效差、病理检查已除外胃癌时,应考虑到本病。胃液分析、血清促胃液素检测等有助于促胃液素瘤定性诊断,而超声检查(包括超声内镜)、CT、MRI、选择性 DSA 等有助于定位诊断。因此类肿瘤具有大量生长抑素受体表达,故采用长效生长抑素类似物如奥曲肽微球治疗,可有效缓解症状,使溃疡愈合且能抑制肿瘤生长。

(三)其他疾病

如慢性胃炎、功能性消化不良、慢性胆囊炎、克罗恩病等。

九、治疗

(一)一般治疗

生活要有规律,工作宜劳逸结合,避免过度劳累和精神紧张,如有焦虑不安,应予开导,必要时可给予镇静剂。原则上需强调进餐要定时,注意饮食规律,避免辛辣、过咸食物及浓茶、咖啡等饮料,如有烟酒嗜好而确认与溃疡的发病有关者应戒烟、戒酒。牛乳和豆浆能稀释胃酸,但其所含钙和蛋白质能刺激胃酸分泌,故不宜多饮。服用 NSAIDs 者尽可能停用,即使未用亦要告诫患者今后慎用。

(二)抑制胃酸分泌的药物及其应用

溃疡的愈合特别是 DU 的愈合与抑酸治疗的强度和时间成正比,药物治疗中 24h 胃内 pH ＞3 总时间可预测溃疡愈合率。碱性抗酸药物(如氢氧化铝、氢氧化镁和其他复方制剂)具有中和胃酸作用,可迅速缓解疼痛症状,但一般剂量难以促进溃疡愈合,目前已很少单一应用碱性抗酸剂来治疗溃疡,仅作为加强止痛的辅助治疗。常用的抗酸分泌药有 H_2 受体拮抗药(H_2-RAs)和质子泵抑制药(PPI)两大类。随着 PPI 的开发与广泛临床应用,H_2-RAs 已逐步摒弃。

质子泵抑制药(PPI)作用于壁细胞胃酸分泌终末步骤中的关键酶 H^+-K^+-ATP 酶,使其不可逆失活,因此抑酸作用比 H_2-RAs 更强且作用持久。与 H_2-RAs 相比,PPI 促进溃疡愈合的速度较快、溃疡愈合率较高,因此特别适用于难治性溃疡或 NSAIDs 溃疡患者不能停用 NSAIDs 时的治疗。对根除幽门螺杆菌治疗,PPI 与抗菌药物的协同作用较 H_2-RAs 好,因此是根除幽门螺杆菌治疗方案中最常用的基础药物。使用推荐剂量的各种 PPI,对消化性溃疡的疗效相仿,不良反应较少,不良反应率为 1.1%～2.8%。其不良反应主要有头痛、头晕、口干、恶心、腹胀、失眠,偶有皮疹、外周神经炎、血清氨基转移酶或胆红素增高等。长期持续抑制胃酸分泌,可致胃内细菌滋长。早期研究曾发现长期应用奥美拉唑可使大鼠产生高胃泌素血症,并引起胃肠嗜铬样细胞增生或类癌。现认为这是种属特异现象,也可见于 H_2-RAs 等基础胃酸抑制后。在临床应用 6 年以上患者,血清胃泌素升高 1.5 倍,但未见壁细胞密度增加。

研究表明,PPI 常规剂量(奥美拉唑 20 mg,2 次/d;兰索拉唑 30 mg,2 次/d;泮托拉唑 40 mg,2 次/d;雷贝拉唑 20 mg,2 次/d)治疗十二指肠溃疡(DU)和胃溃疡(GU)均能取得满意的效果,明显优于 H_2-RAs 且 4 种 PPI 的疗效相当。对于 DU,疗程一般为 2～4 周,2 周愈合率平均为 70%,4 周愈合率平均为 90% 或为 95%;对于 GU,疗程一般为 4～8 周,4 周溃疡愈合率平均为 70%,8 周愈合率平均为 90%。其中雷贝拉唑在减轻消化性溃疡疼痛方面优于奥美拉唑且耐受性好。雷贝拉唑在第 4 周对 DU 和第 8 周对 GU 的治愈率与奥美拉唑相同,但雷贝拉唑对 24 h 胃内 pH>3 的时间明显长于奥美拉唑 20 mg/d 治疗的患者,能够更快、更明显地改善症状,6 周时疼痛频率和夜间疼痛缓解更持久且有很好的耐受性。埃索美拉唑是奥美拉唑的 S-异构体,相对于奥美拉唑,具有更高的生物利用度。给药后吸收迅速,1～2 h 即可至血药峰值,5 d 胃内 pH>4 的平均时间为 14 h,较奥美拉唑、兰索拉唑、泮托拉唑、雷贝拉唑 4 种 PPI 明显增加,且持续抑酸作用时间更长,因此能够快速、持久缓解症状。研究表明,与奥美拉唑相比,埃索美拉唑治疗 DU 第 4 周的愈合率相当,但在缓解胃肠道症状方面(如上腹痛、反酸、胃灼热感)明显优于奥美拉唑。最新上市艾普拉唑与其他 5 种 PPI 相比在结构上新添了一个吡咯环,吸电子能力强,与酶结合容易。相对于前 5 种 PPI,艾普拉唑经 *CYP3A4* 代谢而不是经 *CYP2C19* 代谢,因此完全避免了 *CYP2C19* 基因多态性对其疗效的影响。

PPI 可抑制胃酸分泌,提高胃内 pH,有助于上消化道出血的预防和治疗。奥美拉唑可广泛用于胃、十二指肠病变所致的上消化道出血,泮托拉唑静脉滴注也常用于急性上消化道出血。消化性溃疡合并出血时,迅速有效地提高胃内 pH 是治疗成功的关键。血小板在低 pH 时不能聚集,血凝块可被胃蛋白酶溶解,其他凝血机制在低 pH 时也受损,而 pH 为 7.0 时胃蛋白酶不能溶解血凝块,故胃内 pH 为 7.0 时最佳。另外,静脉内使用 PPI 可使胃内 pH 为 6.0 以上,能有效改善上消化道出血的预后,并使再出血率、输血需要量和紧急手术率下降。PPI 可以降低消化性溃疡再出血的风险,并可减少接受手术治疗的概率,但对于总死亡率的降低并无多少意义。消化性溃疡合并出血时静脉注射 PPI 的选择:推荐大剂量 PPI 治疗,如埃索美拉唑 80 mg 静脉推注后,以 8 mg/h 速度持续输注 72 h,适用于大量出血患者;常规剂量 PPI 治疗,如埃索美拉唑 40 mg 静脉输注,每 12 h 1 次,实用性强,适于在基层医院开展。

目前国内上市的 PPI 有奥美拉唑、兰索拉唑、泮托拉唑、雷贝拉唑、埃索美拉唑以及最近上市的艾普拉唑。第一代 PPI(奥美拉唑、泮托拉唑和兰索拉唑)依赖肝细胞色素 P450 同工酶进行代谢和清除,因此,与其他经该同工酶进行代谢和清除的药物有明显的相互作用。由 *CYP2C19* 的基因多态性,导致该同工酶的活性及第一代 PPI 的代谢型发生了变异,使不同个体间的 *CYP2C19* 表现型存在着强代谢型(EM)和弱代谢型(PM)之分。另外,酸抑制不稳定性、发挥作用需要浓集和酶的活化、半衰期短等局限性,也影响了这些药物临床的应用。因其影响疗效因素多(如易受进餐和给药时间、给药途径的影响)、起效慢、治愈率和缓解率不稳定,甚至一些患者出现奥美拉唑耐药或失败,不能克服夜间酸突破等,所以,第一代 PPI 的药效发挥受代谢影响极大,疗效存在显著的个体差异。第二代 PPI(雷贝拉唑、埃索美拉唑、艾普拉唑)则有共同的优点,如起效更快,抑酸效果更好,能 24 h 持续抑酸,个体差异少,与其他药物相互作用少。新一代 PPI 的进步首先是药效更强,这和化学结构改变有关,如埃索美拉唑是奥美拉唑的 S-异构体,把药效差的 L-异构体剔除后,其抑酸作用大大增强;而艾普拉唑结构上新添的吡咯环吸电子能力强,与酶结合容易,艾普拉唑对质子泵的抑制活性是奥美拉唑的 16 倍,雷贝拉唑的 2 倍。其次新一代 PPI 有药代动力学方面优势,如雷贝拉唑的解离常数(pKa)值较高,因此在壁细胞中能更快聚积,更快和更好地发挥作用。再次新一代 PPI 较少依赖肝 P450 酶系列中的 *CYP2C19* 酶代谢。另外,第二代 PPI 半衰期相对较长,因此保持有效血药浓度时间较长,抑酸作用更持久,尤其是新上市的艾普拉唑,半衰期为 3～4 h,为所有 PPI 中最长的,因而作用也最持久。

PPI 的疗效结果如下:治疗 2、4、8 周 DU 的愈合率分别为 75%、95%、100%,治疗 4 周及 8 周 GU 的愈合率分别为 85% 及 98%,服药后患者症状迅速缓解。可见 PPI 对 PU 疗效极高,根除 Hp 后溃疡的复发率也很低。因此,药物治疗即可达到治愈。

(三)保护胃黏膜药物

替普瑞酮、铝碳酸镁、硫糖铝、胶体枸橼酸铋、马来酸伊索拉定(盖世龙)、蒙脱石、麦滋林、谷氨酰胺胶囊等均有不同程度抑酸、保护胃黏膜及溃疡面、促进溃疡愈合作用。

(四)根除 Hp 治疗

对 Hp 感染引起的消化性溃疡,根除 Hp 不但可促进溃疡愈合,而且可预防溃疡复发,从而彻底治愈溃疡。因此,凡有 Hp 感染的消化性溃疡,无论初发或复发、活动或静止、有无并发症,均应予以根除 Hp 治疗。因此,根除 Hp 是溃疡愈合及预防复发的有效措施。

1.治疗方案

目前 Hp 根除方案有序贯疗法、PPI 四联疗法(PPI＋阿莫西林＋克拉霉素＋甲硝唑)、三联疗法(铋剂＋两种抗菌药物)、含喹诺酮类疗法、含呋喃唑酮疗法、含有辅助药物(如益生菌、胃蛋白酶)的疗法以及中医中药治疗等。评价根除 Hp 疗效的方法用试验治疗分析(PP,符合方案集)和意向性治疗分析(ITT)。根据 ITT 对治疗方案的疗效分为 5 级,即 A 级＞95%,B 级 90%～94%,C 级 85%～90%,D 级 81%～84%,E 级＜80%,理想的根除率应是 D 级以上。

随着抗菌药物的广泛应用,Hp 耐药菌株在不断增加,这是造成根除率下降的主要原因。我国 Hp 耐药情况:甲硝唑耐药率为 5.6%,克拉霉素为 7.6%,左氧氟沙星为 30%～38%,而阿莫西林、呋喃唑酮和四环素的耐药率较低为 1%～5%。美国北得克萨斯州大学公共卫生学院 Fischbach 等的一项荟萃分析研究显示,在成年患者中,抗菌药物耐药是衡量三联或四联疗法根除 Hp 疗效的有力预测指标。在四联疗法中含有克拉霉素和甲硝唑时,可减少克拉霉素和甲硝唑耐药率,但如发生两者同时用药,则疗效更差。值得注意的是,欧美国家的甲硝唑耐药率为 30%～40%,而在发展中国家甲硝唑耐药率为 80%～100%,这是一个严重的问题,意味着在发展中国家治疗 Hp 的甲硝唑有被淘汰的趋势。在三联疗法中克拉霉素耐药比硝基咪唑类药物耐药对疗效的影响更大,克拉霉素耐药使克拉霉素＋PPI＋甲硝唑和克拉霉素＋PPI＋阿莫西林方案的有效率分别下降了 35% 和 66%。出现耐药时,目前提倡选用第三代或第四代喹诺酮类、四环素类抗菌药物或呋喃唑酮作为补救治疗。新近又提出 10 d 序贯治疗来提高 Hp 根除率。

2024 年《第五次幽门螺杆菌感染诊治共识》主推三联疗法(质子泵抑制药＋克拉霉素＋阿莫西林/甲硝唑)以及四联疗法(质子泵抑制药＋铋剂＋四环素＋甲硝唑),可提高疗效,ITT 85.7%,PP 93.8%。疗程 7d 和 14d,以后者疗效好,ITT 和 PP 7d 和 14d 分别为 80%、93.7% 和 82%、97.4%。

2.治疗方案的选择

应选择疗效高、不良反应少、用药时间短、费用低廉、依从性好、不易产生耐药性的治疗方案。开始均选用一线药物治疗。

(1)按病情选择:Hp阳性的活动性溃疡疼痛明显时,选用以抑酸药为基础的方案;Hp阳性的慢性萎缩性胃炎,则选用铋剂和抗菌药物为主的治疗方案。

(2)以高效选择:所用三联或四联疗法中,应包括克拉霉素,克拉霉素可使Hp根除率提高10%~20%。如PPI+丽珠维三联疗法,疗程2周,Hp根除率为95.7%。

(3)从经济角度考虑选择:尽可能用国产、疗效好、价格适中的药物,如克拉霉素、阿莫西林、甲硝唑、替硝唑、氟喹诺酮类等。

(4)对出现耐药菌株的治疗选择:对甲硝唑、替硝唑耐药者可用呋喃唑酮或氟喹诺酮类代替;对克拉霉素耐药者可选用左氧氟沙星或洛美沙星代替;PPI可用雷贝拉唑、泮托拉唑或埃索美拉唑。此外,可适当考虑增加用药剂量。有条件者,应培养或耐药基因工程检测,针对结果选用敏感抗菌药物。

(5)疗程问题:疗程长短不是决定疗效的因素,主要看药物联合是否合理有效。最初用药3天,后应延长至1周。目前许多报告提出用药2周疗效较好。

3.推荐的Hp治疗方案

(1)标准初始治疗(可从下列3种中选择其中1种)。

1)三联疗法7~14 d:PPI,治愈剂量,2次/d;阿莫西林,1 g,2次/d;克拉霉素,500 mg,2次/d。

2)四联疗法10~14 d:PPI,治愈剂量,2次/d;三钾二枸橼酸铋(德诺),240 mg,2次/d;四环素,500 mg,4次/d;甲硝唑,400 mg,2次/d。

3)序贯疗法10 d:第1~5 d:PPI,治愈剂量,2次/d;阿莫西林,1 g,2次/d。第6~10 d:PPI,治愈剂量,2次/d;克拉霉素,500 mg,2次/d;替硝唑,500 mg,2次/d。

(2)二线治疗(如果最初使用了含克拉霉素的三联疗法可用下述方案中的1种)。

1)三联疗法7~14 d:PPI,治愈剂量,1次/d;阿莫西林,1 g,2次/d;甲硝唑,400 mg,2次/d。

2)四联疗法,与初始治疗的建议相同。

(3)注意事项如下。

1)PPI的剂量:奥美拉唑20 mg、埃索美拉唑20 mg、雷贝拉唑10 mg、泮托拉唑40 mg、兰索拉唑30 mg,均为2次/d。

2)如果患者对阿莫西林过敏,则用甲硝唑替代,而在初始三联疗法中的克拉霉素剂量减半。

3)在克拉霉素或甲硝唑耐药率高(>20%)的地区,或者在最近暴露于或反复暴露于克拉霉素或甲硝唑的患者中,四联疗法适合作为一线治疗。

4)用甲硝唑或替硝唑治疗期间应避免饮酒,因为有可能出现双硫仑样反应。

5)强调个体化治疗。治疗方案、疗程、药物选择须考虑既往抗菌药物应用史、吸烟史、药物过敏史、潜在不良反应、根除适应证、伴随疾病和年龄等。

6)根除治疗前,停服PPI不少于2周,停服抗菌药物、铋剂等不少于4周。若为补救,治疗建议间隔 2~3 个月。

(4)双联方案(dualtherapy,DT)在 Hp 感染一线根除治疗中的应用:近年来,有学者提出 DT 方案,即 PPI＋AMO 双联方案,与三联加铋制剂相比,其具有更高的根除率,更高的安全性和依从性。北京大学第三医院研究数据表明 DT 方案(艾司奥美拉唑 20 mg＋阿莫西林 750 mg,每日 4 次即三餐前及晚上睡前服用),Hp 根除率为 92.4%,而三联加铋制剂方案 Hp 根除率为 84.8%。可作为补救根除或首次根除推荐方案。

(5)基于药敏试验的个体化方案选择:对于反复 Hp 根除失败患者,可考虑进行 $CYP2C19$ 基因多肽性检测,$CYP2C19$ 是人体重要的药物代谢酶,在肝脏内有很多的表达。通过 $CYP2C19$ 基因多肽性检测可进行药敏测定,从而剔除耐药药物,寻找敏感药物,进行个体化根除 Hp 方案制定。

(6)新型抑酸剂 P-cab 的应用:钾离子竞争性酸阻滞药(P-cab)是一类吡咯衍生物,可以直接阻断质子泵的 K^+ 交换通道,快速抑制胃壁细胞酸分泌。而且半衰期较传统 PPI 延长,可保持持续、稳定的抗分泌作用。常见有瑞伐拉赞、沃诺拉赞、特戈拉赞。临床上对于 P-cab 的应用主要在消化道疾病,如反流性胃食管炎、幽门螺杆菌感染、胃十二指肠损伤等,在最新的门脉高压性出血治疗指南中已代替 PPI 成为首选抑酸药物。其中沃诺拉赞是不存在 $CYP2C19$ 代谢,同时质子泵的抑制不需要酸的再活化,可以直接作用于质子泵,因此具有良好的抑酸效果,临床应用较广泛,已被多国指南推荐,在未来根除 Hp 治疗中有望成为代替 PPI 抑酸地位的药物。

4.特殊人群的 Hp 感染的防控和管理

(1)中华医学会儿科学分会消化学组于 2015 年制定了《儿童幽门螺杆菌感染诊治专家共识》。该共识推荐:对有消化性溃疡、胃 MALT 淋巴瘤的 Hp 感染患儿必须进行 Hp 根除治疗(表 3-1);对有慢性胃炎、胃癌家族史、不明原因的难治性缺铁性贫血、计划长期服用 NSAID(包括低剂量阿司匹林)、监护人或年长(年龄为 12~14 岁)儿童自己强烈要求治疗的 Hp 感染患儿可给予根除治疗。Hp 感染的儿童检测指征包括上述情况和一级亲属中有胃癌患儿,但未建议将 Hp 感染检测作为常规检测项目。2017 年《欧洲和北美联合儿科胃肠病、肝病和营养学会对儿童和青少年幽门螺杆菌的管理指南(2016 年更新)》仅建议对患有胃或十二指肠溃疡的儿童进行 Hp 检测和治疗,不建议对所有儿童采用"检测和治疗"的策略。但考虑到 Hp 感染很少会自行痊愈,对家庭中 Hp 感染患儿的治疗需根据风险获益评估和相关疾病状态进行处理,依照共识意见并与患儿家长磋商决定治疗与否。

表 3-1 2015 年我国 Hp 儿童共识推荐根除药物选择

	药物	推荐剂量	最大剂量	用法
抗菌药物	阿莫西林	50 mg/(kg·d) bid	1 g bid	餐后口服
	甲硝唑	20 mg/(kg·d) bid	0.5 g bid	餐后口服
	替硝唑	50 mg/(kg·d) bid		餐后口服
铋剂	胶体次枸橼酸铋剂(>6 岁)	6~8 mg/(kg·d) bid		餐前口服
抗酸分泌药	奥美拉唑	6~8 mg/(kg·d) bid		餐前口服

(2)老年人群的 Hp 感染率较高,根除 Hp 可使老年患者的胃肠道症状得以改善,并在某种程度上阻止或延缓胃黏膜萎缩和肠化生的发生,甚至还可以使部分胃黏膜萎缩或肠化生发

生逆转。我国研究显示,老年人对根除 Hp 常用抗菌药物的耐药率并未明显增高,如无抗衡因素,可以给予根除治疗。然而,老年 Hp 感染者常同时患有心血管、脑血管、肾脏和其他系统疾病,或长期服用 NSAID。而铋剂在老年患者、肾功能衰退者应用时有增加肾功能损害的风险,克拉霉素、甲硝唑、四环素与抗凝药物合用时会显著增加出血风险。因此,在进行 Hp 根除治疗前,应进行风险获益评估,并根据患者既往服用药物情况、生理特点、疾病和药物不良反应等,选择个体化、规范化的治疗方案。同时,加强患者服药前和服药过程中的宣教工作,提高患者的依从性,使老年患者的个体化治疗更加合理、规范和安全。

5.Hp 感染的防治

《中国居民家庭幽门螺杆菌感染的防控和管理专家共识(2021 年)》认为,Hp 是一种可以在家庭成员之间传播的致病菌,常见传播途径和预防措施传播方式见表 3-2。

表 3-2　Hp 感染的常见传播途径和预防措施传播方式

传播方式	传播途径	预防措施
口—口传播	共用同一食物器皿、咀嚼食物喂食、湿吻;食用受污染的肉。	用健康且安全的食物,避免咀嚼喂食婴幼儿,避免食用同一盘食物,推荐分餐制,使用公筷、公勺等,食奶、蔬菜等食物,饮用受污染的水;卫生习惯差等
共用器具传播	共用食品容器或牙科设备等	使用清洁的食品容器,并使用安全的牙科设备
粪—口传播	食用被排泄物污染的食物,饮用受污染的水,以及井水等未经处理的水	仅食用卫生、安全的食物,饮用卫生、安全的水
医源性污染传播	与 Hp 感染者或污染的器具密切接触,使用未彻底消毒的医疗设备等	避免与 Hp 感染者和可疑器具密切接触,对医用设备进行彻底消毒

(五)NSAIDs 溃疡的治疗、复发预防及初始预防

对服用 NSAIDs 后出现的溃疡,如情况允许应立即停用 NSAIDs,如病情不允许可换用对黏膜损伤少的 NSAIDs 如特异性 COX-2 抑制药(如塞来昔布)。对停用 NSAIDs 者,可予常规剂量常规疗程的 PPI 治疗;对不能停用 NSAIDs 者,应选用长期 PPI 治疗。因 Hp 和 NSAIDs 是引起溃疡的两个独立因素,所以应检测 Hp,如有 Hp 感染应同时根除 Hp。溃疡愈合后,如不能停用 NSAIDs,无论 Hp 是阳性还是阴性都必须继续应用 PPI 或米索前列醇(喜克馈)长期维持治疗以预防溃疡复发。对初始使用 NSAIDs 的患者是否应常规给药预防溃疡的发生仍有争论。已明确的是,对于发生 NSAIDs 溃疡并发症的高危患者,如既往有溃疡病史、高龄、同时应用抗凝血药(包括低剂量的阿司匹林)或糖皮质激素者,应常规予抗溃疡药物预防,目前认为 PPI 或米索前列醇预防效果较好。

减少 NSAIDs 相关溃疡的策略:①用非 NSAIDs 止痛药。②尽可能小剂量。③用选择性 COX-2 抑制药。④联合抗溃疡药,如 PPI,米索前列醇。⑤根除幽门螺杆菌。上述方案,以 PPI 效果最佳。PPI 对 NSAIDs 溃疡高危人群有预防作用,可显著降低用 NSAIDs 6 个月后再出血率(4% vs 19%),显著降低用阿司匹林 1 年后再出血率(2% vs 19%)。

第四节 食管癌

食管癌即从下咽都到食管胃结合部之间食管上皮来源的恶性肿瘤。食管癌包括食管鳞状细胞癌、食管和胃食管连接处的腺癌。食管鳞状细胞癌是食管鳞状细胞分化的恶性上皮性肿瘤。食管腺癌是主要起源于食管下 1/3 的 Barrett 黏膜的腺管状分化的恶性上皮性肿瘤，偶尔起源于上段食管的异位胃黏膜或黏膜和黏膜下腺体。一般认为，肿瘤位于食管胃交界线上下 5 cm 范围内并已侵犯食管下段或食管胃交界线，属于食管癌；但发生在食管胃交界线以下胃近端 5 cm 内的腺癌，若未侵犯食管胃交界线，则属于胃癌范畴。

在全球范围内，在恶性肿瘤发病率中，食管癌的发病率在男性居第 6 位，女性在恶性肿瘤发病率中居第 9 位；在癌症病死率中，食管癌的病死率在男性居第 5 位，女性居第 9 位。

一、流行病学

（一）鳞状细胞癌

1. 流行特点

鳞状细胞癌（简称鳞癌）是食管癌最常见的类型，其分布具有显著的地域差异。食管癌的地区分布极不平衡，世界范围内存在着高发区和低发区，其中 80% 的患者在发展中国家。食管癌高发区的发病率可比低发区高近 200 倍。食管癌发病率最高的地区在"亚洲食管癌地带"，其发病率＞100/10 万，包括伊朗北部、中亚、中国的中北部。中危地带的发病率为(20～50)/10 万，位于东非及东南部非洲(如肯尼亚东部、津巴布韦以及南非的部分地区)，南美洲东南部(巴西南部、乌拉圭、巴拉圭、阿根廷北部)以及西欧的部分地区(如法国北部和瑞士)。其他地区(包括美国)均是低发区，发病率低于 10/10 万。但食管癌的分布在高发区内亦不平衡，病例往往集中在某一较小区域内，与邻近地区的发病率与病死率差别很大。食管癌的发病在我国呈现明显的地区差异，食管癌的高发省市为河北、河南、福建和重庆，其次为新疆、江苏、山西、甘肃和安徽。我国河南省林县食管癌调整年龄、性别因素后平均发病率为 108.5/10 万，平均年龄性别调整死亡率为 99.76/10 万。例如，在我国太行山周围 181 个县(市)约 5 千万人口的调查报告分析表明，若以县为单位统计，其中阳城、鹤壁的死亡率最高，分别为 135.61/10 万和139.80/10 万，而浑源、大同最低，分别为 1.43/10 万和 2.80/10 万，最高与最低相差 97 倍。死亡率较高的县、市集中在太行山南段，由此向四周逐渐减低，大体成一同心圆状。中国新疆西北部，其年龄调整死亡率可达 150/10 万。国外的流行病学调查亦显示相同倾向。对食管癌发病的地理和区域性差异有不同的解释，包括遗传因素、饮食习惯、环境因素、乙醇和烟草等。

食管癌在 30 岁以下的人少见，以后发病率随年龄的增长而显著上升。各年龄组发病率和死亡率的曲线基本相似。在太行山地区 5000 万人口的调查中，食管癌死亡的构成比以 60～69 岁年龄组比重最大(37%～39%)，其次为 70 岁以上和50～59 岁两组(分别为 28% 和23%)。50～69 岁之间约占食管癌全部死亡的 60%。高发区比低发区发病提前10 年左右。

通常认为食管癌越高发的地区其性别比例差别越小，在某些低发区其性别比例可较大，但亦不是普遍规律。我国太行山食管癌高发区的男女性别比例为1.6：1,而低发区的性别比例可达 12：1。男女发病不同可能是接触某些致癌物的量有所不同,也可能是机体对致癌物的敏感性有性别差异。

2.致病因素

目前对于食管癌致病因素的研究已做了大量工作,虽尚无结论性意见,但对各种致病因素已有相当认识。

(1)致癌物质。

1)亚硝胺:亚硝胺类化合物是一类强致癌物,目前已知有 100 多种亚硝胺能引起 41 种动物的肿瘤,其中有十几种亚硝胺能引起动物的食管癌。亚硝胺是一种不稳定物质,易光解,在一般情况下自然界含量很少,其前体物如硝酸盐、亚硝酸盐与二级胺普遍存在于水与食物中,并无直接致癌作用。胃内亚硝胺的合成是人类暴露于亚硝胺的主要来源。食物种类、制作及储存方法不当可能使食物中亚硝胺的含量增高。河南林县地区的土壤或谷物含有一种真菌,可催化硝酸盐类为亚硝胺,这与林县地区食管癌高发有关。太行山地区居民喜食酸菜,此酸菜中含有多种类型亚硝胺类化合物,该地区饮水及粮食中的亚硝胺及其前体物含量均较高。伊朗北部食管癌高发区的土壤内含有较高的硝酸盐;中非食管癌高发区居民喜饮玉米苞叶和蔗糖发酵酿造的酒,此酒中亚硝胺类化合物的含量亦较高。目前已知从膳食中摄入亚硝胺的量与食管癌的发病率呈正相关。食管癌患者胃液亚硝胺含量明显高于正常人和食管上皮增生者,食管癌高发区居民胃液亚硝胺含量亦较低发区高,表明胃液中亚硝胺的含量与食管癌的发生发展存在着密切的关系。亚硝胺致食管癌的作用可能是引起食管上皮细胞中的原癌基因与抑癌基因变化,导致上皮细胞分裂分化的异常,使细胞癌变。

2)真菌:某些真菌在繁殖过程中可产生毒素,这些毒素可诱发鼠的肝癌和胃癌。国内亦有学者应用发霉食物长期喂鼠而诱发食管癌。真菌的种类繁多,何种真菌的危害性最大目前尚无共识。我国太行山食管癌高发区居民食用发酵、霉变食物比较普遍,其中含有交链孢霉、镰刀菌及圆弧青霉菌等具诱变作用的真菌,但迄今为止食管癌与真菌的关系尚无定论。目前认为一些真菌能还原硝酸盐为亚硝酸盐,少数真菌能促进亚硝胺的形成,因此真菌与亚硝胺可能有着协同致癌作用。

(2)营养与饮食习惯:流行病学调查表明,食管癌高发区大都是经济不发达地区。一般认为,摄入动物蛋白多,维生素 C、维生素 B_2 和新鲜蔬菜较少是食管癌高发区的营养特点。在中国新疆地区,居民喜饮酥油茶,食肉多,尤其是咸肉、肉干或熏肉,饮食缺乏新鲜蔬菜和水果。经常热饮、饮高度烈酒、硬食,加上口腔卫生差、牙齿缺失,可增加食管的机械损伤,导致食管癌高发。动物实验显示蛋白质供应量不足或热量不足可增加动物对致癌物质的敏感性;维生素 C 在体内或体外能阻断胺类的亚硝基化,并能抑制亚硝胺对食管的致癌作用;维生素 B_2 能影响致癌物的代谢,预防食管癌的发生。

微量元素缺乏对食管癌的发生可能起一定作用。我国太行山食管癌高发区的粮食、土壤、饮水中钼含量皆低于低发区,而食管癌患者的体内也有低钼现象。目前已知钼与植物的固氮菌有关,粮食作物中钼含量的多少与亚硝酸盐的含量呈负相关。缺钼时玉米因营养不平衡而易受真菌污染。其他微量元素如锌、硒的缺乏在食管癌发生的启动过程中可能有重要意义。

（3）乙醇和烟草：两者单一作用或共同作用与鳞癌的发病相关。人均乙醇消耗量高的地区鳞癌的发病率也高，但乙醇致癌的确切机制尚未完全明了。嗜酒者多有营养不良，虽说营养缺乏使乙醇相关性疾病的患病危险性增加，但良好的饮食并不减少或消除该类疾病。

吸食各种烟草包括香烟、烟斗、雪茄和咀嚼烟叶，都是鳞癌发病的危险因素。烟草产生的亚硝胺可能与发病有关。

（4）与食管癌有关的食管疾病。

1）食管炎：多数调查表明，食管癌高发区食管炎患病率亦高。食管癌和食管炎都好发于食管中段，因此，许多学者认为伴有不典型增生的食管炎是食管癌的癌前病变。

2）失弛缓症：失弛缓症是食管的神经肌肉功能紊乱，此症患者的食管癌发病率增加。从失弛缓症到鳞癌发病大约需 20 年时间。失弛缓症患者鳞癌发生率估计为 340/10 万，显著高于普通人群。另有一项研究报道失弛缓症患者鳞癌发病率比普通人群高 16 倍。有研究认为其机制可能与食管蠕动丧失和食管下括约肌压力升高导致食管上皮细胞与毒物接触时间延长有关。

3）Plummer-Vinson 综合征：常伴有缺铁性贫血、口角裂开、食管狭窄。此综合征患者常发生颈段食管癌。

4）食管狭窄：酸或碱使食管长期狭窄者在损伤后 40～50 年内患鳞癌的危险性增加，这种慢性狭窄除导致食物潴留外，损伤引起的慢性炎症和上皮化生也是致病原因，故对患者进行监测有一定的必要性，但效果并不完全肯定。

5）胼胝体形成：这是一种罕见的常染色体显性遗传病，其特征是手掌和足底过度角化，与鳞癌的发病相关。超过 95% 的胼胝体形成患者在 65 岁左右患鳞状细胞癌，除定期对患者行内镜检查，其亲属也能从内镜监测中受益。

6）病毒感染：食管鳞癌与人乳头瘤病毒感染有一定相关性。病毒（如 EB 病毒）可影响鳞状上皮细胞的增生和原癌基因相关蛋白质的合成，后者是肿瘤发病原因之一。有头颈部鳞癌史或现正患头颈部鳞癌与食管鳞癌也高度相关。对于咽喉部鳞癌患者，尤其有饮酒和吸烟者，应定期进行内镜检查以早期发现食管鳞癌。

有口咽部鳞癌病史的患者患同时性或异时性食管鳞癌的风险增加，可能是因为两者的危险因素相似。一项对照研究显示，3%～14% 的头颈部鳞癌患者患有同时性或异时性食管鳞癌。乳腺癌术后放疗者其食管鳞癌的患病风险增加，多发于食管的中上 2/3，一般在放疗后 5 年发病，其风险可持续至 10 年后，而这类患者食管腺癌发病风险未增加。

胃食管反流、Barrett 食管、身体质量指数（BMI）或 Hp 感染等与鳞癌无明显相关性，但与腺癌的发病相关。

（二）食管和食管胃连接部腺癌

腺癌的发生率近几年呈上升趋势。食管腺癌可发生于食管的各部位，但以食管下段多见，中段次之，上段最少。在西方，食管鳞癌多发于黑人，而食管及食管胃连接部腺癌则多发于白人，它与乙醇无明显相关，吸烟与腺癌的关系也尚无定论。增加谷物纤维的摄入可以减少胃和食管腺癌的风险，但与鳞癌的发病无明显关系。富含膳食纤维、β 胡萝卜素、叶酸、维生素 C、维生素 E 和维生素 B_6 的食物对腺癌的发病有保护作用，而高胆固醇、动物蛋白和维生素 B_{12}

的食物则被认为可能增加食管腺癌发病的风险。现认为食管腺癌的发病与胃食管反流病、Barrett 食管等相关。胃食管反流病是一个常见的疾病,影响着超过 30% 的西方人。胃食管反流病与高 BMI 有关,有不少研究认为,BMI 大于 25 kg/m² 时随着 BMI 增加其患食管腺癌的风险增加,贲门腺癌的风险也可能增加。另一研究发现,腹腰比增加与食管腺癌呈正相关。这些研究大多认为,肥胖尤其是腹型肥胖,与胃食管反流病发病相关,进而可能导致 Barrett 食管。与这些腺癌的研究不同,在中国的一项大宗人群调查发现,低 BMI 增加食管鳞癌的风险。长期应用能松弛食管下括约肌的药物,如抗胆碱药、β 肾上腺素受体激动剂、茶碱和苯二氮䓬类,是否增加食管腺癌的风险目前尚无定论。少数的流行病学调查和荟萃分析报道阿司匹林对食管的腺癌和鳞癌具有保护作用,其效应为剂量依赖性。

发生于食管上段固有腺的腺癌,其组织颇似乳腺导管癌或囊性腺癌,在其发生的早期阶段亦常伴有黏膜表面的鳞状上皮癌,此时涂片中有黏膜上皮脱落的鳞癌细胞,也有腺癌的脱落细胞,两者难以区别。但在涂片背景中可见较多胞质疏松、核仁成团的增生腺管上皮细胞,这些细胞存在提示腺癌的可能性。发生于食管中段固有腺的腺癌,其组织类似圆柱瘤,表面鳞状上皮细胞一般无恶性,涂片与移行细胞相似,核仁明显,胞质呈浅红色。切片中可见癌与增生的腺管连接,涂片中杂有少数移形细胞癌。黏液表皮样癌是食管固有腺管上皮细胞和腺泡上皮细胞同时发生了癌变,涂片中同时可见鳞状上皮样癌细胞与黏液癌样腺癌细胞。腺管癌组织为类基底细胞型,腺泡细胞癌组织为高柱状或印戒细胞癌。发生于异位胃黏膜的腺癌的组织结构和细胞形态与胃癌相同,位于黏膜的浅层。此类少见食管腺癌发生在食管胃交界线 2 cm 以上,诊断上应排除由贲门癌上延到食管的可能性。国内资料表明,80% 的早期食管腺癌起源于食管固有腺,且多为食管腺导管的上段,在相邻的几个导管内可同时出现,显示了其多点起源的特点。

1.胃食管反流

由于黏膜损伤,尤其是酸反流,正常的食管鳞状上皮被特异性柱状上皮取代。大多数的食管及食管胃连接部腺癌由肠上皮化生转变而来。胃食管反流与食管及食管胃连接部腺癌相关。从遗传基因的变化分析等也强烈支持"胃食管反流→反流性食管炎→Barrett 食管(食管的柱状上皮化生/肠上皮化生)→异常增生→食管腺癌(Barrett 食管癌)"的发生顺序。但尚未见到显示反流性食管炎与食管鳞状细胞癌直接性的相关证据。

2.Barrett 食管

指食管下段的复层扁平上皮被单层柱状上皮所代替。有慢性胃食管反流症状的患者最易发生 Barrett 食管。研究显示,在过去 30 年里,在西方发达国家中,与 Barrett 食管相关的食管腺癌发病率迅速增加,其增长速度已经超过了其他类型食管癌。美国近年来的研究表明 Barrett 食管患者中每年癌症发病率为 0.5%～0.8%(每 100～200 例患者中有 1 例发生癌症),这一数字比普通人群高 30～60 倍。Barrett 食管的危险因素主要包括:①年龄增长。②男性。③白种人。④长期的胃食管反流病症状。Barrett 食管患者中食管腺癌的发病率存在明显的性别差异,男性远远多于女性。Barrett 食管分为三种类型:①长片段 Barrett 食管,指内镜检查时发现在食管胃连接部的解剖学位置上,鳞状上皮和柱状上皮交界处的长度超过 3 cm 或者更长。②短片段 Barrett 食管,在胃食管连接部鳞状上皮和柱状上皮交界处的片段长度＜

3 cm。③食管胃连接部的特异性肠上皮化生，食管胃连接部和鳞状上皮及柱状上皮交界处在同一解剖位置上（即无内镜下的 Barrett），但该部位的病理学检查发现有特异性的肠上皮化生。

在有临床症状而进行上消化道内镜检查的患者中，Barrett 食管的发生率为5％～15％，短片段 Barrett 食管和食管胃连接部的特异性肠上皮化生较长片段 Barrett 食管更常见。研究表明，Barrett 食管的片段长度越长，发生肿瘤的危险性越大。但因为短片段 Barrett 食管和食管胃连接部的特异性肠上皮化生患者的总数要远远高于长片段 Barrett 食管（保守估计有 7 倍多），所以这一人群的食管腺癌发病数要多得多，这一点有助于解释为何食管和食管胃连接部腺癌的发病有增加趋势。我国有一项研究总共纳入 4120 例 Barrett 食管患者进行分析，结果显示，在因各种症状而进行上消化道内镜检查的患者中，Barrett 食管的发现率是2.44％，男女性别比是 2.09：1，检出 Barrett 食管的平均年龄是 53.15 岁，51％的 Barrett 食管患者有典型的胃食管反流症状。岛型 Barrett 食管是最常见的类型（56.80％），具有特异性的单纯肠上皮化生的 Barrett 食管发生率是 36.58％；单纯肠上皮化生在舌型 Barrett 食管较岛型 Barrett 食管和全周型 Barrett 食管更常见（$P<0.001$）；同样，单纯肠上皮化生在长段 Barrett 食管较短段 Barrett 食管亦更常见（$P<0.001$）。所有患者中 Hp 感染率为 46.39％。

除了片段长度，其他与 Barrett 食管引发腺癌有关的危险因素还包括：食管裂孔疝、体重指数以及一些可能导致食管下括约肌松弛的药物的应用。

美国研究人员新近发现，临床上用于降低胆固醇的他汀类药物或可降低食管癌风险，尤其是对于 Barrett 食管患者。研究人员结合了 13 项研究的试验数据，涵盖了 110 万余名患者，其中有 9285 例食管癌。试验分析发现，他汀类药物可降低 1/3 患癌风险，患者服用他汀类药物时间越长，其保护作用越强。研究人员还研究了阿司匹林降低食管癌风险的效果，结果显示 Barrett 食管患者同时服用他汀类药物和阿司匹林可降低 72％的食管癌风险。至于他汀类药物的作用机制，有待进一步探讨。

3.Hp 感染

有报道 Hp 感染和食管腺癌的发生存在负相关，CagA+菌株活力越强，则胃食管反流病患者的并发症越轻。此外，CagA+患者中 Barrett 食管伴异型增生或癌的发生率较其他人群要低，这些说明 Hp 感染可能是 Barrett 食管及其相关性腺癌的保护因素，其原因可能为 Hp 感染能诱导胃萎缩，减少酸反流，同时能生成氨，中和胃的酸性环境。CagA+菌株的保护作用与 Barrett 食管片段长度无关。但最近的报道发现在恶性贫血和胃酸缺乏的患者中，其食管腺癌的发病率并不下降，从而与该假说存在矛盾。Hp 感染在食管腺癌发病中的作用尚有待进一步研究。

二、遗传因素

目前已知食管癌具有明显家族史，在食管癌高发区家族史的比例尤为突出。这种家族史可连续追寻到三代或三代以上。有食管癌家族史者迁移到食管癌低发区后，其后代的生活习惯与居住的地理环境已发生巨大变化，但仍保持相对高发食管癌的特点，说明遗传因素在食管癌的发病中影响重大。食管癌高发区高癌家族的染色体畸变率、染色体单体交换、脆性部位、脱氧核糖核酸修复和染色体上等位基因的丢失等多方面研究结果,均反映出高发区部分人群有食管癌的易感性。有学者应用全基因组关联分析方法,发现 2 个位于人类第 10 号和 20 号染色体上的食管癌易感基因——磷脂酶基因亚运型和维生素 B_2 转运基因,进一步揭示了环境和遗传因素交互作用对食管癌发生的影响。

从基底细胞过度增生和不同程度的异型增生再到侵袭性鳞癌是一个长期过程,恶变前的阶段可能持续 20 年或更长。从重度异型增生到中度再到无异型增生这种逆向转变也可能发生,但朝癌变的方向发展更为常见,这种转归的不同受到组织学类型、环境因素、遗传因素等的影响。同样,从特异性肠上皮化生到不同程度的异型增生,最终发展成腺癌的过程也各不相同。

食管鳞癌的发生与原癌基因和抑癌基因突变、脱氧核糖核酸错配修复有关,其中环境因素在基因突变过程中起　定的作用。日前认为与食管癌发病最密切相关的原癌基因之一是细胞周期调节蛋白基因——$cyclinD1$。在癌细胞尤其是鳞状上皮来源的癌组织中,$cyclinD1$ 过度表达。食管鳞癌中 $cyclinD1$ 表达量＞正常的 50%,表达量越大其预后越差。

对一些家族性遗传性消化道疾病综合征的研究已使得对肠上皮化生与腺癌发生之间的关系有了初步了解。研究发现食管癌中抑癌基因 $p53$ 基因的突变率高达 70%。E-黏附素也是一种抑癌基因,若 E-黏附素基因发生突变导致 E-黏附素表达缺失,可使肿瘤细胞更易于向远处转移;而且,E-黏附素表达减少可使其靶原癌基因如 $COX-2$ 和 $C-myc$ 活性增强,诱导细胞增殖。$Bcl-2$ 在不典型增生的食管黏膜过度表达,随癌变程度加深,其表达水平下降,同时伴有 $p53$ 表达增强,提示在食管上皮化生到腺癌的发展过程中增殖与凋亡失平衡。

$IL-1$ 基因的异常变化使贲门癌发生的危险性增加。有假说认为,检测 E-黏附素基因突变和 $IL-1$ 基因的多态性,有助于判断哪些肠上皮化生的个体更易发展为癌,另外若这种相关性确实存在,则抗炎药物如环氧化酶抑制药可能成为一种预防药物。

三、病 因

关于食管癌的发病因素,近年来有许多深入的调查研究及实验室观察,一般认为食管癌可能是多种因素所致的疾病。

(一)亚硝胺类化合物

亚硝胺类化合物是一种很强的致癌物,已知有十几种亚硝胺能引起动物的食管癌。这类化合物主要包括亚硝胺和亚硝酸铵两大类。在食管癌高发区的粮食、蔬菜和饮水中均可以检测到较高含量的亚硝胺及其前体,其含量与当地食管上皮增生、食管癌的发病率呈正相关。

(二)吸烟和饮酒

长期吸烟和饮酒与食管癌的发生有关。吸烟量多者食管癌发病率比不吸烟者高 7 倍,大量饮酒者比不饮酒者食管癌发病率要高 50 倍。

(三)食管损伤及炎症

长期食用粗、硬食物和进食过快、过烫,易引起食管黏膜的机械性及物理性的刺激与损伤,反复损伤可以造成黏膜上皮增生、间变,最后导致癌变。同时食管慢性损伤为致癌物质进入创造条件,从而促进癌变的发生。各种原因引起的经久不愈的食管炎,可能是食管癌的前期病变,尤其是有食管黏膜上皮细胞间变或不典型增生者,癌变的危险性更大。

(四)真菌毒素

已发现有 10 多种真菌毒素能诱发动物不同器官的肿瘤。在某些高发区的粮食中、食管癌患者的上消化道中或切除的食管癌标本上,均能分离出多种真菌。其中某些真菌有致癌作用,有些真菌能促使亚硝胺及其前体的形成,更能促进癌变的发生。

(五)营养和微量元素

某些微量元素缺乏,可能与食管癌的高发有关。在食管癌高发地区的粮食、蔬菜、饮水中测得钼含量偏低。长期缺乏维生素和蛋白质以及核黄素,也是食管癌高发区的一个共同特点。

四、病理分类及临床分期

(一)解剖和分段

食管上起于下咽部,下至食管胃结合部,总长度为 22～24 cm。国际抗癌联盟将食管分为:颈段,从食管入口(下咽部)到胸骨切迹(胸骨入口,距门齿 18 cm);上胸段,自胸骨入口至气管分叉(距门齿 24 cm);气管分叉至贲门入口,这一段一分为二,上 1/2(到距门齿 32 cm)为中胸段食管,下 1/2(到距门齿 40 cm 处)为下胸段食管。国内外资料显示,中胸段食管癌最多,占 50％左右,下胸段次之(30％),上胸段(14％)和颈段(6％)较少。

(二)病理分型

食管癌中 95％为鳞状细胞癌,少数为腺癌或肉瘤。

1.髓质型

以浸润性生长为主,可以沿食管周径和腔内浸润,表面常有深浅不一的溃疡,切面呈灰白色,均匀致密。

2.蕈伞型

肿瘤组织常呈卵圆形并突向食管腔内,类似蘑菇状。肿瘤的边缘界限明显隆起且外翻。肿瘤表面多有浅表溃疡,多数病例的肿瘤组织并不累及食管全周。

3.溃疡型

其突出表现是有深溃疡形成,溃疡边缘凹凸不平,表面有炎性渗出,溃疡可穿透浆膜浸润邻近器官或引起穿孔。

4.缩窄型

肿瘤浸润食管全周,呈环形生长,造成管腔狭窄,常较早出现阻塞。肿瘤长度一般不超过 3 cm,切面结构致密,富含结缔组织。

5.腔内型

多伴有较宽的基底或蒂与食管相连,表面有糜烂或不规则小溃疡。

(三)临床分期

第 8 版食管癌的临床分期见表 3-3。

表 3-3 食管癌临床分期

分期	标准
原发肿瘤（T）分期	
T_x	原发肿瘤不能确定
T_0	无原发肿瘤证据
T_{is}	重度不典型增生
T_1	侵犯黏膜固有层、黏膜肌层或黏膜下层
T_{1a}	侵犯黏膜固有层或黏膜肌层
T_{1b}	侵犯黏膜下层
T_2	侵犯食管肌层
T_3	侵犯食管纤维膜
T_4	侵犯食管周围结构
T_{4a}	侵犯胸膜、心包、奇静脉、膈肌或腹膜
T_{4b}	侵犯其他邻近结构如主动脉、椎体、气管
区域淋巴结（N）分期	
N_x	淋巴结状态无法评估
N_0	无淋巴转移
N_1	有 1~2 枚区域淋巴转移
N_2	有 3~6 枚区域淋巴转移
N_3	≥7 枚区域淋巴转移
远处转移（M）分期	
M_0	无远处转移
M_1	有远处转移
食管鳞癌位置（L）分类,位置定义以肿瘤中心为参考	
L_x	肿瘤位置不能确定
Upper	上段,颈部食管至奇静脉弓下缘
Middle	中段,奇静脉弓下缘至下肺静脉下缘
Lower	下段,下肺静脉下缘至胃,包含食管胃交界部
食管腺癌分化程度（G）,如果对"未分化"癌组织的进一步检测为腺体组织,则分类为 G3 腺癌	
G_x	分化程度不能确定
G_1	高分化癌,大于 95% 肿瘤细胞为分化较好的腺体组织
G_2	中分化癌,50%~95% 肿瘤细胞为分化较好的腺体组织
G_3	低分化癌,肿瘤细胞成巢状或片状,小于 50% 有腺体形成

分期	标准
食管鳞癌分化程度,如果对"未分化"癌组织进一步检测为鳞状细胞组分或如果在进一步检测后仍为未分化癌,则分类为 G3 鳞癌	
G_x	分化程度不能确定
G_1	高分化癌,角质化为主伴颗粒层形成和少量非角质化基底样细胞成分,肿瘤细胞排列成片状、有丝分裂少
G_2	中分化癌,组织学特征多变,从角化不全到低度角化。通常无颗粒形成
G_3	低分化癌,通常伴有中心坏死,形成大小不一巢样分布的基底样细胞。癌巢主要由肿瘤细胞片状或路面样分布组成,偶可见角化不全或角质化细胞

(四)扩散及转移

1.局部蔓延

肿瘤在黏膜下向食管全周及上、下扩散,同时也向肌层浸润,并侵入邻近组织,如气管、支气管、肺门、纵隔或主动脉。

2.淋巴道转移

为食管癌转移的主要途径,食管上段癌可转移至锁骨上窝及颈部淋巴结;中段及下段癌常转移至食管旁淋巴结、气管分叉处淋巴结、胸主动脉旁淋巴结及腹腔淋巴结。无论上、中、下段食管癌均可转移至锁骨上淋巴结,也可逆行转移至腹腔淋巴结。

3.血行转移

食管癌较少通过血液循环转移至其他器官,如果发生也在晚期,以转移到肝、肺、骨、肾、大网膜、腹膜和肾上腺为多见。

五、临床表现

(一)症状

1.早期症状

不同程度的吞咽不适。包括咽下食物哽噎感,食物通过缓慢,并有滞留感或异物感;亦可有胸骨后烧灼样、针刺样或牵拉摩擦样疼痛。症状时重时轻。

2.中、晚期症状

(1)进行性吞咽困难:进行性吞咽困难是食管癌的最常见、最典型的临床表现。初起时进食固体食物有哽噎感,然后进行性加重,最后甚至流质饮食或唾液都不能咽下。

(2)食物反流:多见于严重吞咽困难病例,多表现为将刚进食的食物伴唾液呕出,呕吐物呈黏液和泡沫状,有时混有血迹。

(3)吞咽疼痛:肿瘤与炎症的刺激引起食管肌肉痉挛,患者在吞咽困难时感到咽部、胸骨后、剑突下或上腹部的烧灼痛、刺痛或者钝痛。

(4)胸背疼痛:亦为常见症状,多位于胸骨后、肩胛间区,早期疼痛多呈间歇性;出现持续而严重的胸痛或背痛,以及需用镇痛剂止痛者,为晚期肿瘤外侵的征象。

（5）其他：肿瘤侵及邻近器官可引起相应的症状，如侵犯喉返神经出现声音嘶哑；压迫颈交感神经节，可产生霍纳综合征；侵入气管或支气管，可形成食管—气管瘘或食管—支气管瘘。

（二）体征

早期常常没有任何体征，中、晚期可有锁骨上淋巴结肿大、腹部包块、腹腔积液等转移性体征；因长期吞咽困难和肿瘤消耗双重原因，引起营养障碍，体重明显下降，消瘦、贫血等恶病质。若有肝、脑等脏器转移，可出现黄疸、腹水、昏迷等状态。

六、辅助检查

（一）X 线钡剂上消化道造影

X线钡剂上消化道造影是诊断食管癌的常用方法，特别是患者不适合纤维食管镜检查，常选用此法。早期X线表现：食管黏膜皱襞紊乱，小的充盈缺损，管壁僵硬。中、晚期表现：大的充盈缺损，溃疡型病灶形成龛影；如为缩窄性改变，则提示狭窄上方食管高度扩张。

（二）食管镜检查

食管镜检查是诊断早期食管癌最可靠的方法。内镜检查同时在直视下钳取多块组织活检，可明确病理诊断。早期食管癌的镜下表现：①食管黏膜局限性充血，触之易出血。②黏膜局限性糜烂，呈点、片状分布，边缘不整，形如地图。③黏膜表面粗糙不平，呈小颗粒状或大小不等的斑块，色潮红。④呈息肉状或小蕈伞型肿物，向腔内生长，偶有短蒂间糜烂。中、晚期食管癌的镜下表现较易判定，肿块呈菜花样或结节状，食管黏膜水肿、充血或苍白、发硬，但触之易出血。晚期肿瘤形成溃疡或造成管腔狭窄。

（三）食管拉网脱落细胞学检查

食管拉网脱落细胞学检查是食管癌普查和早期诊断首选。

（四）超声胃镜检查

超声胃镜检查是将内镜和超声相结合的消化道检查技术。当内镜插入体腔后，在内镜直接观察消化道病变的同时，利用内镜下的超声行实时扫描，可以获得病变处消化道的层次结构、组织学特征及周围邻近器官的超声图像。

（五）CT 检查

食管胸部CT扫描表现食管腔内软组织肿块，管壁增厚，管腔呈不规则或偏心性狭窄。也可以明确有无附近淋巴和脏器转移。

七、诊断

诊断主要依据典型病史和内镜检查。40岁以上，来自食管癌高发地区或有不健康饮食习惯的患者，因吞咽困难就诊时，应首先考虑此病的可能性。

八、鉴别诊断

（一）早期食管癌

无吞咽困难者，应与下列疾病鉴别：

1.咽喉炎

可有吞咽异物感,咽喉部疼痛不适。咽喉部检查可见充血等急性炎症现象,食管细胞学检查查不到癌细胞。

2.食管静脉曲张

食管钡餐检查,黏膜呈皂泡样或蛇皮样改变,但食管蠕动良好。

3.食管憩室

X线检查食管中段有边缘光滑、圆形突出影像。

4.反流性食管炎

患者有自觉烧心、反酸、反胃等常见症状,胸骨后及上腹部灼痛,尤以平卧为甚。吞咽热食后有明显的咽下痛。进行细胞学检查或食管镜检查可以鉴别和确诊。

(二)中、晚期食管癌

有明显吞咽困难症状者,应与下列疾病鉴别:

1.食管平滑肿瘤

病史长。X线检查示食管腔外压迫,黏膜光滑。

2.食管良性狭窄

多有食管化学烧伤史。X线检查示食管呈不规则线状狭窄。

3.贲门失弛缓症

一般患者年龄比较小,病程长,症状时轻时重。X线检查食管下端,呈光滑鸟嘴状狭窄。

4.食管外压性狭窄

肺癌出现纵隔转移或淋巴转移可压迫食管。

九、治疗

(一)放射治疗

食管癌多为中等分化的鳞状细胞癌,对射线有一定的敏感性,因此放疗是食管癌常用的治疗方法之一。

1.适应证与禁忌证

食管癌放疗的适应证是比较宽泛的。放疗据其最终目的可分为根治性和姑息性两大类,前者的目的在于根治肿瘤,后者的目的在于短暂减轻或解除某些症状。除了患者存在恶病质、食管穿孔形成食管瘘、远处器官转移以及气管镜证实已侵犯气管及严重心、肺、肝、肾等疾病之外,均可试行放射治疗。

由于颈段及上胸段食管癌手术难度大,切除率低,因此目前主要靠放射治疗。对于胸中段食管癌,手术与放疗的效果相近,故两种方法均可选用,但手术治疗的适应证较严格。胸下段食管癌因手术切除率高,应首选手术方法治疗。

2.体外放疗

放射源多选用^{60}钴外照机或电子直线加速器。通过CT扫描后借助电子计算机系统处理,可得出最佳剂量分布图,用模拟机核对后使定位更加准确。照射范围应比肿瘤两端各延长

3 cm,宽度一般为 5～6 cm。照射方法采用多野交叉照射,一般以 3～4 野照射为宜。通常照射剂量为(60～70) Gy/(6～7)周,共 30～35 次,每周照射 5 次,每次照射 2 Gy,每周 10 Gy。大量临床资料表明,食管癌的敏感剂量范围很大,少数患者放疗剂量低于 40 Gy 但效果甚好,而很多病例虽用 70 Gy 以上剂量放疗但仍效果欠佳,提示疗效与剂量并不成正比,同样五年存活率亦不因剂量提高而随之升高。

(1)术前放疗:术前放疗的目的是使肿瘤缩小、减少粘连、降低癌细胞的生命力,使肿瘤周围小血管及淋巴管闭塞从而提高手术切除率,降低转移的发生率,提高患者的生存率。术前放疗的照射范围包括原发灶、侵犯的范围和淋巴引流区。术前放疗应以控制亚临床病灶而不加重手术负担为原则。术前放疗的剂量为 40 Gy/(20 次,4 周),间隔 2～4 周后进行手术。当术前放疗剂量偏低时治疗意义不大,当放疗剂量≥50 Gy 时其存活率与 40 Gy 相近,但并发症和手术病死率升高,因此目前认为食管癌术前放疗 40 Gy 为理想剂量。颈段、胸上段、胸中段及胸下段食管癌的五年存活率,有术前放疗的手术组均优于单纯手术组,其五年存活率可提高10%,十年存活率可提高 7%。

(2)术后放疗:术后放疗分为根治术后放疗、姑息术后放疗和吻合断端残癌放疗,患者的情况不同,其放疗剂量亦不同,通常剂量为 30～80 Gy。根治术后的预防性放疗结果远比临床上出现肿瘤复发或淋巴结转移而进行放疗的结果好。姑息术后放疗的患者存活率明显高于未放疗者。术后吻合口残端是浸润癌时,放疗能提高患者存活率。对于姑息术后患者的放疗,剂量为 60 Gy。

(3)影响放疗预后的因素:病期的早晚是影响预后的主要因素。通常食管病变范围越广病期越晚,预后也越差。治疗前有纵隔炎、声带麻痹、食管瘘倾向等肿瘤外侵症状或锁骨上淋巴结转移等全身转移征象者,预后都欠佳。肿瘤侵犯食管壁的深浅也影响着预后,侵犯管壁越深者发生远处转移概率也越高,预后也就越差。以病变的位置来判断,颈段食管癌预后最好,其次为上、中、下胸段食管癌。其五年存活率依次为 18.1%～24.3%、11.8%～23.7%、7.1%～13.7%、3.4%～5.9%。此外,肿瘤的病理类型与预后有一定关系。蕈伞型预后较好,髓质型次之,缩窄型和溃疡型较少采用放疗。在治疗剂量上,50 Gy 组五年存活率为 11%,60 Gy 组五年存活率为 18.5%,70 Gy 组的五年存活率为 10.2%。放疗失败的主要原因是局部因素,即复发和未控。其中局部复发占 35%～36%,未控占 23%～48%。因远处转移或放疗并发症引起的失败较少。

3.腔内放疗

食管癌腔内放疗是食管癌外照射后进一步控制局部病灶的一种有效辅助治疗方法。由于腔内照射放疗距离短、局部剂量高、深部剂量呈递减性,从而减少了对周围正常组织的放射性损伤,因此生物效应较好。

(1)腔内放疗的适应证:腔内放疗可分为单纯腔内照射与腔内照射合并体外照射。单纯腔内照射适于术后吻合口复发、术后残存癌及放疗后局部复发者,亦可用于姑息性腔内照射以缓解严重梗阻性进食困难。

(2)腔内放疗的禁忌证:恶病质、严重心血管疾病、X 线检查有溃疡穿孔征象、有严重胸背痛及下咽痛者均为腔内放疗的禁忌证。

（3）腔内照射的方法：患者在模拟机下行食管钡剂透视，确定病变位置，并在患者体表皮肤上划出标志，将施源器从患者口腔送至病变部位并固定好。在计算机设置出剂量分布计划后将施源器接上近距离治疗机，自动输入放射源对患者进行治疗。腔内放疗的治疗剂量可分为低、中、高三种，参考点剂量率分别为 0.4～2 Gy/h、2～12 Gy/h 及＞12 Gy/h，目前多用中、高剂量进行治疗。食管癌累及贲门者由于局部解剖形态不规则，可使剂量分布不均匀，因此不宜进行腔内放疗。

4.放疗的并发症

（1）放射性皮炎：以干性上皮炎较常见。表现为皮肤局部潮红、皮下点状出血，患者有剧烈瘙痒感。在治疗中及治疗后应保持照射部位皮肤干燥，避免摩擦损伤，以防止发展为湿性上皮炎。

（2）放射性食管炎：食管对放射的耐侵性较强，常规剂量下食管的反应多不严重。通常接受 40 Gy 剂量放疗后患者可感到吞咽时疼痛，但这与患者原先的吞咽困难有所区别，且治疗结束 2～3 周后症状可自行消失，食管造影亦无显著狭窄。对少数食管炎症状严重者可采取分段治疗以缓解症状。腔内放疗所引发的食管炎通常症状较严重，可引起局部溃疡或糜烂出血，治疗亦较困难，少数甚至需要手术治疗。

（3）食管穿孔：已有外侵的晚期食管癌患者若照射剂量过大或进行得太快，肿瘤组织坏死脱落后周围的正常组织修复不及，可引起食管穿孔，出现剧烈胸痛、咳嗽、呕血等症状。因此，在放疗过程中应经常行 X 线检查，发现较深溃疡应及时调整放射剂量。

（4）放射性肺炎：主要表现为咳嗽、气短、发热及白细胞增加，因肺部出现不同程度充血、水肿及大量血性渗出而引发。X 线检查可见均匀的致密阴影。在放疗过程中避免上呼吸道感染，增强机体免疫力及防止局部照射剂量过高是预防放射性肺炎的主要措施。一般认为，在照射面积＜100 cm² 时剂量不应超过 60 Gy/6 周，照射面积＞100 cm² 时不应超过 40 Gy/4 周，否则可能超过肺组织正常耐受量引起放射性肺炎。

（5）放射性脊髓炎：临床上少见，发生在脊髓受量较高的患者。其潜伏期较长，多在放疗结束后发生。初期主要表现为肢体麻木不适或疼痛，症状逐渐加重，可出现运动障碍及截瘫。一般认为脊髓受量不超过 50 Gy/6 周比较安全，因此在照射野的设计上应尽量避开脊髓，这对防止放射性脊髓炎的发生十分重要。

（二）化学治疗

虽然目前临床上常用的抗肿瘤药物不少，但对食管癌有效的却不多。食管癌的治疗应以手术治疗为主，对于不能或不适于手术治疗的患者放射治疗亦有较好疗效。食管癌的化疗目前仍属姑息性治疗，对术前或术后的辅助治疗具有一定意义。

1.适应证与禁忌证

食管癌化疗的适应证：①不宜手术或放疗的各期患者，或术前、放疗前需要化疗的患者。②术后有癌灶残留，癌旁组织的血管或淋巴管中有癌栓者。③大剂量放疗后局部癌灶未能控制者。④手术或放疗后的巩固治疗或治疗后复发转移的患者。⑤骨髓及肝、肾、心、肺功能基本正常的患者。⑥预期生存时间在 8 周以上的患者。

食管癌患者化疗的禁忌证为恶病质,骨髓及心、肺、肝、肾功能不全者。有食管穿孔、出血及感染等并发症的患者亦不适于化疗。

2.疗程设计

(1)疗程时间:应以肿瘤细胞增生周期的长短来确定。通常主张以多个治疗周期给药,应至少超过 2 个肿瘤细胞增生周期,从而使在第一个治疗周期没有被杀伤的肿瘤细胞可以在以后的治疗周期中被杀伤。食管癌属生长缓慢的肿瘤,其细胞增生周期时间为 5.4～8.1 天,倍增时间在 10 天以上,因此食管癌的化疗多以 21～28 天为一个治疗周期,3～4 个治疗周期为一疗程。

(2)疗程间隔:应以停药后化疗引起的不良反应完全消失,机体正常功能基本恢复而被杀伤的肿瘤细胞尚未修复的时间设计。由于骨髓造血干细胞及食管黏膜上皮细胞的增生周期均较食管癌细胞的增生周期短,故目前认为化疗每个周期间隔时间以 10～14 天为宜,疗程间隔时间以 35～45 天为宜。

(3)单药化疗。

1)氟尿嘧啶:属嘧啶类抗代谢药,其作用机制为抑制胸腺嘧啶核苷酸合成酶,阻断尿嘧啶脱氧核苷酸转变为胸腺嘧啶脱氧核苷酸,影响脱氧核糖核酸的生物合成。本药属细胞周期特异性药物,对增殖细胞各期都有杀伤作用,尤其对 S 期的作用较强。一般静脉滴注给药,375 mg/m²,每周 2 次,总量8～12 g 为一疗程;口服给药每天 150～300 mg,分 3 次服用。其对食管癌的有效率为 30% 以上。

2)博来霉素:从轮生链霉菌培养液中提取的碱性糖肽类化合物,具有广谱抗肿瘤作用。其作用机制系引起脱氧核糖核酸单链及双链断裂,在细胞学上表现为染色体缺失或断片,属于细胞周期非特异性药物。一般用法为 10～20 mg 静脉或肌内注射,每周 2～3 次,总剂量 300～600 mg。其对食管癌的有效率可为 50% 左右,但缓解期短,仅 17～90 天,停药后易复发。

3)长春地辛:为半合成的长春花生物碱,具有广谱抗肿瘤作用。它可抑制微管蛋白的聚合,阻断微管的形成,亦能破坏已形成的微管,使核分裂停止于中期。此药可改善食管癌患者的主观症状,使部分瘤体缩小。一般用法为 2～4 mg/m² 静脉注射,每周 1 次,连用 6 周。其对食管癌的有效率约 30%。

4)顺铂:系含铂无机络合物。它与脱氧核糖核酸结合形成交叉连接,从而破坏了脱氧核糖核酸的功能,为细胞周期非特异广谱抗肿瘤药物,对 G_1 期细胞较敏感。一般用法为 20 mg 静脉推注,每天 1 次,连用 5 天为一疗程,间隔 1～2 周重复应用。其对食管癌的有效率约 20%。近年来合成了一系列水溶性好,毒性较小的新一代铂化合物,其中卡铂已在临床上广泛使用,对食管癌的疗效较顺铂好。

(4)联合化疗:临床和实验研究证明选择 2～3 种有效单药组成联合化疗方案,对实体瘤的疗效远较单药化疗为好,目前食管癌的化疗也已广泛采用联合化疗的方法,使临床疗效有了大幅度提高。但目前食管癌联合化疗的有效率报道差异很大,有效率为 15%～86%。目前国内外认为效果较好的联合化疗方案如下。

1）对于食管鳞癌：DDP＋5-Fu（顺铂加 5-氟尿嘧啶）是最常用的化疗方案。其他可选择的有：DDP＋Irinotecan（顺铂加伊立替康）；DDP＋TXT（顺铂加多西他赛）；DDP＋PTX（顺铂加紫杉醇）；Oxaliplatin＋5-Fu（奥沙利铂加 5-氟尿嘧啶）。

2）对于食管腺癌：常用的方案是 ECF 方案（表柔比星加顺铂加氟尿嘧啶）。

（5）化疗停药指征：①吞咽完全梗阻、食管出血或食管穿孔。②感染性发热，体温在 38℃ 以上者。③呕吐频繁或引起电解质紊乱。④便血或严重腹泻，每天 5 次以上。⑤一般情况严重恶化或出现主要器官毒性。

（6）食管癌的靶向治疗：与传统化疗细胞毒性相比，分子靶向治疗能更特异地作用于肿瘤而毒性反应较轻。分子靶向治疗是一种全新治疗模式，食管癌分子靶向治疗还处于临床研究阶段，很多靶向药物疗效还有待大型随机对照研究确认。未来的新研究将拓展食管癌治疗选择，提供更多的干预靶点和因子。这些药物的靶向机制大体上为：①抑制 ErbB 受体家族。②血管内皮生长因子（VEGF）抑制药。③选择性 COX-2 抑制药。④细胞外基质抑制药。⑤细胞周期调节剂。⑥凋亡刺激剂。已在临床进行试验研究的药物有：酪氨酸蛋白激酶抑制药吉非替尼（易瑞沙）和厄洛替尼（特罗凯）；表皮生长因子受体单克隆抗体西妥昔单抗；Her-2 抑制药曲妥珠单抗；血管表皮生长因子抗体 Avastin 等。这些药物的联合应用将为食管癌的治疗提供崭新的机遇。初步的研究提示，吉非替尼治疗女性鳞癌患者具有优势，西妥昔单抗、曲妥珠单抗增敏化放疗的证据较充分，贝伐单抗联合传统的治疗可能提高食管腺癌的疾病控制率，fiavopiridol、马立马司他也显示出良好的苗头。

（7）肿瘤细胞的抗药性和不良反应：肿瘤细胞对化疗药物有着不同的敏感性，因此存在疗效差异。肿瘤细胞的抗药性包括天然抗药性和获得性抗药性，从而限制了抗肿瘤药物的应用范围与疗效发挥。化疗药物在抑制肿瘤生长、杀伤癌细胞的同时往往对机体正常细胞亦有影响，从而产生各种不良反应，例如胃肠道反应、骨髓抑制、心脏毒性、肺部毒性、神经系统毒性等。

辅助性放疗和化疗作为提高手术切除率和提高术后长期生存率的方法，因不良反应大，在提高治疗效率的同时也增加了病死率，其有效性也正在进一步评估中。一项多中心前瞻性随机性研究比较了食管鳞癌患者术前联合放化疗后手术与单纯手术的疗效差异，发现总体生存率并无提高，而术后病死率在联合治疗组要显著高于单纯手术组，且费用亦明显增高。但目前许多比较研究中超声胃镜的应用有限或根本没有应用，故分期不准确可能影响了结论的可靠性，因此联合治疗的作用有待进一步证实。

（三）内镜治疗

随着内镜及其辅助器械的不断更新及操作手段的进步，内镜的功能已从单纯诊断向治疗方面扩展。对于局限于黏膜且肉眼可见的肿瘤病灶可行内镜下局部黏膜切除术。早期食管癌光动力学治疗的成功率达 80%，但有增生上皮残余和多种并发症。由于早期食管癌通过手术可以根治，因此内镜下治疗只适合于不宜手术或不愿手术的临床病例。食管癌已有转移者只能行姑息性治疗。由于食管癌的中位年龄是 67 岁，许多老年患者和（或）伴全身性疾病的患者可能难以耐受手术，因此姑息性治疗显得尤其重要。标准化的姑息治疗包括放疗、腔内近距离放疗、化疗和内镜下姑息性治疗,内镜下姑息性治疗包括内镜下支架置入、内镜下扩张术、激光治疗、光动力学治疗、氩血浆凝固治疗等。

1.内镜黏膜下剥离术和内镜黏膜切除术

内镜黏膜下剥离术最初主要用于切除胃肠道息肉,后逐渐进步为切除黏膜癌前病变与早癌。内镜黏膜切除术的方法是将0.9%氯化钠注射液注入黏膜下使肿物变大,呈"假息肉样"改变,再用透明的吸球将之吸起,利用切除息肉的方法将其切除。充分的黏膜隆起是手术成功的一个重要因素。切除前染色及标记是判断完全切除与否的重要方法,染色可清晰显示出病灶轮廓,有利于判断切除范围,切除后再染色判断是否完全切除。常用黏膜下注射液包括0.9%氯化钠注射液、0.9%氯化钠注射液+肾上腺素注射液、50%的葡萄糖注射液+0.9%氯化钠注射液、10%甘油或5%果糖+0.9%氯化钠注射液、透明质酸钠及0.9%氯化钠注射液+亚甲蓝混合液等。肾上腺素盐水在黏膜下层可在短时间内向组织扩散,在下次切除时隆起黏膜形状已消失,故在多次切除病例中每次切除前都应进行注射。经黏膜下注射使病灶充分抬起后进行黏膜切开剥离:应用针形刀沿病灶边缘标记点切开黏膜,应用钩形刀或IT刀于病灶下方对黏膜下层进行剥离,剥离中反复黏膜下注射,始终保持黏膜层和黏膜下层分离。一般使用的电流模式有电切模式、电凝模式和混合模式,依据操作习惯选用。切除病灶后对于创面可见的小血管应用氩离子血浆凝固术凝固治疗或热活检钳进行止血治疗,裸露的血管均需处理,必要时应用金属夹缝合创面。与内镜黏膜切除术相比,内镜黏膜下剥离术相对具有治疗优势:可一次切除较大的病变,避免分块内镜黏膜切除术带来的病变复发,对完整切除的病变组织进行全面的病理检查。

食管癌内镜黏膜下剥离术的适应证为分化良好或中分化的早期食管癌(食管重度异型增生、原位癌、黏膜内癌),无静脉和淋巴浸润,并满足以下条件:①浸润深度为1~5 mm。②对病变大小、侵犯周径情况和病变数无明确限制。内镜黏膜下剥离术的手术禁忌证为抬举征阴性患者。抬举征阴性是指在病灶基底部的黏膜下层注射液体后局部不能形成隆起,提示病灶基底部的黏膜下层与肌层之间已有粘连,病变可能已浸润至肌层。因此,内镜黏膜下剥离术术前需明确判断肿瘤的边界和浸润深度。对食管病变可用卢戈氏碘染色和内镜窄带成像技术确定边界,病变深度的判定可借助于超声内镜检查。内镜黏膜下剥离术在全麻、气管插管的状态下进行较为安全。有严重的心肺疾病、血液病、凝血功能障碍的患者禁行内镜黏膜下剥离术。

对于内镜黏膜下剥离术切除的标本,其病理检查需对手术切缘组织是否有癌细胞浸润进行准确判断,也要对肿瘤浸润的深度、有无淋巴和血管侵犯进行准确评判。切除标本应每隔2 mm连续切片,治愈性切除的标准是分化型黏膜腺癌无肌层浸润、无淋巴及血行转移,且水平切缘及垂直切缘均无肿瘤发现,黏膜下浸润不超过500 μm。精确的病理组织学诊断是内镜下切除早期肿瘤是否成功的至关重要的判断标准。

内镜黏膜下剥离术和内镜黏膜切除术的主要并发症是出血、穿孔、狭窄,其中部分并发症可在内镜下处理。严格掌握治疗的适应证,术中细致操作是减少并发症的关键。对于操作熟练的内镜医生,内镜黏膜下剥离术的并发症发生率并不高。日本学者报道出血和穿孔的总发生率约为0.5%。患者在术前使用质子泵抑制药治疗能有效控制和预防出血,促进医源性溃疡的愈合。术后由于医源性溃疡形成,可能会出现腹痛、腹胀等不适,可给予质子泵抑制药及黏膜保护剂等药物治疗。手术造成的溃疡面可深达浅肌层,术后经抗菌药物、质子泵抑制药及胃黏膜保护剂等药物治疗后,一般 6～8 周溃疡完全愈合。

2.内镜支架治疗

食管癌支架手术适用于:①不宜手术的恶性疾病所致的食管狭窄。②各种原因引起的食管气管(或支气管)瘘及顽固性食管良性狭窄等。对食管癌引起管腔狭窄和气管食管瘘者放置可扩张的金属支架能很好地缓解症状。当管腔狭窄至内镜不能通过时就应进行扩张。自膨式食管支架是由镍钛合金(Ni-Ti 合金)丝编织而成的网状支撑管,又称为镍钛记忆合金支架。因为它更易于放置、效果更显著和并发症更少的优点,所以取代了原来半硬式塑料支架。放置支架时患者取左侧卧位或仰卧位,给患者适当的镇静和监护,注意防止口咽分泌物或胃肠内容物反吸入肺内。放置支架前应准确测量肿瘤的长度,放置前行 X 线检查有助于全面了解狭窄的特征和有无气管食管瘘。支架的类型、长度和直径的大小依病情和操作者经验不同而异,一般将食管直径扩张到 12～15 mm(但这并非常规)。准确定位肿瘤的边缘对正确放置支架非常关键,体外放置不透 X 线的标志物因其可在操作过程中移动而意义不大,利用可测量内镜简单标记肿瘤的上下缘可达到较好的效果,利用治疗针黏膜下注射 X 线对照剂或内镜下置入金属夹可以更准确地标记肿瘤的边缘。支架置入后患者必须卧床,床头抬高＞30°。对气管食管瘘者放置支架后应常规行 X 线检查,术后早期可出现干呕、咳嗽或呃逆,可适当应用止吐剂和镇咳剂防止支架脱出,术后当天和随后几天应予流质饮食,随耐受性的提高可以逐渐改善饮食,但应避免黏性食物、水果和蔬菜,餐后大量饮水防止支架梗阻或食物嵌塞。

商业应用的支架多种多样,如 Wallstent 支架、Ultraflex 支架、"Z"支架等,各有优缺点。第一代无膜自膨式金属支架已被覆膜支架所替代,以防肿瘤长入支架内。有关研究表明放置支架对吞咽困难和气管食管瘘有良好的效果,支架放置的成功率为 90%～100%,并发症发生率为 30%～40%,但大部分是小并发症,且很少与操作相关。有顶盖的自膨式金属支架对瘘的有效率为 70%～100%。对支架的选择应个体化,需要考虑肿瘤的大小、位置和形状,患者的状态与预后以及操作者的技术水平等。位于食管颈段和食管胃连接部的肿瘤以及在没有支点的地方放置支架相对较困难。食管支架置入术并发症主要有胸痛、食管再狭窄、支架位移及脱落、反流性食管炎、食物嵌顿、出血、食管穿孔和破裂、肺炎及其他并发症。

食管支架置入术治疗恶性食管狭窄的短期疗效好,但中长期疗效较差。晚期食管癌支架置入术后续行的放疗和(或)化疗降低了再狭窄的发生率,但未延长患者的生存期。

3.内镜食管扩张术

食管癌引起的食管狭窄可以通过内镜下扩张以解除梗阻症状,改善营养状态和生活质量,但与支架置入一样,并不能改善患者的生存期和长期预后。常用的有两种扩张器:聚乙烯扩张器和球囊式扩张器。扩张的优点在于操作简便、费用低、应用广泛和相对安全。许多患者经扩张后症状很快缓解,但对于重度狭窄者需要多次扩张才能减轻症状。主要缺点是缓解期短暂,随疾病的进展,无症状间歇期越来越短,需要多次扩张。内镜食管扩张术具体操作方法:在内镜直视下经活检管将金属导丝插入食管狭窄部,导丝顶端超过狭窄部 10～15 cm 后退出内镜;然后根据狭窄程度选择合适规格的扩张器或探条,从中心孔穿入金属导丝,缓慢推进通过狭窄部,停留 30～60 秒并反复扩张数次,逐渐加大扩张器直径进行扩张,从而使患者的食管狭窄得以缓解。但应注意不可过度扩张,否则患者难以耐受。气囊式扩张器是在内镜直视下通过活检管道将气囊导管送进狭窄部,直径较大的气囊导管亦可通过金属导丝引导。气囊充气后持续 30～60 秒对狭窄部扩张治疗,放气后休息片刻重新充气并反复数次,使狭窄部逐渐扩张。

4.接触式电凝疗法

对食管癌伴周围转移者可采用电外科肿瘤探针进行局部黏膜切除。肿瘤探针的有效范围达 1 cm,除可切除局部黏膜外还在一定范围内有凝血作用,虽然电凝深度与电流强度和通电时间有关,但其损伤程度有限。操作过程需要内镜及透视导向联合应用。一般采用逆行性操作,即肿瘤探针先通过狭窄处,在透视导向的引导下逐渐后退,使探针中带电部分与肿瘤组织接触。主电极长 1.5 cm,在探针后退时保留 1 cm 的距离,因为损伤可以传递到周围区域,在治疗时有效范围可以扩展到周围 1～2 mm。所用功率通常是 50 W,持续 15 秒(每次操作)。探针分段后退,因此可以完成整个病灶的治疗。对病变长度短的病灶可以在小直径内镜引导下进行顺行治疗。在治疗后 48 小时内镜下观察到坏死病灶已被清除,在此基础上可以进行其他治疗。手术成功的标志是食管腔内径增加、吞咽困难症状改善。该方法的有效率可为 80%～90%,一般说来 1 或 2 次治疗可以使缓解期为 6～7 周,主要并发症是气管食管瘘和迟发性出血,发生率可达 20%。

肿瘤探针还适用于巨大肿瘤或同心圆形肿瘤,对偏心性肿瘤或肿瘤扭曲或特别狭窄者易导致穿孔,所以不太适用。其优点是费用相对低、用单一装置可以治疗较大肿瘤,缺点是治疗不当或损伤周围的良性组织可引起疼痛和狭窄。该方法对少部分患者特别合适,但大多数患者则更愿意进行其他疗法。

5.激光内镜治疗

激光内镜治疗是无接触式热治疗,现已被广泛用于晚期食管癌伴有梗阻症状的患者,或已失去手术机会的患者,以及年老体弱或患有其他严重疾病不能耐受手术治疗者。Nd-YAG、KTP 和氩激光均已被用于治疗消化道恶性肿瘤,以 Nd-YAG 的应用最为成功。激光内镜治疗原理是通过激光的热效应、光化学效应和光压效应,使癌组织气化、凝固和坏死,从而产生治疗作用。非接触方式可以防止组织黏附在设备上。其有效性与病变的组织学特点有关。激光治疗时对表浅癌组织采用气化法,对深部癌组织采用凝固法,能在切除部分肿瘤时有效地凝固血管,防止出血;较大肿块可行多次气化治疗。因激光照射后凝固坏死的肿瘤组织多于3～4天后脱落,故每次激光治疗可间隔 7～10 天。所用激光的照射功率、脉冲时间及距离应根据所用激光类型及患者的具体情况而定。激光内镜治疗除使肿瘤凝固坏死外,还可引起组织水肿或肿胀,导致短暂性的食管狭窄。由于食管癌早期进展缓慢,可在早期癌状态下稳定 4～5 年,所以为激光内镜治疗提供了良好的机会。Nd-YAG 激光的穿透深度为 4 mm,对病变局限于黏膜或黏膜下层的早期癌有可能完全治愈。对于治疗不彻底或治疗后复发者还可再次行激光治疗。术后偶有患者感觉胸痛或暂时的吞咽痛,可有低热和白细胞轻度升高。达到预期治疗目的后应在 3～4 周内进行内镜检查,以评估是否需要重复治疗。术后患者应给予液体饮食,并学会咀嚼,避免黏性食物,在进食固体食物后应大量饮水。

97% 的患者行激光内镜治疗后食管腔扩大,但吞咽困难的缓解率只有 70%～85%。

60%～70%的患者无症状期持续 3～6 周,仅 20%～25%的患者无症状期持续 3 个月或更长。并发症的发生率约 4%,穿孔仅为 2%,与穿孔相关的病死率为 1%,瘘或出血发生率为 1%,败血症的发生率为 0.5%～1%,治疗前接受过放疗的患者较易发生穿孔。当病变组织与正常组织界限清晰时如黏膜息肉状肿瘤,对激光内镜治疗效果好,因为激光束定位更准确并可引导至腔的中央,减少穿孔的危险性。偏心性肿物、大息肉、病灶质地柔软、手术切除部位复发的肿瘤以及瘤内假体过长者,较易发生穿孔。对黏膜下肿物或外生性肿物较少应用激光内镜治疗,因为肿瘤的范围难以准确判断,且可能治疗到正常黏膜而导致疼痛和穿孔。病灶长度<6 cm 时治疗效果要好于范围更大的。位于食管上括约肌附近的病灶由于定位困难一般不用激光内镜治疗。

6.微波内镜治疗

内镜微波组织凝固器由微波发射器、磁控连接器、同轴电缆和手术电极等组成。其治疗原理是内镜直视下将微波针状电极插入癌组织内进行微波辐射,使其凝固坏死。使用的工作电流通常为 80～100 mA,每次 1～3 秒。有报道显示微波内镜治疗隆起型早期食管癌有较好疗效,但其远期疗效尚难以评价。与 Nd-YAG 激光治疗比较其效果较差,因此有条件应首选激光内镜治疗。微波内镜也可用于中晚期食管癌的治疗,对改善患者梗阻症状有一定疗效。

7.氩血浆凝结法

氩血浆凝结法是非接触式电凝法,电流通过离子化的氩气作用于组织。非接触式电凝操作更简便,其作用深度虽然表浅但均匀一致,为 2～3 mm,减少了穿孔的危险。氩血浆凝结法常被用于治疗浅表的小肿瘤和血管畸形,尚不足以替代激光治疗由肿瘤导致管腔狭窄而引起的吞咽困难。

8.光动力学治疗

生物学效应是光化学效应,与激光所诱导的细胞毒效应有所不同。其方法是先注入光敏剂,它可选择性地停留在肿瘤细胞中,再利用特异性波长的激光激活光敏剂,产生局部的细胞毒效应。作用范围取决于肿瘤组织中光敏剂的浓度和给予的激光剂量。光动力学治疗所用的药物是一种血卟啉衍生物,已通过美国食品药品监督管理局认证。两项随机研究表明光动力学治疗的疗效与 Nd-YAG 激光相似,光动力学治疗可使 75%的患者吞咽困难缓解 1 个月以上。对食管腔完全梗阻者光动力学治疗也有疗效。一般用法是静脉注射 2 mg/kg 血卟啉,48小时后利用内镜通过一个 2.5 cm 长的发射装置发射 630 nm 波长,300 J/cm 的激光束。在首次发射 48 小时内可以重复发射。光动力学治疗的优点是单次治疗的病变范围广。并发症和不良反应有皮肤过敏、胸痛、心房颤动、吞咽痛和狭窄形成。

第五节　胃癌

一、流行病学

胃癌是最常见的恶性肿瘤之一,在我国胃癌死亡率占所有恶性肿瘤死亡的 23.02%,居各类恶性肿瘤死亡的首位,在消化系统恶性肿瘤的死亡病例中,约有半数死于胃癌。其中男性的胃癌年死亡率为 20.95/10 万,女性为 10.16/10 万。如按世界人口调整率计算,则男性年死亡率为 32.36/10 万,女性为 15.93/10 万,在世界范围内处于较高的水平。

世界各国的胃癌发病率有明显不同。远东国家胃癌发生率最高,东欧和南美国家其次,在北美、北非、南亚、澳大利亚等国家发生率最低。尽管以前胃癌多发生在发达国家,但最近的流行病学显示超过 60% 都发生在发展中国家,这也反映出发达国家胃癌的发生率在逐渐下降。

虽然我国胃癌的发病率尚没有出现下降趋势,但也呈现出一些明显变化。我国胃癌的发病情况在不同地区存在较大差异,且在发病率高低不同的地区有相对集中的趋势,如西北部的青海、宁夏、甘肃三省为最高,总的年死亡率超过 30/10 万,相互连接成片,集中在黄土高原西部祁连山脉两侧。而病死率低于 10/10 万的低发区(市)除北京市外,其他六省如四川、湖南、云南、贵州、广东、广西也连接成片,集中在长江以南。而死亡率为(20~30)/10 万的省区市主要分两片, 片为东北的辽宁、吉林,一片为东南沿海的江苏、浙江、福建、上海等。纵观我国胃癌的发病情况,有这样一个特点,西起西北黄土高原,向东至东北的辽东半岛、沿海南下经胶东半岛、江浙直至福建形成一高发带,以此带为出发点,其发病率有从北向南、从沿海向内地逐渐下降的趋势。

二、病 因

胃癌的病因尚未完全阐明,目前多认为胃癌的发生是环境因素和机体内在因素相互作用的结果。

(一)环境因素

不同国家和地区发病率的差别说明胃癌的发生除了可能与种族或遗传因素有关外,更主要的是与环境有关。其中主要的是地理土壤因素、饮食因素和 Hp,后者将另行讨论。

1.地理环境因素

在日本、智利、哥斯达黎加和冰岛,胃癌发病率较高,人们认为这可能与火山来源地土壤有关。有报道生活在高纬度地区或煤矿、石棉矿区的居民,胃癌的发病率也较高。居住在泥炭土壤的人比住在沙地或黏土地带的胃癌病死率高。国内的研究也发现黄河上游、河西走廊及长江、闽江口等高发区均为大山岩地带,且有的含高泥炭;而珠江水系的石炭岩地区,胃癌发病率相对较低。土壤中锌与铜含量的比例与胃癌的发病也有关。国内胃癌高低发区的流行病学调查发现高发区水土中的硒、镍含量较高,另外,SO_4^{2-} 的含量也高于低发区,钴等元素在高发区也偏高,钙与 SO_4^{2-} 的比值与胃癌调整病死率呈负相关。生活在低锌、低硒、高铜地区或第三系地层出露地区的居民,胃癌发病率较高。

2.饮食因素

日本是胃癌的高发国家,而美国的胃癌发病率很低,且定居美国的第二、三代日本后裔,由于生活环境、饮食习惯的改变,胃癌的发病率也逐渐下降。这提示生命早期即暴露于致病因素中是胃癌发生的原因之一,但这种致病因素究竟是什么尚不清楚。由于胃是和食物长期接触的部位,经常受到食物的机械和化学刺激,因此必须考虑食物成分的影响。虽然研究饮食中的有害成分比较困难,并且还要做追溯较远的回顾性分析和需要患者回忆早年生活的饮食习惯,然而通过广泛的饮食类型调查,包括在几个国家进行的病例对照研究,人们提出一些一般性结论。

(1)与胃癌相关的食物:流行病学调查显示多食腌鱼、腌肉、腌菜、火腿、油炸炙烧食品和烟熏食物与胃癌的发生有密切关系。其中胃癌患者的食盐高消耗量是与胃癌最相关的特征之一。目前,美国的胃癌死亡率下降与脑血管死亡率下降相一致,两者可能都与食盐的消耗量下降有关。有人认为进食盐过多时,通过十二指肠渗透压感受器而延长胃的排空,以致发生胃炎;也有人认为高盐食品易损伤胃黏膜上皮,破坏胃黏膜保护层。动物实验用致癌剂诱发胃癌时,如同时给予高盐饮食,则有促进致癌的作用。另一方面,多食全脂牛奶、豆制品、新鲜蔬菜、柑橘、维生素 C 和冰箱冰制品则与胃癌死亡率呈负相关。此外,国内近年的研究表明,含巯基类蔬菜如葱、蒜对胃具有保护作用。据山东及北京的资料,大蒜的年食用量与胃癌死亡率呈明显的负相关,此现象在年食蒜量超过 2.5 kg 时出现。进一步的研究发现食大蒜后可使胃的泌酸功能增强,胃内亚硝酸盐的含量及真菌或细菌的检出率均有明显下降。实验研究发现大蒜能抑制 N-二乙基亚硝胺的合成,大蒜素不但能杀伤体外培养的胃癌细胞,而且可以抑制体内移植的胃癌。

(2)硝酸盐和亚硝酸盐:硝酸盐在自然界分布甚广,是食物中常见的组成部分,最早发现于蔬菜(如卷心菜)、熏腌肉及饮水中。硝酸盐本身不会与其他含氮物质作用形成致癌物,但其在适宜的酸度(pH 为 1~3)或细菌提供的还原酶作用下可能变为亚硝酸盐,即亚硝酸与胺或酰胺结合而形成亚硝酸铵和亚硝酸酰胺(统称亚硝胺类化合物),后者已证实为动物胃的致癌物质。虽然大多数学者认为亚硝胺类化合物很可能是人类胃癌的主要致癌因素之一,但目前还存在一些异议。例如,英国学者证实水中硝酸盐含量与胃癌呈负相关。此外,人们试图通过测定尿、唾液中硝酸盐的含量来估计硝酸盐的暴露程度,并将之与胃癌或胃癌前病变的发病率相联系时,也产生了一些混淆的结果。在波兰,胃癌高发区尿中的硝酸盐水平比低危区要高;而在意大利和哥伦比亚的高危人群中,硝酸盐暴露程度(通过测定唾液中硝酸盐含量)与胃癌死亡率之间却没有联系。尽管如此,多数学者观察到土壤和水中硝酸盐浓度高的地区,胃癌的死亡率也就高。我国学者发现不但高发区居民的饮水和粮食内的硝酸盐及亚硝酸盐含量明显高于低发区,而且在高发区居民的饮水及福建居民常吃的鱼露与甘肃居民常吃的酸菜中,均找到了致癌的 N-亚硝胺。

此外,人们发现在胃酸水平低或胃酸缺乏患者的上消化道中生成亚硝酸盐的细菌较多,而这种情况在胃癌患者及有胃癌易感因素(如恶性贫血和萎缩性胃炎)的患者中也并不少见,这可能是胃酸减少使得生成亚硝酸盐的细菌在胃中进行移位繁殖,在胃手术切除的患者中也可发现胃内有亚硝酸及亚硝酸铵浓度的增加。有学者已证实胃癌患者胃液中的亚硝酸盐浓度比胃溃疡患者及对照组人群要高,但由于缺乏前瞻性随诊,所以还不能确定两者是否有因果关系。有资料也证实胃癌患者中可有胃细菌的移位繁殖及引起亚硝酸盐浓度的升高,但同时也发现亚硝酸盐化合物与胃的 pH 呈负相关。在我国,研究者们发现胃癌高发区居民胃液中的亚硝酸盐含量也较高,而且在空腹胃液中可检出 N-亚硝基化合物,并且证明此胃液有致突变作用。

人们发现低温冷冻可阻止硝酸盐向亚硝酸盐的转变,冰箱的广泛使用及减少用硝酸盐来保存食物可以解释为什么欧美等国的胃癌发病率有所下降。同样,人们发现维生素 C 可以减少亚硝胺类化合物的生成,富含维生素 C 的食物如柑橘类水果、新鲜蔬菜与胃癌的发病率呈负相关。其机制可能是阻断亚硝酸盐与胺或酰胺的结合,并且不少蔬菜、水果有诱导组织细胞产生多环芳烃羟化酶的作用,能够抑制致癌物的激活和促进广泛存在于环境中的苯并芘类致癌物的代谢。

最近的研究提示,维生素 C 是通过一个独立于胃酸分泌的途径而主动地分泌于胃腔中,但这个过程可被胃的病理变化(如胃炎)所破坏。人们还观察到其他原因引起的胃酸降低也伴有胃的维生素 C 水平的降低,故推测这些情况下亚硝酸的形成是很容易的。通过研究现已证实亚硝酸多为挥发性,并须经细胞微粒体酶的激活才能损伤遗传物质脱氧核糖核酸显示其致癌作用;而亚硝酸酰胺多为非挥发性,且不需代谢激活,对脱氧核糖核酸却有直接损伤作用,故一般认为亚硝酸酰胺与胃癌发病率的关系更为密切。随着亚硝酸酰胺检测方法的建立,发现在胃黏膜不同病变患者的胃液中,N-亚硝酸酰胺检出率有显著的差异,从而为胃癌的亚硝胺病因提供了有力的依据。

(3)食物加工及储存:食物加工、储存不当也可产生一些致癌物质及其前身,如在油炸、煎烤等高温条件下,动物脂肪及芳香氨基酸可变成有致癌作用的多环芳香烃;烟熏制的鱼肉含有较多的 3,4-苯并芘;发霉食物含有较多的真菌毒素。上述物质均被认为有致癌作用。在我国胃癌高发区粮食及食品的真菌污染相当严重。高发区慢性胃病患者空腹胃液真菌的检出率也明显高于胃癌低发区。在胃内检出的优势产毒真菌中杂色曲霉占第一位,并与胃内亚硝酸盐含量及慢性胃炎病变的严重程度呈正相关。而且在胃癌高发区甘肃的酸菜以及福建慢性胃炎患者空腹胃液中,均检测出有致癌及致突变性的杂色曲霉毒素。关于多食小麦、玉米、大米等淀粉类食物易患胃癌的说法,目前存有争议,因为日本、非洲同是以糖类食物为主食的地区,但两地胃癌发病却相差悬殊。对此,有人认为日本胃癌的高发可能与食物的加工方法有关,日本人习惯用滑石粉处理大米,大米加工后外面覆有葡萄糖及滑石粉,滑石粉中含有多重的能致癌的石棉纤维,也有人认为滑石粉的化学性质和结构与石棉纤维相似而致癌。

(4)烟、酒的消耗与胃癌:虽然胃癌与吸烟的关系尚未确定,但大多数国家进行的流行病学调查发现,胃癌高发区居民吸烟相当普遍或者胃癌患者大部分有吸烟史。近年来的研究发现烟中含有 30 余种致癌物,尤其是烟及烟雾中含有的硝酸盐、挥发性胺及氧化氮(NO,NO_2),这些都是亚硝胺的前体。在吸烟过程中,二级胺和 NO、NO_2 发生反应,可以形成亚硝胺。众所周知,烟草中含有去甲碱(正尼古丁)和新碱假木贼碱,它们能与氧化氮发生反应形成亚硝基去甲碱或亚硝基新碱,动物实验显示这些成分均可致癌。饮酒与胃癌的关系也不确定,不同地区、国家的流行病学调查结果常相互矛盾,但欧美等国的流行病学资料支持饮酒与胃癌相关,并且乙醇饮料的类型与胃癌的危险性有关。在乙醇含量保持恒定的情况下,烈性酒与胃癌的相关性最强,啤酒次之。实验研究发现,虽然乙醇本身无致癌性,但其有促癌作用,并且乙醇可能作为致癌物的溶剂,促进致癌物进入胃组织中。另外,乙醇饮料还可能受到致癌物的污染,如非洲的马拉维和肯尼亚的饮酒中含有亚硝胺,欧洲某些国家的酒中也发现亚硝胺类物质。需要指出的是,许多地区的调查资料并不支持吸烟、饮酒与胃癌有相关性。究其原因,有人认为烟、酒的致癌作用主要在于烟、酒中所含的致癌物。不同地区和国家由于生产工艺及环境等因素的影响，其产品中所含致癌物的种类及数量不一样，这就是为什么在世界上的不同地区烟、酒和胃癌关系不一致的原因。

（二）机体内在因素

1.遗传因素

约 10% 的胃癌人群有家族聚集性，1%～3% 表现出遗传易感性。有胃癌家族史者的患病危险是无家族史者的 1.6 倍，胃癌患者第一代亲属患胃癌的危险增加 2～3 倍，这些都说明遗传因素在胃癌发生中具有重要的作用。家族性胃癌是指在一个家系内连续两代以上发现 3 个以上成员患有胃癌。近年来相关分子遗传学研究表明一些基因与家族型胃癌的发生密切相关。

（1）上皮钙黏附素的作用和遗传失活：上皮钙黏附素是一种钙依赖的细胞前黏附分子，存在于正常上皮组织，能发挥抑制肿瘤细胞侵袭的功能。在部分 Maori 血统和欧洲血统的家族性胃癌患者中发现存在上皮钙黏附素基因的突变。上皮钙黏附素基因突变主要是剪切突变、截短突变和错义突变等，导致基因表达下调，细胞黏附降低，产生以下细胞功能变化：①上皮钙黏附素的功能受损，分化较好的上皮细胞就会转化为低分化组织，细胞间连接减少，无法维持正常的上皮结构。②上皮钙黏附素功能丧失改变了肌蛋白细胞骨架的组织形式，使细胞间黏附性降低，细胞活动能力和活动范围增加，从而增强了细胞的浸润力。这一点在肿瘤细胞浸润性生长方面表现得尤为突出。③上皮钙黏附素表达下调或缺失使细胞侵袭性增加，使肿瘤细胞更易于从原发灶脱离。

（2）MET 基因：其表达产物可介导多种上皮细胞迁移、生长、形态发生过程中的信号。胃癌细胞可以通过自分泌等机制产生 TGF 及 IL-1α 等生长因子，刺激成纤维细胞等基质细胞分泌肝细胞生长因子，后者通过作用于胃癌细胞的 MET 受体，促进肿瘤细胞的生长、侵袭和转移。有学者对 21 例上皮钙黏附素基因突变阴性的家族性胃癌先证者进行 MET 基因检测，发现其中 1 例已经伴有转移的弥散性胃癌患者存在 MET 基因的种系突变，突变位于序列高度保守的胞外配体结合区 P791L 位点，类型为错义突变，并进一步推断其可能导致非配体依赖的 MET 基因持续功能性激活，从而引起胃癌的发生。

（3）错配修复基因及微卫星不稳定：微卫星不稳定是指染色体复制错误导致重复序列增加或减少。对家族性胃癌和散发性胃癌进行的比较研究发现，在早期胃癌，家族性胃癌比散发性胃癌更具有易出现微卫星不稳定的倾向；而在进展期胃癌，两者无任何区别。通过对 9 例家族性胃癌患者的检测发现，有 6 例患者出现 1 个以上的微卫星不稳定位点。

（4）p53 基因：p53 基因是位于染色体 17p13.1 上的抑癌基因，p53 可以诱导发生突变的细胞发生凋亡，从而抑制肿瘤的发生。有学者对欧洲家族性胃癌患者进行基因突变的序列分析，发现 p53 基因的错义突变。日本有学者也在对 35 个家族性胃癌的 80 例胃癌成员的序列分析中发现 p53 基因突变。

2.免疫因素

免疫功能低下的人胃癌发病率较高，可能机体免疫功能障碍，对癌细胞的免疫监视作用降低，其在胃癌发生中有一定意义。

3.高危人群

男性胃癌发病率高于女性,国外某些系列研究显示男女比例是 2∶1,我国的男性胃癌发病率较国外高,男女之比是 3∶1。虽然胃癌可发生于任何年龄,但胃癌发病的危险性随年龄增长而增加,在 30 岁以前报告的病例相对较少,50 岁以后发病率明显升高,高峰为 50～60 岁组。年轻的胃癌患者有几个明显的特征:①性别发生率相同。②与 A 型血联系强,多有家族史。③组织学多为弥漫型。④预后差。从社会经济状况来看,收入较低的人群发生胃癌的危险性最高。

(三)**胃癌前病变**

胃癌前病变为病理组织学概念,这些病变较正常或其他胃黏膜病变容易发生癌变,主要包括上皮内瘤变和肠上皮化生。

1.上皮内瘤变

胃上皮内瘤变是指胃黏膜上皮肿瘤性增殖而未向黏膜固有层浸润前的病变,组织学表现为细胞和结构异型性,是重要的胃黏膜癌前病变。既往也称为异型增生,但异型增生侧重于形态学改变,而胃上皮内瘤变更强调肿瘤演进的过程。

根据形态学特点及免疫组织化学表型,胃上皮内瘤变可分为以下四型。①肠型/腺瘤样型:多与完全肠化相关,大体上多为息肉样或扁平型。组织学表现与结肠腺瘤相似,其特点为腺管拥挤,细胞呈柱状,黏液分泌减少,胞质深染、嗜双色;细胞核重叠,复层或假复层,核呈铅笔样,染色质增加,核仁不明显;成熟杯状细胞及帕内特细胞常见。AB/PAS 染色可见散在杯状细胞;免疫组织化学染色 MUC2 及 CD10 阳性。②胃型/小凹型:多与不完全肠化相关,大体上多为扁平型或凹陷型。镜下细胞分化不成熟,以腺体结构异常为主要表现,细胞异型性可不明显。组织学特点为小凹区腺体增生,不规则分支,有时可见腺体囊性扩张、腔内乳头及锯齿状腺体;腺体内衬立方状或柱状上皮,胞质空亮或弱嗜酸性,核圆或卵圆形,空泡状,可见大小不一的显著核仁,多为单层不规则排列;杯状细胞少见,缺乏帕内特细胞。AB/PAS 染色可见中性黏液帽,偶见杯状细胞,且多不成熟;免疫组织化学染色 MUC5AC 及 MUC6 阳性,CD10 阴性。③幽门腺型:主要发生于假幽门腺化生的基础上,多见于老年人,与萎缩性自身免疫性胃炎相关。镜下由紧密排列的幽门腺体组成,腺体内衬立方状或柱状细胞,胞质嗜酸性,呈毛玻璃样,无顶端黏液帽。假幽门腺化生时,细胞核小,单层排列,核仁不明显,核膜均匀;低级别异型增生时,核伸长,轻度复层,染色质轻度增加;高级别异型增生时,细胞极向消失,细胞核增大,圆形,具明显多形性,可见大核仁。免疫组织化学染色肠型及胃型标记均阳性。④胃肠混合型:同时表达肠型及胃型免疫表型,两种免疫表型至少各占 10%。

低级别胃上皮内瘤变包括轻度异型增生及部分中度异型增生。异型增生主要累及小凹腺体及表面上皮,常可见深部正常固有腺体的残留。肠型表现为轮廓大致规则的腺管状腺体,内衬柱状细胞,细胞内黏液分泌减少或缺乏;核大部局限于基底 1/2,轻度假复层,杆状核或呈铅笔样,染色质增加,核仁不明显。胃型的细胞异型性可不明显,而以结构异常为主。低级别胃上皮内瘤变发生恶性变的概率相对较低,但若发生广泛肠化,则恶变概率增加,需予以重视。有时候活检诊断并不能完全将低级别胃上皮内瘤变与高级别胃上皮内瘤变鉴别,临床医生应对患者密切随访并再次活检。由于两个诊断选择的临床处理方式完全不同,故有学者建议,若临床上内镜黏膜切除技术已非常成熟,应根据最重的病变区域诊断为"高级别胃上皮内瘤变";若临床对于高级别病变直接采取手术切除的方法,则最好保守些,诊断"低级别胃上皮内瘤变,建议密切随访"。

高级别胃上皮内瘤变包括部分中度及所有的高度异型增生,细胞和(或)腺体结构异型性显著时即可诊断。异型增生常累及固有层全层。肠型常表现为腺体拥挤,大小不一,轮廓不规则,可见腺体不规则分支及腺腔内折叠;衬覆立方或柱状细胞,核圆形或椭圆形,多形性明显,极向消失,核膜不规则。胃型常表现为肿瘤细胞的胞质空亮或透明,细胞核缺乏显著的多形性,但腺体结构复杂。典型及不典型核分裂在低级别和高级别时均可见到,但在高级别更易见,且可见于腔缘。高级别胃上皮内瘤变与黏膜内癌的区别主要在于腺体结构的复杂程度,前者是在低级别及反应性增生的基础上增生程度更进一步,腺体增生更加显著,但腺体间间质尚存;而黏膜内癌中腺体的复杂结构(广泛融合的腺体、筛状或迷路样结构)完全超出了异型增生的范围。

临床资料表明,低级别胃上皮内瘤变有近50%病例可逆转,20%～30%持续,约15%在诊断1～4年后进展为癌。高级别胃上皮内瘤变有14%～58%病例持续,60%～85%在诊断几周至48个月后进展为癌,0～16%可逆转。尽管有部分可逆转,国内大部分专家仍建议高级别胃上皮内瘤变应首先内镜下局部切除。

2.肠上皮化生

肠上皮化生是指正常的胃黏膜上皮被肠型上皮所取代,轻者仅见少数肠上皮细胞,重者可见肠绒毛形成。其组织学来源目前尚无一致看法,多数人认为是在胃黏膜更新过程中,某些致病因素的作用,使生发区中的多能干细胞向肠型上皮细胞化生。肠上皮化生是胃炎中比较常见的病变,在慢性萎缩性胃炎经常出现,肠上皮化生的出现与胃黏膜的损伤及不能完全再生修复有关。肠上皮化生开始位于胃固有腺体的增殖细胞带,然后缓慢地向下延伸,逐渐占据整个腺体。光镜下肠化的腺体纤曲分支,失去原有胃腺体的规则形态,其增殖区位于腺管底部,肠上皮化生细胞包括杯状细胞、吸收细胞和帕内特细胞。

在慢性胃炎与胃癌的关系研究中亦发现,在萎缩性胃炎的基础上,初始出现灶性肠上皮化生,以后腺体逐渐出现异型增生,且肠上皮化生的程度与异型增生的发生频率平行。通过对胃黏膜癌前期病变的形态定量研究,已经观察到胃黏膜从单纯肠上皮化生→肠型异型增生→肠型胃癌系列演变的结构异型度递增变化。以上均支持肠上皮化生与异型增生之间有密切关系。

肠上皮化生的分型尚未统一,目前多以检测黏蛋白的化学性质进行分类,已知胃肠黏膜分泌三种化学性质不同的黏蛋白,即PAS染色阳性的中性黏蛋白(出现于胃黏膜)、胃黏膜活检阳性的硫酸黏蛋白(主要出现于结肠黏膜)和AB(pH 2.5)阳性的唾液酸黏蛋白(出现于小肠及结肠黏膜)。按组织化学特征分型,先以AB(pH2.5)-PAS染色显示中性黏蛋白和酸性黏蛋白,再以HID-AB(pH 2.5)显示唾液酸黏蛋白和硫酸黏蛋白,然后根据黏蛋白的性质进行分型。根据肠上皮化生上皮分泌黏液的情况及其分泌黏液的性质,将肠上皮化生分为四种类型。①完全性小肠上皮化生:由分化成熟的杯状细胞、吸收细胞和帕内特细胞构成,杯状细胞含唾液酸黏液。②不完全性小肠上皮化生:除杯状细胞外,其间的柱状细胞也分泌多少不等的黏液,其性质为唾液酸黏液。③完全性结肠上皮化生:由分化成熟的吸收细胞及杯状细胞构成,杯状细胞分泌硫酸黏液。④不完全性结肠上皮化生:杯状细胞间的柱状细胞所分泌的黏液亦具大肠黏液的性质,含有硫酸黏液。

肠上皮化生可能与 Hp 感染、吸烟、高盐因素等相关,日本有一项 2455 例患者的大宗调查研究表明,43.1％的 Hp 阳性患者伴有肠上皮化生,而阴性者仅有6.2％。肠上皮化生常首先在胃窦部散在出现,进而扩大成片,随程度加重,逐渐累及胃小弯,然后再向胃体前、后壁扩散。不完全性肠上皮化生常出现在癌与非癌上皮交界处或在异型增生灶周边,并可显示不同程度的异型性。目前不少病理研究人员认为将不完全性大肠型肠上皮化生视为胃癌癌前病变,其与肠型胃癌关系密切。国内一项纳入 3000 例样本的队列研究表明,通过 4～5 年追踪,由胃肠上皮化生发展为胃癌的优势比值为 17％～29％,对比有胃上皮内瘤变等危险性更高。鉴于此,肠上皮化生是否可逆备受人们关注,尽管存在一些争议,但许多研究表明肠上皮化生可逆转。日本有学者通过亚甲蓝染色和黏膜活检监测萎缩性胃炎及肠上皮化生的严重程度,经过5 年以上的跟踪观察,发现经过抗氧化剂及清除 Hp 治疗,肠上皮化生及胃体、胃窦萎缩均可明显改善,同时患者血清胃蛋白酶亦增加,表明其为一可逆过程。

(四)胃癌前疾病

胃癌前疾病属临床范畴,系指某些引起胃癌发生的危险性明显增加的临床情况或疾病。

1.慢性萎缩性胃炎

慢性萎缩性胃炎是胃癌前疾病中最常见的病种,占 2/3 以上。发病率随年龄增长而增加,故主要见于中老年人,但在胃癌高发区也见于年轻人。研究发现 67.8％～92.3％的胃癌手术标本中可查到慢性萎缩性胃炎伴肠上皮化生,而因良性病变切除的胃中仅 4％有肠上皮化生,两者相差非常显著,表明慢性萎缩性胃炎伴肠上皮化生可能是胃癌癌前病变。而且,从日本尸检的标本中发现的慢性萎缩性胃炎比美国的要多得多,这一差异与胃癌在两地发病率的差异相似。同样,在哥伦比亚胃癌高发区人群中发现的肠上皮化生比低发区高。肠上皮化生最常发生于幽门、胃窦和胃小弯部,与胃癌好发部位一致。有学者随访 116 名慢性萎缩性胃炎患者达 20年,其中 10％发展成胃癌,而胃黏膜正常或患有浅表性胃炎的人群中只有0.6％癌变。

慢性萎缩性胃炎可分为以下两种类型。①多灶萎缩性胃炎:更为多见,与 Hp 感染有关,更易发生肠上皮化生。Hp 感染者发生萎缩性胃炎的风险较 Hp 阴性者要高 10 倍,而且存在地区差异,Hp 感染者在亚洲国家发生萎缩性胃炎的概率要比欧洲国家高 3 倍。②局灶萎缩性胃炎:主要发生在胃体和胃底,与抗壁细胞抗体和内因子抗体有关,常与恶性贫血有关,并增加发生胃癌的风险。

慢性萎缩性胃炎的病理特征性变化是胃黏膜的慢性炎症和固有腺体萎缩。由壁细胞萎缩而导致泌酸量减少,患者常有胃酸低下或缺乏,其胃内硝酸盐还原酶阳性菌的检出率较正常人高 2 倍,促进了胃内亚硝胺类化合物的合成。动物实验表明,75％以上的亚硝基化合物具有致癌作用。此外,慢性萎缩性胃炎患者的胃排空时间常有延长,增加了胃黏膜与致癌物的接触时间。促胃液素是一种促进胃黏膜生长的细胞因子,胃酸分泌减少可以引起血清促胃液素的持续性增高,可能导致胃黏膜的异常生长并增加肿瘤的发生。胃癌发展的自然病史为:正常胃黏膜→慢性浅表性胃炎→慢性萎缩性胃炎→肠上皮化生→异型增生→肠型胃癌。国外慢性萎缩性胃炎的癌变率为 8.6％～13.8％,我国为 1.2％～7.1％。

2.胃溃疡

大量流行病学的研究资料显示有胃溃疡病史的患者发生胃癌的风险明显增加。瑞典

58000人循证医学的随访研究发现,有胃溃疡病史的患者发生胃癌的风险增加1.8倍。值得注意的是,有十二指肠球部溃疡病史的患者发生胃癌的风险减少40%。

然而,临床和病理学家们尚未发现有溃疡转变为胃癌的确切证据。国内10044例胃溃疡的资料发现,经病理确定发生癌变为2.1%,但癌变多发生于溃疡周围黏膜,并非来自胃溃疡本身,这些部位的黏膜在溃疡活动时发生糜烂,出现慢性萎缩性胃炎、肠上皮化生及胃上皮内瘤变,提示胃溃疡发生的癌变实际上与上述病变有关。

3.胃息肉

胃息肉在人群中的发病率为0.8%～2.4%,可以单发或多发,有蒂或广基均可,主要分为三种类型:胃底腺息肉(约50%)、增生性息肉(约40%)和腺瘤样息肉(约10%)。胃底腺息肉一般为良性,与长期使用质子泵抑制药有关,对599例患者进行内镜随访发现,使用质子泵抑制药大于5年者发生胃底腺息肉的风险明显增加,胃底腺息肉的癌变率非常低,不到1%,多见于直径>1cm的患者。增生性息肉是在慢性炎症的基础上以胃黏膜上皮为主的炎性病变,细胞分化好,在胃内分布无规律性,呈多发性,其直径多在1.5cm以内,很少癌变,有人曾报道癌变率仅为1%。腺瘤样息肉多继发于胃黏膜的肠腺上皮化生,主要分布于胃窦部,多为单发,息肉形态呈腺瘤样或乳头状瘤样,其直径多在2cm以上,组织结构上可有管状、绒毛状及混合腺瘤之分,具有癌变的潜在危险,总的癌变率为15%～40%,直径>2cm时癌变率可能为20%～60%,尤以绒毛状腺瘤癌变率最高,腺瘤样息肉癌变后多为肠型胃癌,因此建议对腺瘤样息肉行内镜下切除,并定期随访胃镜。

然而在实际工作中,单纯根据活检标本无法完全区分胃息肉类型,腺瘤样息肉也常有相似于增生性息肉的表面结构。因此,临床上一般认为直径>2cm的息肉、多发性息肉、广基的息肉有较高的癌变率,应予以充分的重视。

4.胃发育不良

对起源于结肠和食管的发育不良人们给予充分的重视,但对偶尔发生于胃的发育不良尚未给予同样的重视,且胃发育不良同样有意义。发育不良是有潜在性恶变可能的不正常黏膜,特征是细胞不典型和不正常分化,黏膜结构不健全。其表现不同于癌和增生性改变。根据有无溃疡性结肠炎和Barrett食管,可将其分为低级发育不良和严重发育不良。早期临床使用的中度发育不良包括低级发育不良,考虑到病理医生所遇到的困难和局限性,目前仍使用这一不明确的分型。最近的研究提出胃低级发育不良常不发展成严重发育不良或癌,而严重发育不良则较容易恶变。当发现为中度发育不良时则要间断性进行活组织检查,而如果已证实为严重发育不良时则更应经常地进行随诊。

5.胃黏膜巨大皱襞症

胃黏膜巨大皱襞症是一种相当罕见的疾病。其特征为胃表面和胃小凹的黏液细胞弥散性增生,以致胃小凹明显伸长和迂曲,使胃黏膜皱襞粗大隆起呈脑回状。常限于胃体部,偶尔也可延伸至胃窦部,可伴有息肉样区。血清蛋白经巨大胃黏膜漏失,临床上有低蛋白血症与水肿,本病癌变率为10%～13%。

6.疣状胃炎

疣状胃炎的病因未明,目前认为疣状胃炎的形成与下列因素有关:①Hp感染与其有密切关系。国内学者报道68例疣状胃炎患者中,Hp检出率为97%,其检出率随糜烂程度加重而增加。②部分学者认为,疣状胃炎可能与变态反应有关。有学者提出本病可能与局部组织性变态反应有关。③高酸分泌。本病常与十二指肠球部溃疡和胃溃疡合并存在,有些学者认为疣状胃炎与胃酸分泌增高有关。有关研究显示疣状胃炎与胃癌发生密切相关,疣状胃炎的糜烂常反复发作,少数可发生异型性增生和癌变。

7.胃切除术后

近年来有人报道胃良性疾病经手术切除后可发生残胃癌,残胃癌一般发生在吻合口的胃侧,不向小肠扩展,这可能与小肠有比较有效的解毒屏障机制有关。国外有些研究发现术后胃残端癌变率相当高,为5%～16%,以致让人考虑到这也是胃癌发生的一个危险性因素。国内有人报道残胃癌发病率为2.16%～2.50%。而另外一些研究表明这种危险性似乎并没有增加。但最近收集的58份研究资料提供了此危险性增加更详尽的证据,包括人们观察到术后残胃发生肠上皮化生更常见;术后胃内pH值较高,使得胃内产生亚硝酸盐的细菌过度繁殖;动物实验也显示胃手术切除后可促进胃癌的发生。此外,迷走神经切除可显著提高用致癌物喂饲鼠的胃癌发生率。为推测发病机制而做的动物实验提出胃十二指肠液反流引起的"术后碱性反流性胃炎"是一个重要的致病因素,并且同时提出不是胰十二指肠液成分而是胆汁成分在发挥作用。其他诱发胃癌的动物实验也证明胆汁反流能促进胃癌发生。胃术后患者发生胃癌的易感性目前得到许多报告和研究的支持,不可忽视。虽然对手术过的患者不能都做例行普查,但先前做过胃切除手术的患者如出现症状则需做内镜检查,从任何可疑的病变部位取活组织检查,如有可能应从表面上看似正常的吻合口处取黏膜活检,特别是对胃手术后10年以上的患者。尽管毕Ⅰ式吻合术、迷走神经切断术加幽门成形术后都可发生胃癌,但大部分胃癌发生于胃窦切除术合并毕Ⅱ式吻合术(胃空肠吻合术)的患者。有人提出如果早先的胃切除手术是针对胃溃疡而不是十二指肠溃疡,那么胃溃疡术后患者残胃癌的发生较十二指肠溃疡术后患者更常见,但不是所有的研究都证实这一点。残胃癌的发生率似乎与术后的时间间隔有直接联系,少数病例发生于术后10年内,大部分发生于术后的10～20年内。并且此种情况下发生的胃癌男性占主要,有人报告男女之比高达36∶1。大部分研究认为术后残胃癌的预后较差,五年存活率很低。此外,早期残胃癌也曾有过报道。

8.恶性贫血

恶性贫血患者的胃癌发病率较高,通过尸检研究,人们首次发现约10%的恶性贫血患者发生胃癌。随后的临床研究也证实两者之间的联系,临床上恶性贫血患者的胃癌的发病率为1%～12%,但这些研究是在胃癌发病率较高的地区做的。此外,恶性贫血患者中更常见的其他胃肿瘤如胃息肉、类癌,可能被误认为胃腺癌。有学者对48名恶性贫血患者进行随诊,随诊时间平均为11年,结果没有发现1例胃癌。但其他学者报道在由内镜检查的123名恶性贫血患者中,8.1%患有胃肿瘤(其中4例胃癌和5例类癌)。而在最近的回顾性研究中,通过对5161名恶性贫血的患者进行胃癌的评价,确定了其为致癌的极度危险因素。研究中发现,在诊断为恶性贫血后的第一年里胃癌发生的危险性最高,其标准化发生率为3.2%,预期这种危险性在此后将保持为2倍。也有人提出在胃癌确诊时患者普遍存在一个恶性贫血的前期阶段,贫血症状可不明显,故两者的因果关系还有待证实。

9.肥厚性胃病

有人报道胃癌可发生于肥厚性胃病(巨大肥厚性胃炎)。由于此病种罕见,其合并胃癌的发病率很难确定,但通过对肥厚性胃病患者的预期随诊,提示其患胃癌的概率为10%。

总之,胃癌的致病因素是复杂的,在不同国家和地区胃癌的病因也不尽相同,但都是各种环境因素和机体内在因素相互作用的结果。根据上述一些因素,有学者提出多步骤致癌的假想,初期阶段以活动性炎症为主,由过量高盐饮食和Hp感染即可引起。其次阶段为腺体萎缩或消失而形成慢性萎缩性胃炎,其机制尚不清楚。发生萎缩后,胃酸分泌减少,胃内pH增高,形成有利于细菌繁殖的胃内微环境。细菌及真菌促进N-亚硝基化合物在胃内合成,并长期作用于胃黏膜形成致癌原,逐渐促进肠上皮化生和异型性增生的加重以致演变成癌,这个过程有人认为可为30~50年。

(五)Hp与胃癌

1.Hp与胃癌有关的证据

流行病学调查表明,胃癌高发区Hp感染率高于低发区。欧洲胃肠病专家研究组对13国17个地区人群进行随机的多中心流行病学研究,发现Hp感染人群的胃癌危险性是无Hp感染的6倍。英国威尔士、北美、南美及我国的研究也得出类似结论。胃癌的病死率与Hp感染率有显著的地域相关性。有人估计,35%~55%的胃癌可能与Hp感染有关。

在社会经济状况较低的人群中,有着较高的Hp感染率,同时也发现胃癌危险性增加,两者似乎有相同的社会经济背景。有人认为,世界范围内胃癌发病率的下降,至少部分与社会经济条件改善、Hp感染下降有关。Hp阳性患者胃黏膜上皮化生发生率显著高于Hp阴性患者,说明Hp可能对肠上皮化生的形成有促进作用。Hp感染率与肿瘤组织学类型、分化程度及部位也有关,肠型胃癌高于弥漫型胃癌,分化好者高于分化差者。Hp与胃癌有相关性,而与贲门癌无相关性,这与Hp多寄居于胃窦部相一致。

国内3个大规模人群的随访研究更好地说明了Hp与胃癌发生的关系。在对山东烟台的一项以1006例样本为基础的随机、双盲、安慰剂对照平行试验研究中,把552例Hp阳性患者随机分为治疗者和安慰剂组,分别于1年、5年、8年、10年随访胃镜及活检。结果显示,随访10年时安慰剂组胃癌患病及病死率明显多于治疗组,治疗组胃癌的发生有下降的趋势。在山东和福建的研究中也得到了类似的结论,即根除Hp可延缓胃体部萎缩的进展,从而可能减少胃癌的发生。

2.Hp的致癌机制

Hp感染可引起黏膜炎症损伤,使细胞更新加快,从而增加了脱氧核糖核酸损伤的机会。Hp感染时,炎症区自由基、超氧化物增加,可引起细胞过氧化损伤,从而诱发细胞癌变。Hp感染可使胃液内维生素C浓度降低,减弱了抵抗脱氧核糖核酸过氧化损伤的防御机制。另外,Hp感染引起的胃黏膜屏障的破坏,增加了其他损伤因子对胃黏膜的损伤作用。Hp可使胆汁酸去酰胺化,形成较多的有毒性的次级胆汁酸——石胆酸和脱氧胆酸,同时胆汁酸对Hp又有抑制作用,胆汁反流可抑制Hp的定植和生长。

Hp的毒力因素很多。CagA/cagPAI在Hp相关肿瘤的发展过程中扮演着从细菌至癌蛋白衍生的角色,CagA阳性Hp感染者比CagA阴性Hp感染者更易患消化性溃疡、萎缩性胃炎和胃癌。在东亚等胃癌高发区,几乎所有的Hp感染者均被发现CagA呈阳性。有学者通过研究转基因表达CagA的小鼠,发现其最终导致胃上皮细胞增生和胃腺癌形成,证实了CagA在Hp相关性胃癌中的重要作用。空泡毒素A(VacA)可以引发多种细胞活性如细胞空泡形成、细胞膜通道形成、凋亡和免疫调节等。VacA 基因存在所有的 Hp 菌株中,可影响 B 淋巴细胞抗原表达,抑制 T 淋巴细胞的活化和增生,调节 T 细胞因子的反应。病例对照研究发现携带 VacA s1、VacA m1 等位基因患胃癌的风险分别增加了 16 倍和 5.7 倍。Hp 通过黏附因子与胃上皮细胞的直接连接有利于其定植和 VacA、CagA 等毒力因子有效进入宿主细胞。

胃癌发生前,Hp 先诱导胃黏膜炎症,导致 T 淋巴细胞浸润和单核细胞激活,产生多种胃黏膜炎性细胞因子,从而促进胃癌的发生。Hp 也可直接作用于胃上皮细胞促进胃癌发生。Hp 直接作用于胃腺体峡部的干细胞或祖细胞,通过激活 NF-κB 诱导基因突变,抑制或促进细胞的生长和凋亡,改变细胞黏附和迁移,其菌体物质可通过影响不同的细胞内信号级联起作用。在胃炎的后期,随着萎缩性胃炎及肠上皮化生的发生,Hp 的数量通常减少或消失,胃炎活动度降低,但肠道来源的 Hp 特异性 T 淋巴细胞不断产生,导致慢性胃炎持续存在。一旦干细胞或祖细胞在胃炎活动期通过胞嘧啶核苷脱氨酶发生 TP53 基因的突变,突变的细胞就会持续存在,最终发生恶变。

3.Hp 在胃癌致病因素中的地位

大量的病理学和流行病学证据表明,胃癌的形成机制是非常复杂的,受到环境、饮食、遗传、免疫因素的影响,胃癌的发生是一个多病因、多阶段的连续过程。从慢性胃炎、萎缩性胃炎、肠上皮化生和不典型增生,最后发展为胃癌一般需十几年,甚至几十年时间。在这漫长的演变过程中,各种致病因子可能单独或协同作用于不同的阶段,最终引起细胞癌变。一般认为,Hp 感染是萎缩性胃炎向更高级癌前病变转化和继续发展的重要促进因素,而且在整个胃癌癌前病变的发展过程中均具有促进作用。

4.根除 Hp 与胃癌的关系

根除 Hp 可明显延缓胃体部萎缩的进展,因而在任何时间根除 Hp 对于降低胃癌的发生都是有意义的,这在世界范围内已经达成共识。总之,Hp 感染是胃癌发生非常重要的独立危险因素之一,对胃癌高发地区进行 Hp 感染的筛查与根除具有非常重要的意义,根除 Hp 可降低胃癌的发生,带来较好的社会效益。

三、病理分类及临床分期

(一)大体分型

1.早期胃癌推荐巴黎分型

(1)隆起型(0-Ⅰ):又可分为有蒂隆起型(0-Ⅰp)和无蒂隆起型(0-Ⅰs)。

(2)浅表型(0-Ⅱ):又可分为表浅隆起型(0-Ⅱa)、表浅平坦型(0-Ⅱb)和表浅凹陷型(0-Ⅱc)。同时具有表浅隆起和表浅凹陷的病灶,根据表浅隆起/表浅凹陷的比例分为表浅凹陷＋表浅隆起型(0-Ⅱc＋Ⅱa 型)和表浅隆起＋表浅凹陷型(0-Ⅱa＋Ⅱc 型)。

(3)凹陷(溃疡)型(0-Ⅲ):凹陷和表浅凹陷结合的病灶,根据凹陷/表浅凹陷的比例分为表浅凹陷＋凹陷型(0-Ⅱc＋Ⅲ型)和凹陷＋表浅凹陷型(0-Ⅲ＋Ⅱc 型)。

2.进展期胃癌

进展期胃癌是指肿瘤浸润超过黏膜下层,并可进一步浸润至浆膜层,此时肿瘤可发生直接浸润性扩散,且多伴有淋巴、腹膜和(或)血行转移,故也称中晚期胃癌。进展期胃癌的分期主要根据肿瘤在黏膜面的形态和胃壁内浸润方式确定。

（1）Borrmann Ⅰ型（结节蕈伞型/结节隆起型）：肿瘤主要向腔内生长，隆起呈结节、息肉状，表面可有溃疡，溃疡较浅，切面界限较清楚。该型病变局限，浸润倾向不大，转移发生较晚。

（2）Borrmann Ⅱ型（局限溃疡型）：溃疡较深，边缘隆起，肿瘤较局限，周围浸润不明显。

（3）Borrmann Ⅲ型（浸润溃疡型）：溃疡基底较大，边缘呈坡状，周围及深部浸润明显，切面界限不清。

（4）Borrmann Ⅳ型（弥漫浸润型）：肿瘤组织在胃壁内呈弥漫浸润性生长，主要是在黏膜下层、肌层及浆膜下浸润。临床上常称为"革囊胃"或"皮革胃"。

（二）浸润和转移

1.直接浸润

直接浸润是指肿瘤细胞沿组织间隙向四周扩散。肿瘤向上可浸润至食管下段，向下可浸润至幽门下、十二指肠上段，向外可浸出浆膜，继而侵犯邻近器官，如肝、胆、胰、脾、横结肠、肠系膜、腹膜等。直接浸润是肿瘤切除困难和不能切除的主要原因。

2.淋巴转移

文献报道早期胃癌的淋巴转移率为 3.3%～33%，进展期胃癌的淋巴转移率为 56%～77%。胃癌的远处淋巴转移，有沿胸导管的锁骨上淋巴转移和少数左腋下淋巴转移，以及沿圆韧带淋巴管的脐部转移。

3.血行转移

胃癌最常见的血行转移部位是肝，主要通过门静脉转移，其次是肺，少数可转移到胰腺、骨、脑等部位。

4.种植转移

腹腔种植转移是指肿瘤细胞浸润浆膜后脱落至腹膜腔，形成种植性转移。种植性病灶可以分布在腹腔的任何器官表面。腹膜转移在临床上体检时可发现腹壁增厚、变韧、紧张度增加，盆底的种植转移可通过肛指检查发现盆底的种植结节。

（三）临床分期

胃癌的分期是胃癌诊治计划的重要基础。UICC 及 AJCC 颁布了第 8 版胃癌 TNM 分期系统。表 3-4 为 AJCC 发布的第 8 版胃癌分期。

表 3-4　AJCC 第 8 版胃癌分期

T 分期	分期标准	N 分期	分期标准
T_x	原发肿瘤无法评估	N_X	区域淋巴结无法评估
T_0	无原发肿瘤证据	N_0	区域淋巴无转移
T_{is}	原位癌：上皮内肿瘤，未侵犯黏膜固有层，高度不典型增生	N_1	区域淋巴转移 1～2 个
T_1	肿瘤侵犯固有层、黏膜层或黏膜下层	N_2	区域淋巴转移 3～6 个
T_{1a}	肿瘤侵犯黏膜固有层或黏膜肌层	N_3	区域淋巴转移 7 个及以上
T_{1b}	肿瘤侵犯黏膜下层	N_{3a}	区域淋巴转移 7～15 个

T 分期	分期标准	N 分期	分期标准
T_2	肿瘤侵犯固有肌层*	N_{3b}	区域淋巴转移 16 个及以上
T_3	肿瘤穿透浆膜下结缔组织,而尚未侵犯脏层腹膜或邻近结构******	M 分期	分期标准
T_4	肿瘤侵犯浆膜层(脏层腹膜)或邻近结构******	M_0	无远处转移
T_{4a}	肿瘤穿透浆膜层(脏层腹膜)	M_1	存在远处转移
T_{4b}	肿瘤侵犯邻近组织结构		(远处转移包括腹腔种植、腹腔细胞学检测阳性及非持续性延伸的大网膜肿瘤)

　　* 肿瘤可以穿透固有肌层达胃肠韧带、肝胃韧带或大小网膜,但没有穿透覆盖这些结构的脏层腹膜。在这种情况下,原发肿瘤的分期为 T_3。如果穿透覆盖胃韧带或网膜的脏层腹膜,则应被分为 T_4 期。

　　** 胃的邻近结构包括脾、横结肠、肝脏、膈肌、胰腺、腹壁、肾上腺、肾脏、小肠以及后腹膜。

　　*** 经胃壁内扩展至十二指肠或食管的肿瘤不考虑为侵犯邻近结构,而是应用任何这些部位的最大浸润深度进行分期。

四、临床表现

(一)症状及体征

　　早期胃癌的主诉症状多数是非特异性的。患者可能没有症状或仅表现为消化不良、轻微的上腹痛、恶心或畏食。患者一旦出现贫血、体重减轻等报警症状,则提示可能为进展期胃癌,因此早期胃癌仅仅从临床症状上难以发现。日本开展早期胃癌筛查后,使得很多早期胃癌在无症状阶段即可被发现。我国近年来内镜技术的广泛普及和开展以及放大内镜、色素内镜等高端内镜检查手段的开展,使得早期胃癌的发现有所增加,但由于我国人口基数庞大,对于早期胃癌的发现仍任重而道远。目前早期胃癌的发现仍有赖于内镜的开展和对早期胃癌内镜表现认识的提高。早期胃癌患者常常无症状或仅有轻微上腹不适、腹胀等非特异性症状。有些患者表现为持续性上腹痛、畏食、恶心、早饱,若肿瘤发生于贲门和幽门部,则可能会出现吞咽困难以及幽门梗阻的表现。腹痛的程度自轻微隐匿至明显疼痛不等,因人而异。"皮革胃"患者则由于胃壁僵硬,胃腔扩张性变差,出现恶心或早饱,进食量明显下降的表现。也有患者无临床症状,仅表现为大便潜血阳性,伴或不伴有缺铁性贫血。明显的消化道出血(即黑便或呕血)见于不到 20% 的患者。

　　体格检查可发现贫血貌,上腹部轻压痛,晚期胃癌患者可触及腹部肿块。由于肿瘤局部进展或者胃食管交界处附近的恶性梗阻累及局部神经丛,可出现假性贲门失弛缓(即临床症状和上消化道造影的表现类似于贲门失弛缓),因此,对于出现贲门失弛缓表现的老年患者,首先应排除胃癌。上腹部肿块、脐部肿块、锁骨上淋巴结肿大等均是胃癌晚期出现转移灶的体征。

(二)胃癌的转移和扩散

　　胃癌早期癌细胞仅局限于上皮层,未突破基底膜。当癌细胞突破基底膜后就可发生转移扩散。胃癌的扩散以直接浸润蔓延及淋巴转移为主,晚期也可发生血行和种植转移。

1.直接蔓延

癌细胞突破固有膜后,即可沿胃壁向纵深蔓延,待穿透黏膜肌层后,癌组织可在黏膜下层广泛浸润,当浸润胃壁全层并穿透浆膜后即可与邻近组织粘连,从而直接蔓延至横结肠肠系膜、胰腺、腹膜、大网膜及肝,也可经圆韧带蔓延至肝。

2.淋巴转移

当癌组织侵入黏膜下层时,就可在黏膜下沿淋巴网扩散,浸润越深,发生淋巴转移的概率越大。淋巴结转移一般是先转移到肿瘤邻近的局部淋巴结,之后发生深组淋巴结转移。胃的淋巴结大致分为三组,第一组为邻近肿瘤的胃壁旁浅组淋巴结,如贲门旁、胃大小弯及幽门上下淋巴结等;第二组是引流浅组淋巴结的深组淋巴结,如脾门、脾动脉、肝总动脉、胃左动脉及胰十二指肠后淋巴结;第三组包括腹腔动脉旁、腹主动脉、肠系膜根部和结肠中动脉周围的淋巴结。少数情况下也有跳跃式淋巴转移,如沿胸导管转移至左锁骨上淋巴结,通过肝圆韧带淋巴管转移至脐周。

3.血行转移

胃癌晚期可发生血行转移,可转移至肝、肺、骨、肾及中枢神经系统。

4.种植转移

当肿瘤侵及浆膜面后,可脱落发生腹膜种植转移,形成多个转移的肿瘤结节。具有意义的转移部位是直肠前陷窝的腹膜,可经直肠指诊触及。当胃癌转移至卵巢时,临床上可以卵巢肿瘤为首发表现,甚至出现胃壁肿瘤尚小,无明显胃癌的症状,但出现盆腔转移癌的症状。

5.其他

对于早期胃癌淋巴结转移风险的判断,有助于界定是否可以进行内镜下治疗。与淋巴结转移相关的因素包括肿瘤大小、有无溃疡形成、组织学表现呈弥漫型(未分化型)或混合型(肠型/未分化型)、浸润深度以及黏膜下层或淋巴血管浸润。一项意大利的研究评估了652例切除早期胃癌的病例,淋巴结转移的总体发生率为14%,并且黏膜下层癌的淋巴结转移发生率高于黏膜层癌(24% vs 5%)。较小的肿瘤发生淋巴结转移的可能性明显更小(肿瘤长径<2 cm、2~4 cm、>4 cm时,发生率分别为9%、20%和30%)。日本一项纳入5 265例组织学上呈未分化型早期胃癌患者的回顾性研究显示,在高分化的黏膜层肿瘤患者中,肿瘤长径<3 cm(不管有无溃疡形成)的患者和非溃疡型肿瘤(不考虑肿瘤大小)患者均没有发生淋巴结转移。在黏膜下层肿瘤患者中,长径<3 cm且没有淋巴血管浸润的高分化肿瘤(前提是肿瘤浸润黏膜下层的深度不足0.5 mm)患者没有发生淋巴结转移。韩国的一项回顾性病例系列研究观察了1 308例临床早期胃癌患者,他们均接受了胃切除术且至少进行了D_2淋巴结清扫术(切除沿肝动脉、胃左动脉、腹腔动脉和脾动脉的淋巴结及脾门的淋巴结)。其中126例(9.6%)患者检出淋巴结转移。多变量分析显示,肿瘤较大、淋巴浸润、神经周围浸润和肿瘤浸润深度均与淋巴结转移有关。以上研究说明,最适合进行内镜切除的早期胃癌患者是肿瘤小(长径<2 cm)、非溃疡型、黏膜层癌患者,也可能包括肿瘤小(长径<2~3 cm)、高分化型且无淋巴血管浸润的黏膜下层肿瘤患者。

五、辅助检查

(一)生化、免疫检查

目前胃癌的诊断尚无特异性的血清学标志物,胃癌患者血清癌胚抗原(CEA)、糖蛋白肿瘤相关抗原 12-5(CA12-5)、糖蛋白肿瘤相关抗原 19-9(即肿瘤抗原 19-9,CA19-9)以及肿瘤抗原 72-4(CA72-4)水平可能会升高。然而这些血清标志物的敏感性和特异性都较低,均不能作为胃癌的诊断性检查。对于少数患者,较高的 CEA 和(或)CA12-5 水平降低可能与术前治疗反应相关,但临床决策从来不会仅基于肿瘤标志物水平。美国国家综合癌症网络针对胃癌的术前评估和分期推荐中不包括任何肿瘤标志物检测。胃蛋白酶原Ⅰ(PGⅠ)仅由胃底和胃体的胃底腺分泌,而胃蛋白酶原Ⅱ(PGⅡ)可由所有胃腺(胃底腺、贲门腺和幽门腺)及十二指肠腺分泌。因此,在与胃底胃炎相关的疾病(如恶性贫血)中,PGⅠ浓度相对于 PGⅡ减少。血清PGⅡ升高或 PGⅠ与 PGⅡ之比降低已被用于人群筛查项目,以发现那些胃癌风险增高的患者,但对个体患者确立诊断方面敏感性和特异性不足。在无症状人群或胃癌患者的一级亲属中,血清 PG 的测量值及其比值并不能准确地区分非萎缩性胃炎与胃窦或以胃窦为主的萎缩性胃炎。

(二)上消化道气钡双重对比造影检查

可以发现恶性胃溃疡及浸润性病变,有时亦可发现早期胃癌。然而,上消化道造影假阴性率可高达 50%,且与技术人员的经验有很大关系,对于早期胃癌的敏感性仅为 14%。因此在大多数情况下对怀疑胃癌的患者,上消化道内镜是首选的初始诊断性检查。对于皮革胃,上消化道造影有其特异的影像表现,表现为胃腔明显缩小,胃壁僵硬,蠕动消失,外形似"革囊烧瓶"。

(三)内镜

对于有上消化道症状的患者或者有报警症状、胃癌家族史的患者应及时进行胃镜检查,有助于发现早期和进展期胃癌。在内镜检查过程中,应做到充分地消泡和去除黏液,进行规范化的胃镜操作,要尽可能地看到全部的胃黏膜区域,不留有视野上的"盲区",这样方有可能发现可疑病灶,从而进一步对可疑病灶进行放大内镜、染色内镜的精查,并对可疑病灶进行针对性的活检。早期胃癌的内镜表现将在早期胃癌部分进行详述。

1.进展期胃癌的内镜形态

常采用 Borrmann 分型,根据肿瘤在黏膜面的形态和胃壁内浸润方式进行分型。

(1)BorrmannⅠ型(结节蕈伞型):肿瘤呈结节、息肉状,表面可有溃疡,溃疡较浅,主要向腔内生长,切面界限较清楚。

(2)BorrmannⅡ型(局部溃疡型):溃疡较深,边缘隆起,肿瘤较局限,周围浸润不明显,切面界限较清楚。

(3)BorrmannⅢ型(浸润溃疡型):溃疡底盘较大,边缘不清楚,周围及深部浸润明显,切面界限不清。

(4)BorrmannⅣ型(弥漫浸润型):癌组织在胃壁内弥漫浸润性生长,浸润部胃壁增厚变硬,皱襞消失,黏膜变平,有时伴浅溃疡,若累及全胃,则形成所谓革袋样胃。

2.早期胃癌的分类

内镜检查以及靶向活检仍是早期胃癌的主要诊断手段,其敏感性和特异性均远远高于上消化道气钡双重对比造影。早期胃癌内镜下可能表现为轻微的息肉样隆起、浅表斑块、黏膜颜色改变、凹陷或小溃疡。对于微小病变的检出较为困难,即使是有经验的内镜医生也有可能漏诊,因此需仔细观察全部胃黏膜并对任何可疑病变部位进行活检。上消化道内镜检查时需要充分吸引和消除黏液,并在充分注气的状态下仔细、系统性地观察胃黏膜,有些病变需要注气和吸气交替观察方可显示清楚。对于容易漏诊的部位如胃体部后壁侧、贲门后壁和小弯侧应反复仔细观察;对于可疑萎缩性胃炎或复查的患者,建议多部位活检,最少包括窦小弯、窦大弯、角切迹、体小弯的活检;针对可疑病变处需进行靶向活检。近年来高清晰放大内镜、电子色素内镜的开展大大提高了早期胃癌的诊断率。

白光内镜下,早期胃癌仅表现为黏膜色泽的改变和形态的轻微改变,病灶表面黏膜色调的变化常比形态的改变更为显著,早期胃癌多数发红,少数呈发白或红白混杂。普通白光内镜下,早期胃癌最显著的特征是具有清晰的边界和不规则的表面。边界清晰,表现为肿瘤与周围的非肿瘤组织之间界限清晰;表面不规则,表现为形态上的凹凸不平、结构不对称以及黏膜色调的不均匀。因此,胃镜检查时,见到具有这2种表现的病灶,特别是周边伴有萎缩和(或)肠上皮化生的背景时,要高度怀疑早期胃癌。随着内镜技术的不断进步,已由原先的色素喷洒内镜发展为电子染色内镜,同时加以放大观察,更有利于发现病变。染色内镜检查是一种能提高胃黏膜病变检出率的方法。根据不同染色剂的作用机制,可以分为吸收性染色剂(如亚甲基蓝)、对比性染色剂(如靛胭脂)和反应性染色剂。亚甲基蓝可以被肠上皮细胞吸收,因此喷洒后的着色黏膜区域提示肠化生。靛胭脂染色常用来突出显示病灶的形态和边界,即当病灶的边界和表面结构在普通白光内镜下难以判断的时候,以靛胭脂染色来观察病灶是否具有清晰的边界和不规则的表面。如果染色后观察到这2种改变,则高度怀疑为早期胃癌。

窄带光成像是最常使用的图像增强电子染色内镜技术。第一代的窄带光成像内镜由于光线较暗,难以用于直接观察胃腔发现病灶,但是可以用于白光内镜发现可疑区域后的精细检查,特别是与放大内镜联合使用时。新一代的NBI内镜显著提高了亮度,因此有可能用于直接观察胃腔。电子分光色彩增强技术和蓝激光成像是新近出现的一种图像增强内镜技术,前者通过后期电子处理来获取不同光谱下的内镜图像,后者则采用特殊波段的激光光源,对于黏膜浅层的微血管和微结构则显示更为清晰,达到了和新一代NBI相同的观察效果。相比于发现病灶,图像增强内镜技术在早期胃癌诊断领域研究更多的是在对病灶的鉴别诊断上,即通过内镜图像辨析,准确地分辨病灶性质是肿瘤、炎性反应还是正常黏膜。其中使用最广泛的是放大NBI内镜的"VS分类系统",即根据放大NBI内镜下所见微小血管结构和表面微细结构进行诊断,如可见到不规则微小血管结构和(或)不规则表面微细结构并伴有明显界线,则可以诊断早期胃癌。蓝激光由于应用时间较短,对早期胃癌检出率尚待进一步的总结和研究。

(四)超声内镜检查

目前是用于评估胃癌原发灶(特别是早期胃癌)侵犯深度的最可靠的非手术方法。超声内镜区分 T_1 期和 T_2 期胃癌的总体敏感性和特异性分别为 85% 和 90%。超声内镜区分 T_1、T_2

期和 T_3、T_4 期肿瘤的敏感性和特异性分别为 86% 和 90%。对于淋巴结转移的诊断,其总的敏感性和特异性分别为 83% 和 67%。此外,阳性和阴性似然比分析发现,超声内镜对排除或确定淋巴结阳性的诊断性能均没有优势。因此,超声内镜并非区分淋巴结阳性和阴性状态的最佳方法。对于术前分期,超声内镜对 T 分期的预测普遍比 CT 更准确,但目前新的 CT 技术(例如三维多排 CT)以及 MRI 对于 T 分期可以达到与超声内镜相似的准确性。超声内镜对淋巴结分期判断的准确性略好于 CT,对可疑淋巴结或局部区域进行超声内镜引导下细针抽吸活检,可增加淋巴结分期的准确性。常规应用超声内镜分期有时能发现未诊断出的远处转移灶(例如肝左叶转移、腹水),从而改变治疗方案。然而,由于超声内镜视野有限以及术者经验的不同,使用超声内镜作为肿瘤转移的筛查手段目前尚存争议。准确评估肿瘤的 T 和 N 分期对于选择治疗方案至关重要,对于术前分级评估发现原发肿瘤侵犯固有肌层(T_2 期或更高)或是高度怀疑淋巴结转移的患者,推荐采用新辅助化疗或放化疗。对于早期胃癌,则选择在内镜下黏膜切除术前准确评估黏膜下层侵犯情况。

(五)腹盆腔 CT 检查

CT 检查对于评估肿瘤广泛转移病变,特别是肝脏或者附件转移、腹水或远处淋巴结转移,具有优势。但对于较小的转移灶,如<5 mm 的腹膜及血行转移病灶,无优势。在 CT 检查结果为阴性的患者中,20%～30% 其腹膜内播散将会在分期腹腔镜检查或开腹探查时被发现。CT 检查的另一个局限性在于无法精确评估原发肿瘤的侵犯深度(特别是体积较小的肿瘤)以及淋巴结受累情况。CT 判断原发肿瘤 T 分期准确性仅为 50%～70%。

(六)正电子发射断层显像/X 线计算机体层成像检查

氟-18-脱氧葡萄糖(^{18}F-FDG)正电子发射计算机断层扫描是近年来广泛开展的影像技术。全身正电子发射断层显像/X 线计算机体层成像有助于确定 CT 发现的淋巴结肿大是否为恶性转移。但印戒细胞癌和肿瘤细胞代谢活跃性相对低时,则可出现假阴性。正电子发射计算机断层扫描的主要优点在于检测肿瘤远处转移时比 CT 更敏感。约有 10% 的局灶晚期胃癌患者经全身正电子发射断层显像/X 线计算机体层检查,发现了其他放射学检查没有识别出的远处转移病灶。但正电子发射计算机断层扫描对胃癌腹膜转移的敏感性仅为 50%。

六、治疗

(一)放射治疗

手术是目前治疗胃癌最有效的方法,但进展期胃癌即使行根治性手术,术后仍有较高的局部复发率,为 50% 以上。许多胃癌被发现时已经处于进展期,失去手术机会。而放疗不失为一种可选择的局部治疗方式。胃癌放疗或化疗的主要目的包括施行术前或术后辅助治疗、姑息治疗和提高生活质量。

1.适应证

术前放疗主要针对不可手术切除的局部晚期或进展期胃癌;术后放疗主要针对 $T_{3\sim4}$ 或 N+(淋巴结阳性)的胃癌;姑息性放疗主要为了预防肿瘤局部区域复发和(或)远处转移。

（1）胃癌根治术后（R_0），病理分期为 $T_{3\sim4}$ 或淋巴结阳性（$T_{3\sim4}N+M_0$）者，如未行标准 D_2 手术，且未行术前放化疗者，建议术后同步放疗。

（2）局部晚期不可手术切除的胃癌（$T_4N_xM_0$），可以考虑术前同步放疗，治疗后重新评估，争取行根治性手术。

（3）胃癌非根治性切除，有肿瘤残存患者（R_1 或 R_2 切除），建议行术后同步放疗。

（4）局部区域复发的胃癌，建议放疗或化疗。

（5）病变范围相对局限、骨转移引起的疼痛和脑转移等转移性胃癌，考虑肿瘤转移灶或原发病灶的姑息减症放疗。

2.术前放疗

目的是提高 R_0 切除率，降低局部复发率。而对于局部晚期不可手术切除的胃癌，通过术前放疗降低肿瘤负荷，有可能使其从不能手术变为能够手术。术前单纯放疗在胃癌的应用较少，作用不明确；术前同步放化疗已在临床证明有确切疗效。有学者对 2 个前瞻性术前放化疗临床研究进行了分析，74 例入组的患者先行诱导化疗，后做同步放化疗，结果手术切除率达到 93.0%，行 R_0 切除术者达到 81%，病理完全缓解率为 27.5%。也有学者对 20 个机构 43 例局部进展期胃癌患者先行 2 个周期的诱导化疗（氟尿嘧啶、亚叶酸钙及顺铂），再使用氟尿嘧啶、紫杉醇化疗和同步放疗（DT 45 Gy/25 次），5～6 周后行手术治疗，50.0% 的患者接受了 D_2 手术，R_0 切除率为 77.0%，病理完全缓解率为 26.0%，病理完全缓解者 1 年生存率为 82.0%。术前放化疗有较好的耐受性，能提高手术切除率，减少局部复发率，不增加手术并发症，但对手术生存率的影响尚不明确。

3.术中放疗

术中放疗主要针对手术中不能完全切除的姑息性手术或有癌残留或淋巴结转移和周围浸润的患者。术中放疗能在直视下照射肿瘤，使靶区得到较高剂量的照射而不影响周围正常组织，减少放疗的不良反应，从而改善中晚期胃癌患者的生存期。有资料记载对临床Ⅲa 期和Ⅳ期的胃癌患者给予新辅助化疗（氟尿嘧啶、甲酰四氢叶酸、多柔比星和顺铂），并在术中对瘤床照射 10 Gy，术后再加用外照射放疗，结果 15 例患者中 10 例获得了无瘤生存，中位生存期为 27 个月。术中放疗能提高胃癌患者的局控率，使肿瘤明显消退，甚至长期消失或治愈，但可能发生一过性的胰腺炎、放射性肠炎等并发症。

4.术后放疗

许多胃癌患者就诊时已处于晚期，有邻近器官浸润或远处转移，无法行根治性切除，有肿瘤残存，建议行术后同步放化疗。对胃癌根治术后（R_0），病理分期为 $T_{3\sim4}$ 或淋巴结阳性（$T_{3\sim4}N+M_0$）者，如未行标准 D_2 手术，且未行术前放疗者，建议术后同步放化疗。术后同步放化疗能消灭残留的肿瘤病灶，提高局部控制率，延长生存期。有学者报道的美国 rNTO 116 研究，选择了根治术后 556 例胃癌高危术后患者，随机分为单纯手术组（275 例）和术后放化疗组（281 例）。同步放化疗始于第 1 周期化疗的第 28 天，放疗的前 4 天和后 3 天合并化疗氟尿嘧啶与四氢叶酸，放疗剂量 45 Gy/25 次，每次 1.8 Gy，每周 5 次，放疗后再行 2 个周期化疗，化疗方案同放疗前。结果显示术后同步化疗组和单纯手术组 3 年总生存率分别是 50% 和 41%，

3年无瘤生存率分别是48%和31%；两组中位生存期分别为36个月和27个月，中位无复发生存期分别为30个月和19个月，均有明显统计学差异。美国临床肿瘤学会会议提出将中晚期胃癌术后同步放化疗作为标准的治疗方案。

5.姑息性放疗

对于病情进展已失去手术机会的患者，如出现骨转移引起的疼痛和脑转移等转移性胃癌以及因各种原因不能耐受或拒绝手术的患者，可考虑行对肿瘤转移灶或原发病灶的姑息减症放疗，起到延长生存期和提高生活质量的作用。有学者对33例不能手术的进展期或复发的胃癌患者进行姑息性放射治疗，放射剂量为8 Gy/次至40 Gy/16次，患者出血、吞咽困难/梗阻及疼痛的症状控制缓解率分别为54.3%、25%和25%。同步放化疗比单纯放疗能更好地改善患者的症状和生存期。

6.放射治疗技术

(1)照射技术：常见的放射治疗技术有常规放疗、三维适形放疗、调强放疗、图像引导放疗等。条件好的单位建议使用调强放疗或三维适形放疗等先进技术，选择准确的放疗范围和合适的放疗剂量，以更好地保护肝、脊髓、肾脏和肠道等周围正常组织，降低正常组织的毒副作用，提高患者对放疗的耐受性。局部加量可采用术中放疗或外照射技术。

(2)靶区定义：胃癌根治术后照射靶区包括原发肿瘤高危复发区域和高危区域淋巴结区照射。原发肿瘤高危复发区域包括吻合口和邻近受侵器官或部位，高危区域淋巴结区则根据原发肿瘤部位、肿瘤侵犯深度和淋巴结转移情况决定。

1)近端1/3：主要为贲门及胃食管结合部原发癌，原发灶这个部位的胃癌更易出现食管周围的淋巴结转移。照射野应该包括远端食管3～5 cm、左半横膈膜和邻近的胰体部。高危淋巴结区包括：邻近的食管周围、胃周、胰腺上和腹腔干淋巴结。

2)中端1/3：主要为胃体癌，易出现贲门周围、胃小弯和胃大弯淋巴结转移，此外脾门淋巴结、脾动脉淋巴结和后胰上淋巴结也容易被转移。术前和术后治疗放射野应包括胰体部。高危淋巴结区包括：邻近的胃周、胰腺上、腹腔干、脾门、肝门和胰十二指肠淋巴结。

3)远端1/3：主要为胃窦及幽门原发癌，如果肿瘤扩展到胃十二指肠结合部，放射野应包括胰头、十二指肠第一和第二段、十二指肠残端3～5 cm。高危淋巴结区包括：胃周、胰腺上、腹腔干、肝门和胰十二指肠淋巴结。

(3)正常组织限制剂量：对正常组织应进行剂量限制：60%肝<30 Gy，2/3单肾<20 Gy，脊髓<45 Gy，1/3心脏<50 Gy，并尽量减少肠道和十二指肠照射剂量。

(4)照射剂量：三维适形照射和调强放疗应用体积剂量定义方式，常规照射应用等中心点剂量定义模式。对于根治术后原发肿瘤高危复发区域和区域淋巴引流区照射剂量，推荐DT 45～50.4 Gy，每次1.8 Gy，共25～28次；而对有肿瘤和(或)残留者，大野照射后局部缩野加量照射DT 5～10 Gy。

(二)化学治疗

胃肠道肿瘤对化疗的反应性普遍较差，但胃癌对化疗的反应性相对较好。化疗分为姑息化疗、辅助化疗和新辅助化疗，应当严格掌握临床适应证，并在肿瘤内科医生的指导下施行。化疗应充分考虑患者的病期、体力状况、生活质量及患者意愿，并注意监测及防治不良反应，避免治疗过度或治疗不足,及时评估化疗疗效,酌情调整药物和剂量。对术后患者化疗是辅助性治疗,而对于晚期患者及各种原因不能手术的患者,化疗是其主要的治疗手段。化疗的方法可采用单一药物化疗,但更多是联合药物化疗,有时化疗可与激素及放疗联用。给药途径有口服给药、静脉给药及腹腔内化疗等。

1.常见的化疗药物

以下几种药物对胃癌有一定的疗效,可单独使用,有效率为20%～25%,但持续时间短。

(1)顺铂:顺铂是目前治疗进展期胃癌最常用的化疗药物,主要通过阻滞 G2 期细胞周期,与脱氧核糖核酸分子形成链内或链间交叉连接或组织脱氧核糖核酸的复制,影响肿瘤细胞胞内蛋白质的翻译等来发挥治疗作用。单用19%的患者能产生明显的部分缓解,长期使用易产生耐药性,且有一定的不良反应。

(2)氟尿嘧啶:临床也应用较多,实际有效率为20%,有效期短,一般平均4～5个月。该药抑制胸腺嘧啶核苷酸合成酶,从而抑制脱氧核糖核酸的合成。该药可静脉或口服,以前者多用,其剂量和服药时间目前仍不统一。最常见的给药方法是每天或每周大剂量注射,但几天或几周连续给药,也是一种替代疗法。

(3)紫杉烷:包括紫杉醇和多西他赛等。主要通过在癌细胞分裂时与微管蛋白结合,使微管稳定和聚合,阻断有丝分裂,从而抑制肿瘤生长。紫杉醇主要作用于 G2/M 期,而多西他赛主要作用于 S 期。紫杉醇和多西他赛治疗进展期胃癌的临床有效率相当,为24%左右。

(4)奥沙利铂:为第三代络铂类化合物,作用机制与顺铂类似,通过脱氧核糖核酸复合体的形成来介导。体外研究证实,奥沙利铂对顺铂和氟尿嘧啶耐药的癌细胞仍有明显的抑制作用。临床研究提示奥沙利铂治疗进展期胃癌的疗效与顺铂相当,但严重不良反应发生率明显降低,特别是对血液毒性和脱发方面的不良反应明显减轻。

(5)伊立替康:伊立替康是拓扑异构酶Ⅰ抑制药,能使拓扑异构酶Ⅰ失活,引起脱氧核糖核酸断裂,阻碍脱氧核糖核酸复制和合成,最终抑制细胞分裂,具有广谱抗肿瘤活性。单药治疗进展期胃癌的有效率为23%,与顺铂联用是目前有效的方案,主要不良反应是腹泻和中性粒细胞减少症。

(6)口服氟尿嘧啶类药物:卡培他滨和替吉奥胶囊都是氟尿嘧啶的前体,口服后以原型在胃肠道吸收,经肝脏或在肿瘤组织内转化为氟尿嘧啶,从而杀伤肿瘤细胞。卡培他滨较氟尿嘧啶在肿瘤组织中有高选择性,替吉奥胶囊可增加氟尿嘧啶在体内的停留时间,增加有效率。卡培他滨和替吉奥胶囊是治疗进展期胃癌的有效药物,能减少不良反应和缩短住院时间。

2.化疗分类

(1)姑息化疗:适用于全身状况良好、主要器官功能基本正常的无法切除或复发或姑息性切除术后的患者,目的为缓解肿瘤导致的临床症状,改善生活质量及延长生存期。

常用的系统化疗药物包括:氟尿嘧啶、顺铂、表柔比星、紫杉醇、多西他赛、奥沙利铂、伊立替康、替吉奥胶囊、卡培他滨等。化疗方案包括两药联合或三药联合方案。两药方案包括:氟尿嘧啶/亚叶酸钙(甲酰四氢叶酸)+顺铂(FP 方案)、卡培他滨+顺铂、替吉奥胶囊+顺铂、卡培他滨+奥沙利铂(XELOX 方案)、奥沙利铂+氟尿嘧啶(FOLFOX 方案)、卡培他滨+紫杉醇等。三药方案适用于体力状况好的晚期胃癌患者,常用方案包括:表柔比星+顺铂+氟尿嘧啶及其衍生方案[表阿霉素＋奥沙利铂＋希罗达、表阿霉素＋顺铂＋卡培他滨(ECX方案)、表柔比星＋奥沙利铂＋氟尿嘧啶(EOF方案)]，多烯紫杉醇联合顺铂和5-氟尿嘧啶及其改良方案等。对体力状态差、高龄患者，考虑采用口服氟尿嘧啶类药物或紫杉类药物的单药化疗。

(2)辅助化疗：胃癌在行根治性手术后仍有较高的复发率，因此有必要行辅助性化疗。尽管有部分国外学者认为，单独根治性手术与根治术＋辅助化疗相比，后者并无明显益处。但国内大部分学者认为，术后辅助性化疗可延长患者的生存期，并发现化疗有明显预防肝转移的作用。某医院报道，胃癌根治术后辅助化疗的五年存活率为45.4%，未加化疗的为29.8%。辅助化疗的对象：术后病理分期为Ⅰb期伴淋巴结转移者，术后病理分期为Ⅱ期及以上者。辅助化疗一般需患者术后体力状况基本恢复正常后开始，一般在术后3~4周，联合化疗在6个月内完成，单药化疗一般不宜超过1年。辅助化疗方案推荐氟尿嘧啶类药物联合铂类的两药联合方案。对临床病理分期为Ⅰb期、体力状况差、高龄、不耐受两药联合方案者，考虑采用口服氟尿嘧啶类药物的单药化疗。

(3)新辅助化疗：新辅助化疗是指恶性肿瘤在局部实施手术治疗或放疗之前给予的全身化疗。MAGIC试验和RTOG9904试验确定了新辅助化疗在胃癌治疗中的地位，对新辅助化疗敏感患者的预后要明显优于不敏感者。新辅助化疗可以达到降期目的以提高胃癌R0切除率，可以使胃癌病灶缩小或消失，防止术后肿瘤血供、淋巴引流改变影响化疗效果；可以消除潜在的微转移灶，降低术后转移复发的可能。对无远处转移的局部进展期胃癌($T_{3/4}$、N＋)，推荐新辅助化疗，应当采用两药或三药联合的化疗方案，不宜单药应用。胃癌的新辅助化疗推荐ECF(表柔比星＋顺铂＋氟尿嘧啶)及其改良方案。

(三)生物免疫治疗

免疫生物治疗是除手术、化疗和放疗以外治疗胃癌的一种很有前途的治疗手段。主要通过激发或调动机体的免疫系统，增强肿瘤微环境的抗肿瘤免疫力，从而控制和杀伤肿瘤细胞。

1.非特异性免疫抑制药

非特异性免疫增强剂，如OK-432、云芝多糖、胸腺素及香菇多糖等可以促进单核巨噬细胞的增殖，增强T淋巴细胞、NK细胞的活性以及多种细胞因子的释放。OK-432是溶血性链球菌经45℃加热，再以表阿霉素加热处理后使之无毒化，仅残存细胞壁的细菌制剂。云芝多糖是从担子菌属瓦蘑CM-101株的培养菌系提取的蛋白多糖体。应用OK-432和云芝多糖作为免疫调节剂瘤内注射或腹腔内注射联合化疗和手术治疗进展期胃癌，可以提高胃癌患者的生活质量，延长生存期。有学者报道，胸腺素可以提高肿瘤相关抗原的表达，增强MHC-1类分子的表达，并可诱导特异性CD8$^+$T淋巴细胞，激发其杀伤活性。香菇多糖是一种免疫调节剂，与化疗药物合用后，CD3$^+$T淋巴细胞、CD4$^+$T淋巴细胞、CD4/CD8比例及NK细胞活性与单纯化疗者相比均显著提高。

2.细胞因子

细胞因子是目前应用比较广泛且疗效明确的一类生物反应调节剂。临床常用的有IL-2、肿瘤坏死因子及干扰素等。细胞因子治疗肿瘤有以下特点：①长期低剂量给药效果好。②疗效缓慢但持久。③不良反应小而短暂。④局部应用优于全身应用。⑤联合手术、化疗等优于单一治疗。IL-2能诱导多种细胞因子的产生,增加NK细胞的杀伤功能。可通过静脉、肌肉、皮下、腹腔、瘤体内等方式给药,其中腹腔内输注IL-2可用于腹腔广泛转移的晚期胃癌患者。一般认为,低剂量、长疗程可降低细胞毒性,并可维持抗肿瘤活性。干扰素可抗细胞增殖,降低原癌基因的表达。肿瘤坏死因子可促进淋巴因子分泌,使NK细胞活力增加,导致肿瘤病灶出血坏死。

3.分子靶向治疗

分子靶向治疗是指以肿瘤细胞的原癌基因产物或其信号传导通路关键分子为靶点,通过抗靶分子的单克隆抗体或酶抑制药来阻断其信号转导通路,从而抑制肿瘤生长。此类药物对肿瘤细胞具有较高的选择性,不良反应较少。

(1)表皮生长因子受体通道的靶向治疗药物:西妥昔单抗是人鼠嵌合型抗表皮生长因子受体单克隆抗体,对表皮生长因子受体具有高度的亲和力和特异性,西妥昔单抗能抑制与受体相关激酶的磷酸化和活化,从而抑制细胞周期进程、诱导凋亡、减少基质金属蛋白酶的产生,降低浸润和转移扩散。一些临床试验结果表明西妥昔单抗联用化疗药物对胃癌有较好的抗肿瘤性。曲妥珠单抗可明确用于治疗人类表皮生长因子受体-2过度表达的恶性肿瘤,某学者进行的一项国际性Ⅲ期临床随机对照试验表明,进展期胃癌应行常规人类表皮生长因子受体-2检测,曲妥珠单抗联合化疗能改善患者的总生存期。

(2)血管内皮生长因子抑制药:贝伐珠单抗为一种新型的抗血管内皮生长因子的人源化单克隆抗体,主要通过特异性地抑制配体VEGF,阻断其与内皮细胞上的受体结合,破坏肿瘤血管形成来间接地杀死肿瘤。目前临床多将贝伐珠单抗与传统化疗药物联合应用。有学者采用贝伐珠单抗联合伊立替康和顺铂治疗转移性胃癌,结果表明加用贝伐珠单抗后,伊立替康联合顺铂治疗胃癌的有效率和生存期都明显改善。

(四)基因治疗

1.抑癌基因或癌基因的反义基因治疗

正常情况下,细胞的生长和增殖受癌基因和抑癌基因调控,癌基因的激活与过量表达或抑癌基因的失活都可能引起细胞生长、增殖及凋亡失控,并导致肿瘤发生。反义基因治疗就是利用反义核酸在转录和翻译水平阻断肿瘤细胞基因的表达,阻断肿瘤细胞内异常信号的传导,引起肿瘤细胞的凋亡。目前针对肿瘤相关基因常用的反义靶点如下。①癌基因类:*Survivin*、*β-catenin*、*EGFR*、*Ras*、*C-myc*、*C-fos*等。②宿主基因类:多药耐药基因、周期素、前胸腺素、T淋巴细胞受体、表皮生长因子受体、蛋白激酶C等。③细胞因子类:IL-2、IL-1α、IL-1β等。④抑癌基因类:*P53*、*PTEN*、*P27*、*P21*、*P16*等。

2.核糖核酸-i技术在胃癌基因治疗中的作用

因si核糖核酸抑制病毒及各种癌基因、癌相关基因或突变基因的表达,从而能广泛用于治疗癌症。胃癌的发生、发展与原癌基因的激活、抑癌基因的失活以及凋亡相关基因的异常表达等均有密切的关系,因此利用核糖核酸-i技术可在不影响正常基因功能的条件下抑制突变基因的表达,从而达到基因治疗的目的。核糖核酸-i可以针对信号通路的多个基因或者基因族的共同序列来同时抑制多个基因的表达,从而能够更有效地抑制肿瘤生长。同时利用核糖核酸-i 抑制原癌基因、病毒癌基因在体内的表达,研究与癌症相关基因的功能从而为治疗胃癌提供理论支持。

3.药物敏感基因疗法与胃癌的基因治疗

药物敏感基因疗法的原理是将某些细菌、病毒和真菌中特异性的前药转换酶基因导入肿瘤细胞,该基因编码特殊的酶,可将原先对细胞无毒性的前药在肿瘤细胞中代谢为毒性产物,从而引起这些细胞自杀,而正常组织可免受化疗的损伤。这类前体药物转换酶基因称为"自杀基因"。目前研究较多的是 TK 基因及 CD 基因,已有相关实验将 HSV-TK 以反转录病毒为载体,经脂质体转染人的胃癌细胞株 TMK-1,结合抗病毒药物 GCV 杀伤胃癌细胞。

第六节　结直肠癌

一、流行病学特征及病因

(一)流行病学特征

结直肠癌俗称大肠癌,是一种常见的消化系统恶性肿瘤,包括结肠癌和直肠癌。其发病有一定的地域特征,并与生活方式密切相关。

与此同时,结直肠癌的肿瘤部位近年来也发生了明显改变,近端结肠癌或右半结肠癌的比例逐渐升高,而直肠癌的比例逐渐下降。

(二)病因

结直肠癌的病因复杂多样,包括遗传因素、生活方式和其他疾病等。结直肠癌的发生是一个渐变的过程,通常从正常黏膜到腺瘤、再到结直肠癌的形成需要 10~15 年的时间,其间需要肿瘤相关基因的多阶段参与,包括 APC、K-ras、DCC 以及 P53 等。结直肠癌的多种病因均通过加速上述过程中的一个或多个阶段促进癌变。

1.饮食因素和生活方式

饮食因素中,高脂肪、高蛋白质、低纤维素饮食会增加结直肠癌的患病风险。其机制可能与胆汁酸的代谢有关,胆汁酸的脱羟作用在肠道内产生了致癌物质。高脂肪、高蛋白饮食使胆汁酸在肠道内可以缓慢通过且浓度升高,而高纤维素饮食则使胆汁酸在肠道内被稀释且可以快速通过。另外,摄入过多的煎炸、腌渍食品也与结直肠癌的发生有关,煎炸过程中蛋白质过度受热而产生某些致癌物质会促进结直肠癌的发生;而腌渍食品则与产生致癌物质亚硝酸盐有关。

此外,吸烟、饮酒、肥胖和缺乏体力活动被认为是结直肠癌发病的潜在危险因素。

2.遗传因素

遗传引起的结直肠癌主要见于家族性腺瘤性息肉病和林奇综合征,两者均为常染色体显性遗传性疾病。家族性腺瘤性息肉病约占所有结直肠癌的 1%,常于青年时期发病,3/4 的患者在 35 岁以前发生癌变,50 岁以后几乎全部发展为癌。林奇综合征约占所有结直肠癌的

3%,此类患者发生结直肠癌的总风险为50%~80%,平均诊断年龄为46岁。其他遗传性结直肠癌还包括Gardner综合征、黑斑息肉综合征、家族性结直肠癌X型等。

结直肠癌的遗传易感人群包含任何携带 APC、$K\text{-}ras$、DCC、$p53$ 等基因突变的个体。上述基因的突变均能加快结直肠癌演变过程中的关键步骤,从而使结直肠癌发病的可能性明显增加,发病年龄明显提前。国内外研究均发现,结直肠癌患者的亲属发生结直肠癌的危险性较一般人群明显增加,除生活方式类似外,遗传易感性是其中更重要的原因。

3.疾病因素

结直肠癌的癌前病变包括结直肠息肉、腺瘤、炎症性肠病等,其中以结直肠腺瘤最为多见,半数以上的结直肠癌由其演变而来。溃疡性结肠炎与克罗恩病可以引起肠道的多发溃疡及炎症性息肉,发病年龄越小,病变范围越广、病程越长,其癌变的可能性越大。血吸虫病和胆囊切除术后等也是结直肠癌高发的因素。

二、病理分类及临床分期

(一)大体分型

1.早期结直肠癌

癌细胞局限于结直肠黏膜及黏膜下层者称早期结直肠癌。上皮重度异型增生且未穿透黏膜肌层者称为高级别上皮内瘤变,包括局限于黏膜层但有固有膜浸润的黏膜内癌。

有学者根据内镜下所见将早期结直肠癌分为3型。①隆起型(Ⅰ型):多为黏膜内癌。②表面型(Ⅱ型):多为黏膜下层癌。③凹陷型(Ⅲ型):均为黏膜下层癌。

2.进展期结直肠癌

(1)隆起型:凡肿瘤的主体向肠腔内突出者均属此型。肿瘤呈球形或半球形,似菜花状,四周浸润少,预后好。

(2)溃疡型:肿瘤形成深达或贯穿肌层的溃疡者均属此型。此型肿瘤易发生出血、感染或穿透,转移较早。又分为局限溃疡型与浸润溃疡型。

(3)浸润型:肿瘤向肠壁各层弥漫浸润,使局部肠壁增厚,但表面常无明显溃疡或隆起。累及范围广、转移早、预后差。

(4)胶样型:少见。外形呈溃疡或伴有菜花样肿块,但外观及切面均呈半透明胶冻状。

(二)组织学分型

1.腺癌

腺癌占绝大多数。又分为管状腺癌及乳头状腺癌两种,后者恶性程度较低。

2.黏液腺癌

此型癌组织中含有大量黏液,以细胞外黏液湖或囊腺状结构为特征。癌细胞位于大片黏液中或位于充满黏液的囊壁上,预后较腺癌差。

3.印戒细胞癌

印戒细胞癌是从黏液细胞癌中分出来的一种类型。其胞质内充满黏液,核偏向一侧,呈圆形或卵圆形,典型的转移方式为腹膜播散及腹腔种植转移,预后很差。

4.未分化癌

此型癌少见,预后最差。

5.其他

其他型癌包括腺鳞癌、鳞癌、髓样癌、梭形细胞癌以及其他特殊类型或不能确定类型的肿瘤。

（三）组织学分级

世界卫生组织依据结直肠腺癌（普通型）中腺样结构的百分比进行分级：①1级为高分化，腺样结构大于95%。②2级为中分化，腺样结构为50%～95%。③3级为低分化，腺样结构为0%～49%。④4级为未分化，包括无腺样结构、黏液产生、神经内分泌、鳞状或肉瘤样分化等。

（四）临床分期

结直肠癌分期的依据是肿瘤浸润肠壁的深度、淋巴转移的范围以及是否出现远处转移。Dukes分期目前临床上已较少使用，目前最常用的是由AJCC或UICC制定的结直肠癌TNM分期系统（第8版），具体见表3-5。

表 3-5　结直肠癌 TNM 分期

分期	标准
T——原发肿瘤	
T_x	原发肿瘤无法评价
T_0	无原发肿瘤证据
T_{is}	原位癌：黏膜内癌（侵犯固有层，未浸透黏膜肌层）
T_1	肿瘤侵犯黏膜下层（浸透黏膜肌层但未侵入固有肌层）
T_2	肿瘤侵犯固有肌层
T_3	肿瘤穿透固有肌层未穿透腹膜脏层到达结直肠旁组织
T_4	肿瘤侵犯腹膜脏层或侵犯或粘连于附近器官或结构
T_{4a}	肿瘤穿透腹膜脏层（包括大体肠管通过肿瘤穿孔和肿瘤通过炎性区域连续浸润腹膜脏层表面）
T_{4b}	肿瘤直接侵犯或粘连于其他器官或结构
N——区域淋巴转移	
N_x	区域淋巴结无法评价
N_0	无区域淋巴转移
N_1	有1～3枚区域淋巴转移（淋巴结内肿瘤≥0.2 mm）或存在任何数量的肿瘤结节并且所有可辨识的淋巴结无转移
N_{1a}	有1枚区域淋巴转移
N_{1b}	有2～3枚区域淋巴转移
N_{1c}	无区域淋巴转移，但有肿瘤结节存在：浆膜下、肠系膜或无腹膜覆盖的结肠旁，或直肠旁、直肠系膜组织
N_2	有4枚或以上区域淋巴转移
N_{2a}	4～6枚区域淋巴转移

分期	标准
N_{2b}	7枚或以上区域淋巴转移
M——远处转移	
M_0	无远处转移
M_1	转移至一个或更多远处部位或器官,或腹膜转移被证实
M_{1a}	转移至一个部位或器官,无腹膜转移
M_{1b}	转移至两个或更多部位或器官,无腹膜转移
M_{1c}	仅转移至腹膜表面或伴其他部位或器官的转移

根据不同的原发肿瘤、区域淋巴结及远处转移状况,分别对预后进行了适当的分组(表3-6)。

表 3-6　解剖分期/预后组别

分期		标准	
0	T_{is}	N_0	M_0
I	T_1	N_0	M_0
	T_2	N_0	M_0
ⅡA	T_3	N_0	M_0
ⅡB	T_{4a}	N_0	M_0
ⅡC	T_{4b}	N_0	M_0
ⅢA	$T_{1\sim2}$	N_1/N_{1c}	M_0
	T_1	N_{2a}	M_0
ⅢB	$T_{3\sim4a}$	N_1/N_{1c}	M_0
	$T_{2\sim3}$	N_{2a}	M_0
	$T_{\sim2}$	N_{2b}	M_0
ⅢC	T_{4a}	N_{2a}	M_0
	$T_{\sim4a}$	N_{2b}	M_0
	T_{4b}	$N_{1\sim2}$	M_0
ⅣA	任何 T	任何 N	M_{1a}
ⅣB	任何 T	任何 N	M_{1b}
ⅣC	任何 T	任何 N	M_{1c}

三、转移

转移是结直肠癌患者的一个重要死亡原因,转移途径包括直接浸润、淋巴转移、血行转移以及种植转移等。

（一）直接浸润

癌细胞可向肠壁深层、环状及沿纵轴 3 个方向浸润扩散。直接浸润可穿透浆膜层侵蚀邻近器官，如膀胱、子宫、肾等；下段直肠癌由于缺乏浆膜层的屏障作用，易向四周浸润，侵犯输尿管、前列腺等。

（二）淋巴转移

淋巴转移是结直肠癌的重要转移途径，淋巴转移与癌细胞的浸润程度有关。左锁骨上淋巴转移为晚期表现。结直肠癌发生髂血管旁淋巴转移时，淋巴可逆流至腹股沟而发生腹股沟淋巴转移，亦属晚期表现。但肛管癌腹股沟淋巴转移时，如尚局限则仍可行腹股沟淋巴结清除，有根治的可能。

（三）血行转移

血行转移是结直肠癌远处器官转移的主要方式。由于肠道静脉血回流到门静脉系统，所以血行播散的首个部位通常是肝脏，其次是肺、骨骼及包括脑在内的许多其他部位。但是，起源于远端直肠的肿瘤可能首先转移至肺，因为直肠下静脉回流入下腔静脉而不是门静脉系统。15%～25% 的结直肠癌患者在确诊时即合并肝转移，而有 15%～25% 的结直肠癌患者在术后发生肝转移。约 10% 的结直肠癌出现肺转移，但肺转移常伴随其他肺外器官的转移。

（四）种植转移

结直肠癌种植转移最常见的形式是腹腔种植及卵巢种植。肿瘤侵及浆膜层时癌细胞可脱落进入游离腹膜腔，种植于腹膜面，典型的腹腔种植转移可见腹膜壁层和脏层、网膜和其他器官表面粟粒样结节。直肠膀胱陷凹或直肠子宫陷凹为腹膜腔最低的部位，癌细胞易集聚种植于此，直肠指检（或直肠阴道双合诊）可触及该处有种植结节。卵巢转移可由肿瘤种植而来，也可由肿瘤直接浸润侵犯、血行转移及淋巴转移而来。来源于结直肠癌的卵巢转移癌，若病理性质为印戒细胞癌并伴有卵巢间质肉瘤样浸润，可以成为 Krukenberg 瘤。

四、临床表现

男性发病率高于女性，>50 岁人群的发病率和患病率较高，75～80 岁为高峰期。但 30 岁以下的青年结直肠癌并非罕见。

结直肠癌起病隐匿，早期仅见粪便隐血阳性，可能出现的临床表现如下：

（一）排便习惯与粪便性状改变

常表现为血便或粪便隐血阳性，而出血与否及量多少与肿瘤的大小和部位及溃疡深度等因素相关。可有顽固性便秘，大便形状变细，也可表现为腹泻，或腹泻与便秘交替。发生于右半结肠癌可见黏液脓血便。

（二）腹痛

右侧结直肠癌者较多，可为右腹钝痛或同时涉及右上腹、中上腹，也可出现餐后腹痛。如并发肠梗阻，则腹痛加重或为阵发性绞痛。

（三）腹部肿块

常提示已属中晚期。

（四）直肠肿块

多数直肠癌患者经指诊可发现直肠肿块，质地坚硬，表面呈结节状，局部肠腔狭窄，指诊后的指套上可有血性黏液。

（五）全身情况

包括多发于右侧结直肠癌患者的贫血、低热，左侧结直肠癌则以便血、腹泻、便秘和肠梗阻等症状为主。晚期患者可有进行性消瘦、恶病质、腹水等，如有并发症则伴有肠梗阻、肠出血及癌肿腹腔转移引起的相关症状与体征。

五、辅助检查

（一）粪便隐血试验

对本病的诊断无特异性，更非确诊手段；但简便易行是筛查早期预警高危人群的重要手段。

（二）结肠镜检查

结合病理检查是确诊结直肠癌的"金标准"。通过结肠镜能直接观察结直肠肠壁黏膜、肠腔改变，并确定肿瘤的部位、大小，初步判断浸润范围。早期结直肠癌的内镜下形态分为隆起型和平坦型。

结肠镜下黏膜染色可显著提高微小病变尤其是平坦型病变的发现率。采用染色放大结肠镜技术结合腺管开口分型有助于判断病变性质和浸润深度。超声内镜技术有助于判断结直肠癌的浸润深度，对结直肠癌的 T 分期准确性较高，有助于判定是否适合内镜下治疗。

（三）X 线钡剂灌肠

仅用于不愿或不适合肠镜检查、肠镜检查有禁忌或肠腔狭窄镜身难以通过者。可发现结肠充盈缺损、肠腔狭窄、黏膜皱襞破坏等征象，显示癌肿部位和范围。

（四）CT 结肠成像

主要用于了解结直肠癌肠壁和肠外浸润及转移情况，有助于进行临床分期，有利于精准制订治疗方案并可术后随访。缺点是早期诊断价值有限，对病变活检、对细小或扁平病变存在假阴性，易受肠腔内粪便等影响。

六、诊断和鉴别诊断

有高危因素的个体出现排便习惯与粪便性状改变、腹痛、贫血等症状时，应及早进行结肠镜检查。诊断主要依赖结肠镜检查和黏膜活检病理检查。早期结直肠癌病灶局限且深度不超过黏膜下层，不论有无局部淋巴结转移；病理呈高级别上皮内瘤变或腺癌。

筛查是早期预警和早期诊断的重要手段。目前国际和我国针对结直肠癌推荐的筛查方式为粪便隐血试验、问卷调查和结直肠内镜检查，部分国家开展粪便脱氧核糖核酸检测和血清 SEPT9 分析等。近年来基于微小核糖核酸辅助诊断结直肠癌的研究层出不穷，从敏感性及特异性等数据上来看具备一定的潜力，然而无论是基于单一核糖核酸还是基于核糖核酸芯片，缺乏来自多个严谨的大型临床试验的验证。而新的血清中结直肠癌相关蛋白检测的报道效力有限,亟待后续更深入的探讨。不少研究关注了血液、尿液及粪便内代谢产物在结直肠癌中的诊断作用。其中以粪便中多种氨基酸、短链脂肪酸等指标综合计算后设立的标志物的研究,较血液及尿液的标志物而言更为严谨,但以代谢产物为诊断标志物的各类研究总体而言,还需要更多人群的探索和验证。结直肠癌患者粪便菌群变化集中于拟杆菌门、梭杆菌门及变形菌门的增加,厚壁菌门的相对减少。其中最具代表性同时也被诸多研究所公认的与疾病发生呈正相关的是具核梭杆菌、产毒型脆弱拟杆菌和致病性大肠埃希菌及共生梭菌。

结直肠癌的鉴别诊断则包括:①右侧结直肠癌应注意与阿米巴肠病、肠结核、血吸虫病、阑尾病变、克罗恩病等鉴别。②左侧结直肠癌则需与痔、功能性便秘、慢性细菌性痢疾、血吸虫病、溃疡性结肠炎、克罗恩病、直肠结肠息肉、憩室炎等鉴别。

七、治疗

(一)化学治疗

长期以来,多数学者对结直肠癌的化疗抱怀疑或消极态度。近10年来,不少随机的临床试验表明,手术与化疗、放疗相结合能提高结直肠癌的疗效,从而引起了学者们广泛重视。一般在术前提倡先行1～2疗程的术前化疗,如此可改善进展期癌的病理分期,易于手术剥离切除;同时可避免外科手术过程中手术挤压及围手术期患者抵抗力下降诱发的癌转移;而对于不可切除性肿瘤,化疗是主要的治疗手段。

1.结直肠癌化疗的适应证

①术前、术中应用化疗以减少扩散。②术后化疗防止复发或手术不彻底等。③手术后癌肿复发不宜再次手术。④晚期不能手术或已有远处转移者。⑤Dukes B和C期根治术的辅助治疗。⑥癌肿大,切除有困难。术前化疗使其缩小以利肿瘤切除。

2.结直肠癌化疗常用药物

(1)5-氟尿嘧啶:它是一种抗代谢药,此药最早用于治疗结直肠癌,至今仍然是结直肠癌的化疗基本药物。5-氟尿嘧啶主要通过影响脱氧核糖核酸合成和改变核糖核酸功能,从而抑制肿瘤生长。希罗达是一种口服氟尿嘧啶类药物,可替代5-氟尿嘧啶静脉用药。

(2)甲酰四氢叶酸:甲酰四氢叶酸是核酸合成的重要辅酶,可促使5-氟尿嘧啶的活性代谢产物5-氟尿嘧啶脱氧核苷酸与胸苷酸合成酶的稳定结合,从而使5-氟尿嘧啶的疗效增加。目前常用的是甲酰四氢叶酸钙。

(3)羟基树碱:羟基树碱为细胞周期特异性药物,常用的药物有伊立替康,主要作用于细胞周期的S期,选择性抑制拓扑异构酶 I,干扰脱氧核糖核酸的复制,导致肿瘤细胞坏死,与常用的抗肿瘤药物无交叉耐药性,与5-氟尿嘧啶合用可明显提高疗效及生存率。

(4)铂类抗肿瘤药:目前临床上应用的铂类抗肿瘤药是第三代药物草酸铂(LOHp),以脱氧核糖核酸为药物作用靶点,通过产生烷化结合物而作用于脱氧核糖核酸,形成链内和链间交联,阻断其复制与转录,与5-氟尿嘧啶有协同作用。

3.全身化疗方案

化疗方案可采用术前、术后、腹腔和姑息化疗等形式。术前全身化疗是目前提倡的新辅助化疗,有助于预防术后肝转移和提高手术切除效果。结直肠癌的辅助化疗方案是以 5-氟尿嘧啶/甲酰四氢叶酸为基础的,新药的加入提高了患者的生存期,通常推荐术后 4 周开始进行化疗,一般不超过 8 周,治疗疗程以 6 个月为宜。常用的方案有以下几种。

(1)Mayo 方案:该方案是公认的基本化疗方案,甲酰四氢叶酸钙 20 mg/(m² · d)、5-氟尿嘧啶 425 mg/(m² · d)静脉滴注1~5 天,每 3~4 周 1 疗程。在此基础上,可在化疗开始的第 1 天分别加用羟基树碱、铂类抗肿瘤药、血管内皮细胞生长因子单抗、表皮生长因子受体单抗等。

(2)Gramont 方案:Gramont 方案又称双周疗法,甲酰四氢叶酸钙 200 mg/(m² · d)静脉滴注 2 小时,第 1、2 天;5-氟尿嘧啶 400 mg/(m² · d)先推注 15 分钟,接着 5-氟尿嘧啶 600 mg/(m² · d)持续静滴 24 小时,第 1、2 天。每 2 周 1 次。

(3)AIO 方案:甲酰四氢叶酸 500 mg/m² 静滴 2 小时,5-氟尿嘧啶 600 mg/m² 静滴 24 小时,每周 1 次,连续 6 周,休息 2 周。

(4)FOLFOX 4 方案:为近年来进展期结直肠癌备受推崇的一线方案,即在 Gramont 方案的基础上加上 LOHp 于第 1 天加用 85 mg/m² 静脉滴注 2 小时。

(5)FOLFOX 6 方案:LOHp 100 mg/m² 静脉滴注 2 小时,第 1 天;联合甲酰四氢叶酸钙 400 mg/m²,静脉滴注 2 小时,第 1 天;5-氟尿嘧啶 400 mg/m² 静滴,接着 5-氟尿嘧啶 2.4~3.0 g/m² 46 小时持续静滴。每 2 周 1 次。

4.局部化疗方案

(1)肠腔内化疗:方法是在剖腹时,在肠癌两端距瘤缘 8~10 cm 处环扎肠管,然后用 5-氟尿嘧啶 30 mg/kg 加 0.9％氯化钠注射液 50 mL,注入癌瘤所在大肠腔内,30 分钟后按常规实施手术,能提高 3 年、5 年和 8 年的存活率。有人进行前瞻性对比研究证明,Dukes C 期患者术前腔内化疗加根治术的 5 年存活率为 61.8％,而对照组为 27.3％。我国广州、上海等地亦多用术中肠腔内化疗,认为对 Dukes C 期患者存活率有提高作用。对直肠癌患者,有学者将 5-氟尿嘧啶制成栓剂,于术前每天在肛门内塞栓剂 200~400 mg,共 5~30 天,观察 50 例,发现用药后直肠癌均发生不同程度的组织学改变,包括细胞水肿、细胞质空泡形成、个别细胞溶解、颗粒结构破坏或广泛坏死,有 8 例肿瘤直径缩小,其中 4 例缩小 50％以上,另 4 例缩小 30％~50％。栓剂有一定不良反应,20％有肛门疼痛,9％有里急后重感,7％有肛门出血,但这些不良反应并不严重,停药后立即消失。国内有学者经肛门直肠腔内给予 5-氟尿嘧啶栓剂或乳剂,结果癌灶、癌周肠壁、癌旁淋巴结、区域淋巴结及静脉内药物浓度远较静脉给药高,效果远较静脉给药好。亦有人用药囊导管行直肠癌渗透化疗,即将内径大于直肠内径的半透膜囊与瘤体紧密贴在一起,向囊内注入 2.5％的 5-氟尿嘧啶(低渗液),使药囊内为正压低渗液,药物经半透膜囊壁直接渗入与之接触的癌组织及引流的淋巴和血液内,认为疗效更佳。

(2)动脉灌注化疗(PAIC):动脉灌注化疗是恶性肿瘤综合治疗的重要手段之一。近年来,不少学者研究动脉灌注化疗治疗结直肠癌取得迅速发展。由于术后肿瘤的营养血管被切断,因此动脉化疗只适用于直肠癌术前、术中和术后髂内动脉化疗。方法:经皮股动脉插管至肠系膜下动脉近端,行血管造影以明确载瘤肠段血管分布,用 5-氟尿嘧啶 1 g、丝裂霉素 12 mg 做选择性肠系膜下动脉及直肠上动脉灌注给药。某医科大学通过临床对比研究,发现 PAIC 组患者症状明显改善,症状减轻或消失者为 90%~100%,血清 CEA 水平降低,肝肾功能无影响,免疫系统未见抑制。文献报道表明,直肠癌经术前髂内动脉灌注化疗可使癌细胞退变;他们对切除标本做组织学检查亦证实癌灶有明显改变和破坏。结直肠癌术前 PAIC 具有如下优点:经载瘤肠段血管造影能清晰显示肿瘤大小、形态、浸润程度及邻近解剖关系,有利于术前制订手术方案;选择性动脉灌注化疗具有准确的靶向给药,使高浓度抗癌药物集中于肿瘤局部,有效杀伤癌细胞,提高手术治疗效果,临床症状改善显著,不良反应轻,方法简便、安全。

(3)门静脉灌注化疗:其方法为完成结直肠癌切除后,经大网膜静脉注入 5-氟尿嘧啶250~500 mg 或者经胃网膜右静脉插管,引出腹壁外,待术后持续灌注 5-氟尿嘧啶 1 g/d,连续 7 天。最近,瑞士临床癌症研究组报道用此法并随访 18 年,结果显示术后门静脉灌注化疗,可降低复发率 21%,降低病死率 26%,但亦有持不同意见者。目前我国正在进行一个大样本的临床随机试验,以进一步证实术后门静脉灌注 5-氟尿嘧啶的临床价值。

(4)腹腔化疗:结直肠癌手术中挤压肿瘤、切断淋巴管和血管时,可能导致癌细胞脱落腹腔或者本来已播散在腹膜上形成肉眼见不到的微小病灶,因此有相当多的患者将发生腹腔内转移和(或)肝转移。有人报道,结直肠癌一旦侵犯浆膜,80%的病例腹腔内发现游离癌细胞。如何早期清除或杀伤这些脱落至腹腔的癌细胞,是防止复发的关键。经腹腔化疗,可直接提高腹腔内抗癌药物浓度,提高病灶局部的细胞毒性作用,减少全身不良反应。药代动力学实验也表明,大剂量 5-氟尿嘧啶腹腔给药,其门静脉 5-氟尿嘧啶的峰值浓度高达体循环静脉的 13.8 倍,高浓度 5-氟尿嘧啶经门静脉吸收入肝,对转移到肝脏的癌细胞具有较高杀伤力。因此,腹腔化疗是针对结直肠癌术后腹腔内转移最合理的化疗措施。但是,腹腔内反复注入大量化疗药物使其在腹腔内积蓄,增加了药物的毒性,会引起肠浆膜甚至肌层坏死。因此,应用过程中要严密观察腹部体征及血常规变化。腹腔化疗除了直接注入化疗药物外还有灌洗化疗,即于手术切除病灶后关闭腹腔前用氮芥溶液(2 mg% HN_2)浸浴腹腔、盆腔 5~10 分钟,吸净后,再放置 5-氟尿嘧啶 500~1000 mg(加水 500~600 mL),不再吸出,然后常规关腹。有学者曾证实腹腔注入5-氟尿嘧啶可有效杀伤腹膜表面的微小病灶。国内有学者研究认为43℃的低渗液浸泡 20 分钟可使癌细胞失活。有医院采用 43℃的双蒸馏水 2~3 L 加 5-氟尿嘧啶 1 g 于关腹前注入腹腔,盆腔置一腹膜透析管,药液在腹腔内停留 4~5 小时后,经该管排出体外,术后每日 1 次,共 6 天,结果显示可使癌性腹水减少或消失,降低复发率和肝转移。术后早期腹腔尚未形成粘连,灌洗液可以与腹腔内器官及腹膜充分接触,增加了化疗药物对肿瘤细胞的杀灭作用。目前多数学者认为,高温、低渗化疗药液灌洗有明显的药代动力学方面的优越性,值得临床推广应用。但何种化疗药物最有效以及其用药量和浓度尚待进一步研究。

(5)淋巴化疗:淋巴转移为胃肠道癌最主要的转移方式之一,有人研究早期胃肠道癌淋巴转移率为 10~20%,中晚期为 70%左右,根治术后死亡的病例中 20%有淋巴转移。传统的静脉化疗,因淋巴系统内药物浓度低不能解决淋巴转移的问题,只有淋巴化疗才能使淋巴组织内达到有效的药物浓度,提高化疗效果。淋巴化疗常用的方法有:结肠镜下经黏膜或癌灶内注射药物;术中经肠浆膜及癌灶内注射药物;口服乳剂等。根据淋巴组织具有吸收大分子化合物和微粒的特性,有人采用5-氟尿嘧啶乳剂、MMC乳剂口服以增加淋巴内药物浓度。Hanaue观察用乳剂化疗后30分钟至8小时,胸导管淋巴液中的药物浓度超过有效杀伤癌细胞浓度的10倍。据国外学者研究,上述不同给药途径的效果以肿瘤内给药淋巴内药物浓度最高,提示肿瘤内注射化疗药物是防止淋巴转移的最佳途径。口服方法简便,不需要特殊的设备,可用于手术前、后的淋巴化疗。

综上所述,结直肠癌的化疗效果虽然尚不够理想,但已经显示出可喜的苗头,已成为综合治疗不可缺少的一部分,无论在晚期患者的姑息性治疗还是术后辅助治疗都已获得一定疗效。

(二)放射治疗

放疗适合位置较固定的直肠癌和下段乙状结肠癌。术前放疗可使结直肠癌瘤体变小,纤维组织增生,细胞变性,浸润消失,肿瘤周围血管变细硬化、闭塞,有助于手术切除、减少术中出血、防止扩散,术后放疗可减少肿瘤的复发。对晚期直肠癌可用于止痛、止血等姑息治疗。近年来提倡对晚期直肠癌患者行术前放疗—手术加放疗—术后放疗的治疗方法,可明显减少局部复发的危险。

1.直肠癌的放疗

由于直肠癌的解剖特点,根治手术切除的范围受限,所以直肠癌复发以局部为主,若局部辅以适宜剂量放疗,有助于提高疗效。直肠癌常用放射源有^{60}Co和高能X线,放疗方式有以下几种。

(1)术前放疗:作用是控制原发病灶和淋巴结转移灶,减少复发,部分病例可使肿瘤缩小,提高切除率。术前放疗的照射野需覆盖盆腔淋巴引流区,该处是直肠癌潜在的复发部位。如已累及相邻器官,则应包括髂外淋巴结,女性局部复发主要是直肠-阴道后壁、髂外淋巴结。照射野可采取以下方案:盆腔照射野上界在L_5上缘或L_2水平,后者包括腹主动脉周围的淋巴结区,下界应包括全部会阴。照射剂量分高剂量50~60 Gy/(33~40)d(放疗结束后4~5周手术)、中等剂量30~45 Gy/(24~33)d(放疗结束后4周左右手术)、低剂量20~25 Gy/12 d(放疗结束后10天内手术)。有人认为术前放疗剂量应>35 Gy,局部复发率则为10%~20%;若术前放疗剂量<35 Gy或未做术前放疗,局部复发率为25%~50%;低剂量放疗后1~10天内手术,中等剂量应在放疗后3~4周再手术。亦有认为术前短程放疗20 Gy/5次也能得到较满意的结果。

(2)术中放疗:据文献报道,术前已接受放疗的患者,术中发现有肿瘤残留无法切除时,即予加速器放疗15~17 Gy,术后随访显示放疗的并发症轻微,三年存活率为67%。

(3)术后放疗:适应证为肿瘤穿透肠壁、周围淋巴结转移、相邻脏器受累的病例。这类患者若单纯手术治疗复发率为20%~40%,术后放疗可使复发率降至10%~20%。有学者报道45例术后放疗剂量50 Gy,局部复发率仅为4.4%,而对照组168例为21%。术后放疗盆腔剂量45 Gy以上复发率为10%,在45 Gy以下局部复发率为50%。美国有医院术后放疗组会阴、盆腔处的 5 年复发率为 2%,对照组复发率为 23%。总之,术后放疗组局部复发率显著低于单纯手术组,但是,若手术时肿瘤仅局限于肠壁和淋巴结无转移(即局部复发危险性很低),或患者已有远处转移,可不需术后放疗。术后放疗照射野在 $L_5 \sim S_1$ 交界,下界为会阴或肛管,侧野包括全部骶骨。

(4)术后放疗+化疗:近年来文献报道,术后同时放疗和化疗可使复发率明显降低。有淋巴结转移的病例,术后放疗和化疗可降低局部复发率和远处转移率。

2.结肠癌的放疗

因结肠癌的解剖部位、毗邻关系复杂且对放疗的敏感性不高,一般多不用放疗,但对手术不能切除或术后复发、转移者仍可使用。近年来,有少数报道手术辅以放疗获较好疗效。放疗的具体方法、剂量根据患者的情况、病变性质、部位而定。结肠癌全腹放疗常常失败,因为常规分割照射的全腹耐受量仅为 30 Gy,而消灭镜下癌灶的剂量至少需要 45 Gy,故难以达到有效剂量。也有主张全腹照射同时加用 5-氟尿嘧啶,结果尚需进一步研究证实。

3.结直肠癌放疗的不良反应及并发症

结直肠癌放疗的近期不良反应有腹泻、白细胞和血小板减少、排尿困难等。此类不良反应如症状不重,无须处理或仅做对症处理,在放疗停止后均可恢复。远期不良反应有放射性肠炎、小肠梗阻、会阴绞痛、伤口延迟愈合、尿失禁、膀胱萎缩、小肠会阴瘘等,重度远期不良反应主要是小肠梗阻。若手术时将小肠移至照射野之外或采用多野照射、膀胱充盈及斜位照射,可减少并发症的发生。

(三)纤维结肠镜治疗

既往认为,早期结直肠癌一旦确诊,即应行外科手术治疗。随着内镜技术的发展,目前早期结直肠癌的治疗主要就是内镜下切除,但需要严格掌握适应证。内镜下治疗主要适用于黏膜层及黏膜下层癌。治疗方法主要有内镜下黏膜切除术、内镜分块黏膜切除术和内镜黏膜下剥离术(ESD)。

内镜黏膜切除术是近年来治疗消化道黏膜早期癌的新方法,有常规圈套法黏膜切除、透明帽法黏膜切除、黏膜下注射法等。内镜黏膜切除术切除深度为黏膜全层、黏膜肌层及黏膜下全层。因此,选用该治疗方法首先要确定病变的浸润深度。内镜黏膜切除术适用于直径在 2 cm 以下的早期癌,直径>3 cm 的行内镜分块黏膜切除术。有研究证实黏膜下层癌在 2 cm 以下,行内镜黏膜切除术切除疗效等同于外科手术。对于浸润深度在黏膜下层 1/3 以内,但有淋巴结转移或术后病理标本提示有癌细胞残留,应及时追加外科手术。对于较大的平坦性病变,内镜黏膜切除术通常一次难以完全切除,需采用内镜分块黏膜切除术治疗。内镜黏膜下剥离术不但可以切除病灶周围黏膜,还可以直达黏膜下组织,达到肿瘤的完全切除,故认为其治疗更彻底,但其发生出血及穿孔的概率亦更高。无论是高频电切除早期息肉恶变还是 EMS 治疗早期结直肠癌,均应对切除标本做全瘤活检或连续切片检查,以确定肿瘤浸润程度,确保内镜治疗的安全性。同时要定期随访,术后 6 个月内复查肠镜,此后 1~2 年复查一次肠镜。

第四章 神经系统疾病

第一节 短暂性脑缺血发作

历时短暂并经常反复发作的脑局部供血障碍,导致供血区局限性神经功能缺失症状称为短暂性脑缺血发作。每次发作持续数分钟,通常在 30 分钟内完全恢复,但常反复发作。短暂性脑缺血发作为缺血性卒中最重要的危险因素。近期发作频繁的短暂性脑缺血发作是脑梗死的特级警报,4%~8%完全性卒中发生于短暂性脑缺血发作之后。

一、病因及发病机制

病因尚不完全清楚。发病与多种病因有关。

(一)微栓塞
微栓子阻塞小动脉后出现缺血症状,当栓子溶解或破碎移向远端时,则血流恢复,症状消失。微栓子来源于动脉粥样硬化斑块的脱落、颈内动脉系统动脉狭窄处的附壁血栓及胆固醇结晶等。

(二)脑血管痉挛
脑动脉硬化后的狭窄形成血流漩涡,刺激血管壁发生血管痉挛;用钙拮抗药治疗短暂性脑缺血发作有效支持血管痉挛学说。

(三)血液成分、血流动力学改变
血小板增多症、真性红细胞增多症、异常蛋白血症、贫血和白血病等,低血压和心律失常所致的高凝状态或血流动力学改变可引起短暂性脑缺血发作。

(四)其他
脑实质内的血管炎或小灶出血、脑动脉盗血综合征和颈椎病的椎动脉受压等。

二、临床表现

(一)共同临床症状

1.年龄和性别

好发于中老年人(50~70 岁),男性多于女性。

2.既往史

常有高血压、糖尿病、心脏病和高脂血症病史。

3.发病特点

发病突然,持续时间短,恢复快,不留后遗症状。发病时迅速出现局限性神经功能或视网膜功能障碍,多于5分钟左右达到高峰,可反复发作,每次发作的症状相对较恒定。

4.注意

一般不表现为症状仅持续数秒钟即消失的闪击样发作。

（二）颈内动脉系统短暂性脑缺血发作的表现

1.常见症状

对侧单肢无力或轻偏瘫,可伴有对侧面部轻瘫,系大脑中动脉供血区或大脑中动脉与大脑前动脉皮层支的分水岭区缺血的表现。

2.特征性症状

(1)眼动脉交叉瘫:病变侧单眼一过性黑蒙或失明,对侧偏瘫及感觉障碍。

(2)Horner征交叉瘫:病变侧Horner征,对侧偏瘫。

(3)失语症:主侧半球受累可出现。

3.可能出现的症状

(1)对侧单肢或半身感觉异常:如偏身麻木或感觉减退,为大脑中动脉供血区缺血的表现。

(2)对侧同向性偏盲:较少见。大脑中动脉与大脑后动脉皮层支或大脑前动脉、中动脉、后动脉皮层支分水岭区缺血,使顶、枕、颞交界区受累所致。

（三）椎-基底动脉系统短暂性脑缺血发作的表现

1.常见症状

眩晕、平衡失调,多不伴有耳鸣,为脑干前庭系统缺血表现;少数可伴耳鸣,系内听动脉缺血致内耳受累。

2.特征性症状

(1)跌倒发作:转头或仰头时,下肢突然失去张力而跌倒,无意识丧失,很快自行站起,系脑干网状结构缺血所致。

(2)短暂性全面性遗忘症:出现短时间记忆丧失,患者对此有自知力,持续数分钟至数十分钟;发作时伴时间、地点定向障碍,但书写、谈话和计算能力保持;系大脑后动脉颞支缺血累及边缘系统的颞叶海马、海马旁回和穹隆所致。

(3)双眼视力障碍发作:双侧大脑后动脉距状支缺血致枕叶视皮质受累,引起暂时性皮质盲。

3.可能出现的症状

(1)吞咽障碍、构音不清:脑干缺血所致延髓麻痹或假性延髓麻痹的表现。

(2)意识障碍伴或不伴瞳孔缩小:高位脑干网状结构缺血累及网状激活系统及交感神经下行纤维(由下丘脑交感神经区到脊髓睫状中枢的联络纤维)所致。

(3)一侧或双侧面口周麻木,或交叉性感觉障碍:三叉神经脊束核及同侧脊髓丘脑束缺血的表现。

(4)眼外肌麻痹和复视:中脑或脑桥缺血的表现。

(5)共济失调:椎动脉及基底动脉小脑分支缺血导致小脑功能障碍。

(6)交叉性瘫痪:典型的一侧脑干缺血表现,因脑干缺血的部位不同出现 Weber、Foville 综合征等。

三、辅助检查

(一)脑电图、CT 或 MRI 检查

大多正常,部分病例脑内有小的梗死灶或缺血灶。弥散加权 MRI 可见片状缺血区。

(二)数字减影血管造影/MRI 血管成像或经颅多普勒超声

可见血管狭窄及动脉粥样硬化斑块,经颅多普勒超声微栓子监测适合发作频繁的短暂性脑缺血发作患者。

四、诊断和鉴别诊断

(一)诊断

1.诊断

诊断主要依靠病史(绝大多数短暂性脑缺血发作患者就诊时症状已消失)。有典型临床表现者诊断不难。进行某些辅助检查来确定病因,有助于选择适当的治疗方法。

2.以下症状不属于短暂性脑缺血发作的特征性症状

(1)不伴有后循环(椎-基底动脉系统)障碍其他体征的意识丧失。

(2)躯体多处持续进展性症状。

(3)强直性及(或)阵挛性痉挛发作。

(4)闪光暗点。

(二)鉴别诊断

1.单纯部分性癫痫发作

(1)肢体抽搐:从躯体的一处开始,并向周围扩展,持续数秒至数分钟。

(2)脑电图:多有异常。

(3)CT/MRI:发现脑内局灶性病变。

2.梅尼埃病

(1)发作性眩晕、恶心、呕吐:与椎-基底动脉短暂性脑缺血发作相似,每次发作持续时间多超过 24 小时,发病年龄多在 50 岁以下。

(2)伴有症状:耳鸣、耳阻塞感、听力减退等。

(3)定位体征:只有眼球震颤。

3.心脏疾病

(1)多种疾病:阿-斯综合征,严重心律失常如室上性心动过速、多源性室性早搏、室性心动过速、心房扑动、病态窦房结综合征等,引起阵发性全脑供血不足,出现头昏、晕倒和意识丧失。

(2)常无神经系统局灶性症状和体征。

(3)心电图、超声心动图和 X 线检查:常有异常发现。

4.其他

(1)脑内寄生虫、颅内肿瘤、脓肿、慢性硬膜下血肿:可出现类似短暂性脑缺血发作症状。

(2)原发或继发性自主神经功能不全:可由血压或心律的急剧变化引起短暂性全脑供血不足,出现发作性意识障碍。

五、治疗

由于短暂性脑缺血发作的发病机制和临床表现与缺血性卒中尤其相似,因此国际上通常将短暂性脑缺血发作和缺血性卒中列入相同的预防及治疗指南中。治疗的目的是消除病因、减少及预防复发、保护脑功能。

(一)病因治疗

有明确病因者应尽可能针对病因治疗,如高血压患者达标血压应控制在<18.7/12 kPa(140/90 mmHg),糖尿病患者伴高血压者血压宜控制在更低水平[<17.3/11.3 kPa(130/85 mmHg)];糖尿病患者推荐糖化血红蛋白治疗目标为<7%;对于高脂血症患者,证据表明,当低密度脂蛋白胆固醇(LDL C)下降≥50%或低密度脂蛋白胆固醇(LDL-C)≤1.8 mmol/L(70 mg/dL)时,二级预防更为有效。有效地控制血液系统疾病、心律失常等也很重要。

(二)预防性药物治疗

1.抗血小板聚集剂

阿司匹林:50~325 mg,口服,每日1次。

氯吡格雷:75 mg,口服,每日1次。噻氯匹定:125~250 mg,口服,每日1~2次。

2.抗凝药物

华法林:每次2~4 mg,口服,每日1次,目标剂量是维持国际标准化比值在2.0~3.0。

低分子量肝素:每次4000 U,腹壁皮下注射,每日2次。

新型口服抗凝血药包括达比加群、利伐沙班、阿哌沙班及依度沙班,可作为华法林的替代药物。

3.脑保护治疗(钙拮抗药)

盐酸氟桂利嗪:每次5~10 mg,睡前服。

尼莫地平:每次20~30 mg,口服,每日3次。

4.颅外颈动脉狭窄治疗

(1)对于近期发生短暂性脑缺血发作合并同侧颈动脉颅外段严重狭窄(70%~99%)的患者,如果预计围术期死亡和卒中复发<6%,推荐进行颈动脉内膜剥脱术或血管内介入支架成形术治疗,颈内动脉内膜剥脱术或血管内介入支架成形术的选择应依据患者个体化情况。

(2)对于近期发生短暂性脑缺血发作合并同侧颈动脉颅外段中度狭窄(50%~69%)的患者,如果预计围术期死亡和卒中复发<6%,推荐进行颈内动脉内膜剥脱术或血管内介入支架成形术治疗,颈内动脉内膜剥脱术或血管内介入支架成形术的选择应依据患者个体化情况。

(3)对于近期发生短暂性脑缺血发作合并同侧颈动脉颅外段轻度狭窄(<50%)的患者,不推荐进行颈内动脉内膜剥脱术或血管内介入支架成形术治疗。

(4)颅外颈动脉狭窄伴有症状性颅外椎动脉粥样硬化狭窄的短暂性脑缺血发作患者,内科治疗无效时,可选择支架植入术作为内科药物治疗辅助技术手段。

5.其他治疗

中医中药包括丹参、川芎、红花、水蛭等单方或复方制剂。

降纤治疗(巴曲酶、降纤酶、蚓激酶)、血管扩张药(如长春西汀、前列地尔等)、扩容药物(如低分子右旋糖酐)可根据病情酌情使用。

第二节　脑梗死

一、脑血栓形成

(一)流行病学

60岁以后发病率增高,50岁以前发病者仅占8%左右。男性较女性稍多。高脂血症、高血压病、糖尿病、吸烟、红细胞增多症患者中均有较高发病率。

(二)病因及发病机制

脑梗死旧称脑血栓形成,是高血压、脑动脉粥样硬化、动脉壁病变使血流变慢、血液黏滞度增加形成血栓,使血管腔狭窄、闭塞,导致急性脑供血不足引起局部脑组织坏死的疾病。常见于动脉粥样硬化、脑小动脉硬化、先天性动脉瘤、脑血管畸形。其他原因:颅内感染性疾病、红细胞增多症、闭塞性脉管炎、结节性多动脉炎、红斑狼疮、头颈部外伤、钩端螺旋体病等。临床上以大脑中动脉血栓形成最多见。

(三)病理

病初6小时以内,肉眼尚见不到明显病变;8～48小时,病变部位出现明显的脑肿胀,脑沟变窄,脑回扁平,脑灰、白质界线不清;7～14天脑组织的软化、坏死达到高峰,并开始液化。其后软化和坏死组织被吞噬和清除,胶质增生形成瘢痕,大的软化灶形成囊腔。

(四)临床表现

1.一般症状

本病多见于50～60岁以上有动脉硬化的老年人,有的有糖尿病史。常于安静时或睡眠中发病,1～3天症状逐渐达到高峰。有些患者病前已有一次或多次短暂缺血发作。除重症外,1～3天症状逐渐达到高峰,意识多清楚,颅内压增高不明显。体温、呼吸、脉搏、血压改变不大。

2.脑的局限性神经症状

变异较大,与血管闭塞的程度、闭塞血管大小、部位和侧支循环的好坏有关。

(1)颈内动脉系统。

1)颈内动脉闭塞:以偏瘫、偏身感觉障碍、偏盲为表现的三偏征和精神症状为多见,主侧半球病变尚有不同程度的失语、失用和失认,还出现病灶侧的原发性视神经萎缩,出现特征性的病侧眼失明伴对侧偏瘫(称黑蒙交叉性麻痹)、Horner征、动眼神经麻痹和视网膜动脉压下降。如颅外段动脉闭塞时,颈动脉可有触痛,呈条索状,搏动减退或消失,颈部可听到异常血管杂音。如侧支循环良好,临床上可不出现症状。多普勒超声扫描除可发现颈动脉狭窄或闭塞外,还可见到颞浅动脉血流量呈逆向运动。

2)大脑中动脉:最常见。主干闭塞时有三偏征,主侧半球病变时尚有失语;中动脉表浅分支前中央动脉闭塞时可有对侧面、舌肌无力,主侧受累时可有运动性失语;中央动脉闭塞时可出现对侧上肢单瘫或不完全性偏瘫和轻度感觉障碍,顶后、角回或颞后感觉性失语和失用;豆纹动脉外侧支闭塞时可有对侧偏瘫。

3)大脑前动脉:由于前交通动脉提供侧支循环,近端阻塞时可无症状;周围支受累时,常侵犯额叶内侧面,瘫痪以下肢为重,可伴有下肢的皮质性感觉障碍及排尿障碍;深穿支阻塞,影响内囊前肢,常出现对侧中枢性面舌瘫及上肢轻瘫。双侧大脑前动脉闭塞时可出现精神症状伴有双侧瘫痪。

(2)椎-基底动脉系统。

1)小脑下后动脉综合征:引起延髓背外侧部梗死,出现眩晕、眼球震颤,病灶侧舌咽、迷走神经麻痹,小脑性共济失调及 Horner 征,病灶侧面部对侧躯体、肢体感觉减退或消失。

2)旁中央动脉:甚罕见,病灶侧舌肌麻痹、对侧偏瘫。

3)小脑下前动脉:眩晕、眼球震颤,两眼球向病灶对侧凝视,病灶侧耳鸣、耳聋,Horner 征及小脑性共济失调,病灶侧面部和对侧肢体感觉减退或消失。

4)基底动脉:高热、昏迷、针尖样瞳孔、四肢软瘫及延髓麻痹。急性完全性闭塞时可迅速危及患者生命,个别患者表现为闭锁综合征。

5)大脑后动脉:表现为枕顶叶综合征,以偏盲和一过性视力障碍如黑蒙等多见,此外还可有体象障碍、失认、失用等。如侵及深穿支可伴有丘脑综合征,有偏身感觉障碍及感觉异常以及锥体外系等症状。

6)基底动脉供应脑桥分支:可出现以下综合征。脑桥旁正中综合征(Foville 综合征):病灶侧外展不能,两眼球向病灶对侧凝视,对侧偏瘫。脑桥腹外侧综合征(Millard-Gubler 综合征):病灶侧周围性面瘫及外直肌麻痹,伴病灶对侧偏瘫,可有两眼向病灶侧凝视不能。脑桥被盖综合征(Raymond-Cestan综合征):病灶侧有不自主运动及小脑体征,对侧肢体轻瘫及感觉障碍,眼球向病灶侧凝视不能。

3.假性延髓性麻痹

两侧半球多发性脑梗死,表现有饮水呛咳、吞咽困难、声音嘶哑、两侧面下部无力,舌肌麻痹无肌萎缩,咽、下颌反射亢进,有强哭、强笑。

(五)辅助检查

1.影像学表现

首先选用非损伤性脑成像检查,包括 CT、MRI 等。头颅 CT 检查示,在脑梗死发生 24～48 小时脑组织呈等密度,其后病灶处可见到低密度区。MRI 检查则可在早期发现梗死部位。正电子发射计算机断层扫描不仅能测定脑血流量,还能测定脑局部葡萄糖代谢及氧代谢,若减低或停止提示梗死存在。

2.脑脊液检查

无明显颅内压增高情况下,可作为重要的鉴别诊断手段。脑脊液一般透明无色,压力不高。少数大范围梗死伴明显脑水肿者,压力可达 200 mmH_2O。梗死病变扩及脑表面时,脑脊液内白细胞和蛋白可稍升高。

3.脑血管造影

多采用经皮导管法和数字减影法。表现为动脉骤然终止,远端不能充盈,有时还能见到血管内有血栓造成的充盈缺损。

（六）诊断与鉴别诊断

1.诊断

（1）常在安静状态下发病。

（2）多见于中老年人。也可见于各种动脉内膜炎及真性红细胞增多症等患者。

（3）脑局灶体征因梗死部位而异。颈内动脉系统以内囊附近病变所致的偏瘫、偏盲和偏身感觉障碍最多见;椎动脉系统以延髓后外侧病变所致的眩晕、眼球震颤、共济失调、一侧延髓性麻痹、交叉性感觉障碍等最多见。常在病后数小时至2～3天达最高峰。颈内动脉闭塞可呈偏身感觉障碍、进行性痴呆或颅内压增高。典型者可呈交叉性黑蒙性偏瘫（病灶侧眼失明,对侧偏瘫）。发病可急可缓。

（4）意识多清醒或仅有轻微意识障碍。

（5）脑脊液无色透明。

（6）需要时可行颅脑 CT 或 MRI 检查,协助确诊。

2.鉴别诊断

主要与脑出血、脑栓塞及颅内占位性病变鉴别。

（七）治疗

预防和治疗高血压及动脉硬化,高血压和动脉硬化患者需避免突然降低血压和急剧减少血容量。

（1）低分子右旋糖酐 250～500 mL,加香丹注射液（复方丹参）20 mL,1 次/天,静脉滴注,可连用 10～14 天。同时,胞磷胆碱 250～500 mg,静脉滴注。

（2）应用血管扩张药和脑循环调节药物。

1）脑通 4 mg 加于 5％葡萄糖注射液 250 mL,静脉滴注,1 次/天,10～12 次为 1 个疗程（滴速要慢）。

2）氢化麦角碱 0.9 mg,静脉滴注,1 次/天。

3）尼立苏（尼莫地平注射液）8～24 mg,静脉滴注,1 次/天,10 次为 1 个疗程。

4）利帮芬特 300 mg 加于 5％葡萄糖注射液 250～500 mL,静脉滴注,1 次/天,10 次为 1个疗程。

5）尼莫地平 50 mL,静脉滴注,1 次/天,8～10 天为 1 个疗程。

（3）抗凝治疗应严密观察和参照有关的实验室检查结果。

1）肝素每次 5000～6000 U,以 100 mL 5％葡萄糖注射液稀释,静脉滴注,每分钟 20 滴。必要时,该剂量可重复应用。对于早期病例,做短程治疗。用抗凝治疗期间,应密切观察凝血酶或凝血酶原时间,如有出血,应立即用硫酸鱼精蛋白（肝素引起的出血）或维生素 K（双香豆素引起的出血）治疗。有高血压、消化性溃疡、血液病、严重肝肾疾病及孕妇等,均忌用抗凝治疗。

2)双嘧啶胺醇(潘生丁)25～50 mg,每日 3 次和(或)乙酰水杨酸 0.025～0.1 g,每日 1～2次,口服。

(4)脑梗死发生在血压较低时,必要时可用间羟胺(阿拉明)静脉滴注做升压治疗。

(5)溶栓酶以尿激酶最有效,治疗窗为 2～6 小时为宜,50 万～100 万 U,静脉滴注,1 次/天,使用时间越早,效果越好。纤维蛋白原<2 g 时禁用。

(6)脑梗死有脑水肿,可用甘露醇做脱水治疗,125 mL,静脉推注,2～3 次/天,目前一般不主张用泼尼松或地塞米松。

(7)注意心脏情况,如有严重心律失常或心肌梗死,并有代偿失调,则应积极治疗,以防进一步影响脑血液循环。

(8)手术治疗。选择性病例可行动脉吻合术,如颞浅动脉与大脑中动脉吻合术或枕动脉与小脑后下动脉吻合术。

(9)中药以补气、活血、通络为治则,常用补阳还五汤和丹参等。同时使用脑复康、胞磷胆碱等,有助于改善脑代谢。

(10)除上述治疗原则外,本病还可使用高压氧疗法、体外反搏疗法和光量子血液疗法等。后者将自体血液 100～200 mL 经过紫外线照射和充氧后回输给自身,每 5～7 天 1 次,5～7 次为 1 个疗程。

(11)恢复期继续加强瘫痪肢体功能锻炼和言语功能训练,除药物外,可配合使用理疗、体疗和针灸等。

(八)预后

脑梗死发生后有的表现为恶化型卒中,有的在 1～3 周完全恢复而无后遗症,称为可逆性缺血性神经功能缺失,一部分表现为稳定型卒中。

凡病情和动脉硬化轻,心功能良好和侧支循环较佳者,治疗后多数恢复较好,少数常遗留有不同程度的后遗症。年老体弱、严重糖尿病、有昏迷及并发症或反复发作者预后不佳。

二、脑栓塞

脑栓塞是指各种栓子随血流进入颅内动脉系统使血管急性闭塞引起相应供血区脑组织缺血坏死及脑功能障碍。约占脑梗死的 15%。

(一)病因及发病机制

1.病因

按栓子来源分三类。

(1)心源性:在脑栓塞中最为常见,占脑栓塞 60%～75%。常见的原因是心房纤颤、感染性心内膜炎、风湿性心脏瓣膜病、心肌梗死、心房黏液瘤、心脏手术(心脏移植及瓣膜置换)、先天性心脏病(房室间隔缺损、卵圆孔未闭等异常通道引起的脑栓塞,称为反常栓塞)、心肌病等。

(2)非心源性:由动脉粥样硬化斑块的脱落、血管内的附壁血栓、骨折或手术时脂肪栓和气栓、肺静脉血栓或血凝块、败血症等引起,其他少见的栓子有癌细胞、寄生虫卵、羊水、颈动脉纤维肌肉发育不良和异物等。

（3）来源不明：约 30％脑栓塞利用现有检查手段和方法不能确定原因。

2.发病机制

各种栓子阻塞血管，使该供血区脑组织缺血、水肿或坏死，导致神经功能缺失。同时栓子可刺激血管发生广泛痉挛，继发性血栓形成可导致脑梗死范围扩大、症状加重。

（二）临床表现与辅助检查

1.临床表现

（1）以青壮年多见，任何年龄均可发病。发病前多有风湿性心脏病、心房颤动或大动脉粥样硬化等，多在活动中突然发病，是发病最急的脑卒中，常在数秒至数分钟内发展到高峰，个别病例容易继发出血或反复发生栓塞，于发病后数天内病情呈进行性加重。

（2）多数患者意识清楚或仅有轻度意识障碍，大脑中动脉或颈内动脉主干的大面积脑栓塞可发生抽搐发作、严重脑水肿、颅内压增高及昏迷；椎-基底动脉系统栓塞也可发生昏迷，病情危重。

（3）栓塞动脉供血区的功能障碍导致局限性神经功能缺失症状。

（4）多数患者伴有栓子的原发疾病，如风湿性心脏病、心房纤颤和严重心律失常；部分患者有骨折、心脏手术或剖宫产等病史，或伴有脑外多器官栓塞症状，如肠系膜、肾、肺等。

2.辅助检查

（1）颅脑 CT 及 MRI 检查可显示缺血性梗死或出血性梗死的病灶，出血性梗死更支持脑栓塞的诊断。多数患者继发出血性梗死，需定期复查头颅 CT 以便早期发现梗死后出血，及时调整治疗方案。

（2）数字减影法、MRI 血管成像、计算机体层血管成像均可发现栓塞血管的部位，但数字减影法仍为血管检查的金标准。

（3）特殊检查：经颅多普勒超声及颈动脉彩色 B 超可发现颈动脉及颈内动脉的狭窄、动脉粥样硬化斑或血栓形成。脑脊液检查通常脑脊液压力正常，出血性脑梗死脑脊液可呈血性或镜下见红细胞，亚急性细菌性心内膜炎等感染性脑栓塞脑脊液白细胞增高，脂肪栓塞者脑脊液可见脂肪球。如通过临床及影像学检查已确诊为脑梗死，则不必进行脑脊液检查。

（4）常规检查：血、尿、粪常规及肝功能、肾功能、凝血功能、血糖、血脂、心电图等作为常规检查，心电图检查可发现风心病、心肌梗死、冠心病、心肌炎和心律失常的证据，超声心动图检查可证实心源性栓子的存在，有条件者可进行 D-二聚体检查。胸片可发现肺部肿瘤为癌栓提供诊断依据。

（三）诊断与鉴别诊断

1.诊断要点

根据突然起病，数秒至数分钟内出现失语、偏瘫、一过性意识丧失、肢体抽搐等局灶性症状，有心脏病或发现栓子来源，同时发现其他脏器栓塞，心电图、D-二聚体及心脏彩超异常均有助于诊断，不难作出诊断。脑 CT 或 MRI 可明确脑栓塞部位、数目、范围及是否继发出血。

2.鉴别诊断

应注意与脑出血、脑血栓形成相鉴别。

(四)治疗

1.急性期的治疗

发生在颈内动脉或大脑中动脉主干的大面积脑梗死可发现严重的脑水肿,继发脑疝,应积极应用甘露醇和呋塞米进行脱水、降颅压治疗,必要时请神经外科会诊进行去骨瓣减压术。常用的药物如下:

(1)脑水肿高峰期为发病后 48 小时至 5 天,根据临床观察或颅内压监测,给予 20%甘露醇 125～250 mL,6～8 小时 1 次,静脉滴注;亦可用呋塞米 20～40 mg 或白蛋白 50 mL,静脉注射。

(2)血管内治疗:血管内治疗是脑栓塞急性期治疗的重要手段之一,是 rt-PA 静脉溶栓治疗未通后一种有益的补救方法。符合静脉 rt-PA 溶栓的患者应接受静脉 rt-PA 治疗,即使正在考虑血管内治疗(Ⅰ类推荐,A 级证据)。

(3)抗凝治疗。

华法林:每次 2～4 mg,口服每日 1 次,华法林的目标剂量是维持国际标准化比值在 2.0～3.0。

低分子量肝素:每次 4000 U 腹壁皮下注射,每日 2 次。

新型口服抗凝血药可作为华法林的替代药物,包括达比加群、利伐沙班、阿哌沙班及依度沙班,选择何种药物应考虑个体化因素。

2.预防治疗

并不是所有的脑栓塞患者都耐受抗凝治疗,当患者不能耐受抗凝药物时可使用抗血小板聚集治疗。

阿司匹林:100～300 mg,口服,每日 1 次,可降低病死率和复发率。

氯吡格雷:75 mg,口服,每日 1 次。

第三节　脑出血

脑出血是指原发性非外伤性脑实质内出血。高血压是脑出血最常见的原因,高血压常伴发脑内小动脉病变,血压骤升引起动脉破裂出血称为高血压性脑出血。脑出血占全部脑卒中的 20%～30%。

一、病因及发病机制

(一)病因

(1)常见病因:高血压,以高血压合并小动脉硬化最常见。

(2)其他病因:脑动脉粥样硬化、动脉瘤、动静脉畸形、脑淀粉样血管病变、血液病(白血病、血小板减少性紫癜、再生障碍性贫血、红细胞增多症、血友病和镰状细胞病等)、脑动脉炎、烟雾病、夹层动脉瘤、颅内静脉窦血栓形成、抗凝或溶栓治疗、梗死性脑出血、原发或转移性肿瘤等。

（二）发病机制

高血压性脑出血的发病机制并不完全清楚，目前主要认为如下。

（1）较多认为长期高血压导致脑内小动脉或深穿支动脉壁脂质透明变性或纤维素样坏死，微夹层动脉瘤或小动脉瘤形成，当血压骤然升高时，血液自血管壁渗出或动脉瘤破裂，血液进入脑组织形成血肿。

（2）高血压引起远端血管痉挛，导致小血管缺氧坏死及血栓形成，斑点状出血及脑水肿，出血融合即形成血肿，可能为子痫等高血压性脑出血的机制。

（3）脑内动脉中层肌细胞较少，且缺乏外弹力层，随年龄增长，脑内小动脉变得弯曲呈螺旋状，使深穿支动脉成为出血的好发部位；豆纹动脉自大脑中动脉呈直角分出，易受高压血流冲击发生粟粒状动脉瘤，是脑出血的最好发部位，其外侧支被称为出血动脉。

二、临床表现和辅助检查

（一）临床表现

常发生于50~70岁，男性略多，冬春季发病较多，多有高血压病史。通常在活动和情绪激动时发病，出血前多无预兆，患者常出现剧烈头痛，伴恶心、呕吐，血压升高。临床症状因出血部位及出血量不同而异，常在数分钟到数小时内达到高峰，少数患者出现局灶性痫性发作，重症者发病后头痛剧烈、瞬时呕吐，迅速转入意识模糊或昏迷。临床表现的轻重与出血量及出血部位密切相关。

1.基底节出血

占全部脑出血的70%左右，以壳核出血最为常见（占全部的60%），丘脑出血占全部脑出血的10%。二者出血常累及内囊，故称为内囊区出血，内囊损害体征尤为突出，其中壳核出血又称为内囊外侧型出血，丘脑出血又称内囊内侧型出血。壳核出血系豆纹动脉尤其是其外侧支破裂所致。表现为病灶对侧偏瘫、偏身感觉障碍和同向性偏盲，双眼球向病灶对侧同向凝视不能；优势半球出血伴有失语，出血量大可能意识障碍，出血量小可仅表现为纯运动或纯感觉障碍，不伴头痛、呕吐等颅内高压表现，与腔隙性梗死常不易鉴别。丘脑出血系丘脑膝状动脉和丘脑穿通动脉破裂所致。常表现为突发对侧偏瘫、偏身感觉缺失、偏盲等内囊三偏症状，可伴有眼球偏斜或分离性斜视、上视障碍或凝视鼻尖、无反应性小瞳孔和眼球会聚障碍等特征性眼征，意识障碍多见且较重。此外，丘脑中间腹侧核受累可出现帕金森综合征、运动性震颤等表现；累及丘脑底核或纹状体可出现偏身舞蹈-投掷样运动；主侧丘脑出血可出现丘脑性失语。

2.脑干出血

脑桥出血最为常见，约占脑出血的10%，中脑及延髓出血较为罕见。脑桥出血多由基底动脉脑桥支破裂所致，出血多位于脑桥基底与被盖部间。小量出血可无意识障碍，表现为共济失调性偏瘫和交叉性瘫痪，两眼向病灶侧凝视麻痹或核间性眼肌麻痹；大量出血（血肿＞5 mL）累及双侧被盖和基底节，破入脑室患者迅速出现昏迷、双眼针尖样瞳孔、中枢性高热（体温持续＞39℃，躯干热、四肢不热）、呕吐咖啡样胃内容物、四肢瘫痪、中枢性呼吸衰竭、眼球浮动和去大脑强直等，多在48小时内死亡。

3.脑叶出血

约占脑出血的 10%，常由烟雾病、血管淀粉样病变、脑动脉畸形、脑肿瘤等所致，出血以顶叶最常见，其次为颞叶、枕叶、额叶，也可多脑叶同时出血。常表现为头痛、呕吐、癫痫、脑膜刺激征及出血脑叶的局灶定位症状，额叶出血出现偏瘫、摸索、淡漠、布罗卡失语等；颞叶可有感觉性失语、精神症状及癫痫等；顶叶有偏身感觉障碍、失用、失认及空间构象障碍；枕叶可有视野缺损。

4.小脑出血

多由小脑齿状核动脉破裂所致，占脑出血的 10% 左右，起病初期常无意识障碍，表现为眩晕、频繁呕吐、平衡障碍和枕部剧烈头痛等，但无肢体瘫痪为其临床特点。出血量少者除上述表现外，常伴有两眼向病灶对侧凝视、吞咽及发音困难。出血量较大者，常发病后 12~24 小时出现昏迷及脑干受压征象，病情迅速进展者，常出现面神经麻痹、双眼凝视病灶对侧、四肢锥体束征，病侧或对侧瞳孔缩小、对光反应减弱，晚期瞳孔散大，中枢性呼吸衰竭，最后形成枕骨大孔疝导致死亡。

（二）辅助检查

1.颅脑 CT 检查

可清楚显示出血部位、出血量、血肿形态、是否破入脑室及血肿周围有无低密度水肿带和占位效应，可显示梗阻性脑积水和脑组织移位等情况，是临床疑诊脑出血的首选检查。1 周后血肿周围有环形增强，血肿吸收后呈低密度或囊性变，对进展型脑出血患者需进行 CT 动态观察。

2.MRI 检查

急性期对幕上及小脑出血的价值不如 CT，对脑干的出血和监测脑出血的演变过程优于CT 扫描。4~5 周后 CT 不能辨认脑出血时，MRI 仍可明确分辨，故可区别陈旧性脑出血和脑梗死，且可显示血管畸形的流空现象。磁共振血管成像较 CT 更易发现血管瘤、脑血管畸形及肿瘤等出血原因。磁敏感加权成像对发现海绵状血管瘤优势明显。

3.数字减影全脑血管造影

怀疑血管炎、烟雾病、动脉瘤、脑血管畸形等可行数字减影全脑血管造影、磁共振血管成像、计算机体层血管成像检查，但数字减影全脑血管造影仍为血管检查的金标准，尤其是血压正常的年轻患者应尽力查明病因，以防复发。

4.特殊检查

脑脊液检查有诱发脑疝的危险，仅在不能进行头颅 CT 检查且临床无明显颅内压增高表现时进行。脑脊液压力增高，脑脊液多呈洗肉水样均匀血性或黄色。怀疑小脑出血禁行腰穿。

5.常规检查

血、尿、粪常规及肝功能、肾功能、凝血功能、血脂、心电图等作为常规检查，特别凝血酶原时间和活化部分凝血活酶时间异常提示凝血功能障碍；X 线胸片可为瘤性卒中发现原发肿瘤的证据。

三、诊断与鉴别诊断

(一)诊断要点

50 岁以上中老年高血压患者在活动或情绪激动时突然起病,迅速出现偏瘫、失语等局灶性神经缺失症状,应首先考虑脑出血的可能。头颅 CT 检查可提供脑出血的直接证据。

(二)鉴别诊断

1.脑梗死

中老年患者,常有高血压、糖尿病、高脂血症等病史,休息或安静状态中起病,常在数分钟或数小时内出现局灶性神经缺血症状,CT 检查未见出血首先考虑为脑血栓形成。如患者有心脏病史,特别是心房纤颤、心肌梗死、急性细菌性心内膜炎或其他栓子来源时,起病更急骤,数秒钟或数分钟内症状达到高峰,常应考虑脑栓塞。

2.蛛网膜下腔出血

好发于 30～60 岁中老年患者,血管畸形青少年多见,常不伴高血压病史;活动或情绪激动时起病,起病急骤,常在数分钟内出现剧烈头痛,重症患者短时间内出现昏迷;查体颈强直,克尼格征、布鲁津斯基征均阳性;CT 检查可见脑池、脑室及蛛网膜下腔内高密度影;腰穿检查见均匀一致的血性脑脊液。

3.外伤性颅内血肿

外伤性颅内血肿多有明确外伤史,头颅 CT 可发现血肿。

4.其他昏迷患者

对发病突然、迅速昏迷且局灶体征不明显者,应注意与(乙醇、药物、一氧化碳)全身性中毒及(肝性昏迷、糖尿病、低血糖、尿毒症)代谢性疾病引起的昏迷相鉴别,头颅 CT 无出血性改变,病史及相关实验室检查可提供诊断线索。

四、治疗

(一)急性期

1.内科治疗

(1)一般治疗:安静卧床,床头抬高,保持呼吸道通畅,定时翻身、拍背,防止肺炎、压疮。对烦躁不安或癫痫者,应用镇静、止痉和止痛药。用冰帽或冰水以降低脑部温度,降低颅内新陈代谢,有利于减轻脑水肿及颅内高压。

(2)调整血压:血压升高者,可肌内注射利血平 1 mg,必要时可重复应用,如清醒或鼻饲者可口服复方降压片 1～2 片,2～3 次/天,血压维持在 150～160/90～100 mmHg(20.0～21.3/12.0～13.3 kPa)为宜。如血压过低应及时找出原因,如酸中毒、失水、消化道出血、心源性或感染性休克等,及时纠正病因,并选用多巴胺、阿拉明等升压药物升高血压,必要时可输新鲜血,但不宜在短时间内把血压升得过快、过多,以免影响脑循环。

(3)降低颅内压:脑出血后且有脑水肿患者,其中约 2/3 发生颅内压增高。颅内压增高使脑静脉回流受阻,脑动脉阻力增加,脑血流量减少,脑组织缺血、缺氧继续恶化,导致脑疝形成或脑干功能严重受损。因此,积极降低颅内压,阻断上述病理过程极为重要。可选用下列药物。①脱水药:20%甘露醇或 25%山梨醇 250 mL 于 30 分钟内静滴完毕,依照病情每 6~8 小时 1 次,7~15 天为 1 个疗程。②利尿药:呋塞米 40~60 mg 溶于 50%葡萄糖注射液 20~40 mL 静脉注射,或利尿酸钠 25 mg 静脉注射;每 6~8 小时 1 次,最好与脱水药在同一天内定时交错使用,以防止脱水药停用后的"反跳"现象,使颅内压又增高。③也可用复方甘油注射液 250~500 mL 静脉滴注,1~2 次/天,5~10 天为 1 个疗程。④激素应权衡利弊,酌情应用,且以急性期内短期应用为宜,地塞米松为首选药,其特点是钠、水潴留作用甚微,脱水作用温和而持久,一般没有"反跳"现象,每日可用 20~60 mg,分 2~4 次静脉注射。

(4)注意补充热量及维持水电解质和酸碱平衡:昏迷患者、消化道出血或严重呕吐患者可先禁食 1~3 天,并从静脉内补充营养和水分,每日总输液量以 1500~2500 mL 为宜,每日补充钾盐 3~4 g,应经常检查电解质及血气分析,以便采取针对性治疗。如无消化道出血或呕吐者可酌情早期开始鼻饲疗法,同时减少输液。必要时可输全血或血浆及白蛋白等胶体液。

(5)防治并发症:保持呼吸道通畅,防止吸入性肺炎或窒息,必要时给氧并吸痰,注意定时翻身、拍背,如呼吸道分泌物过多影响呼吸时应行气管切开。如有呼吸道感染时,及时使用抗菌药物。防止压疮和尿路感染。尿潴留者可导尿或留置导尿管,并用 1:5000 呋喃西林液 500 mL 冲洗膀胱,每日 2 次。呃逆者可一次肌内注射灭吐灵 2 mg 或用筷子或压舌板直接压迫咽后壁 30~50 秒可见效。如有消化道出血时,早期可下胃管引流胃内容物,灌入止血药物;亦可用冰盐水 500 mL 加入去甲肾上腺素 8~16 mg,注入胃内;也可使用西咪替丁 0.4~0.6 g 静脉滴注,每日 1 次或选用其他抗纤溶止血药等。

2.手术治疗

进行开颅清除血肿术或行血肿穿刺疗法,目的在于消除血肿,解除脑组织受压,有效降低颅内压,改善脑血液循环以挽救患者生命,并有助于神经功能的恢复。如有手术适应证应尽早进行。对于丘脑、脑干出血者,高龄体质差,多器官功能衰竭,脑疝晚期,高热,严重消化道出血以及血压过低,呼吸及循环衰竭者均属禁忌。手术治疗中,以血肿穿刺疗法简便易行。在头颅 CT 片指引下,选择出血层最大部位为穿刺点,头皮局部麻醉后,用颅钻钻孔,再接血肿穿刺针刺入血肿内,用注射器缓慢抽吸,若因凝血一次抽不完者,可向血肿腔内注射尿激酶,使血块溶解后 6~12 小时再行抽吸,直到将血肿基本排空为止。

(二)恢复期

治疗的主要目的为促进瘫痪肢体和语言障碍的功能恢复,改善脑功能,减少后遗症以及预防复发。

(1)防止血压过高和情绪激动,避免再次出血。生活要规律,饮食要适度,避免大便干结。

(2)功能锻炼:轻度脑出血或重症者病情好转后,应及时进行瘫痪肢体的被动活动和按摩,每日 2~3 次,每次 15 分钟左右,活动量应由小到大,由卧床活动,逐步坐起、站立及扶持行走。对语言障碍,要练习发音及讲话。当肌力恢复到一定程度时,可进行生活功能及职业功能的练习,以逐步恢复生活能力及劳动能力。

(3)药物治疗:可选用促进神经代谢药物,如脑复康、胞二磷胆碱、脑活素、γ-氨酪酸、辅酶 Q_{10}、B 族维生素、维生素 E 及扩张血管药物等,也可选用活血化瘀、益气通络、滋补肝肾、化痰开窍等中药方剂。

(4)理疗、体疗及针灸等。

第五章　血液系统疾病

第一节　缺铁性贫血

当机体对铁的需求与供给失衡,导致体内储存铁耗尽,继之红细胞内铁缺乏,不能满足正常红细胞生成的需要,最终引起缺铁性贫血。缺铁性贫血是铁缺乏症的最终阶段,表现为小细胞低色素性贫血。膳食中铁不足是婴儿及儿童铁缺乏症最常见的病因;月经失血或妊娠是青年妇女最常见的病因;高龄人群主要由慢性失血引起。铁缺乏症与缺铁性贫血在全球是最常见的营养性和血液性疾病,全世界受累人群约 20 亿。缺铁性贫血在育龄妇女和婴幼儿中的发病率很高。在多数发展中国家,约有 2/3 的儿童和育龄期妇女缺铁,其中 1/3 患有缺铁性贫血;发达国家中亦有约 20% 的育龄妇女和 40% 的孕妇患缺铁性贫血。

一、病因及发病机制

铁的吸收和排泄保持动态平衡,如出现负铁平衡的情况则可导致缺铁。缺铁是一个渐进的过程。缺铁早期称为铁耗减阶段,此期的特点是铁储备降低而血清铁正常。如缺铁继续发展则进入隐性缺铁期,其特点为铁储备耗竭,但血红蛋白仍在正常范围。

(一)铁摄入不足和需求增加

饮食中的含铁量大致与其所含热量相关。以混合饮食为例,要维持铁平衡,成年男性饮食中应含5～10 mg铁,女性应含 7～20 mg 铁。如无吸收障碍或需求增加,饮食因素并非缺铁主因。育龄妇女因月经丢失、妊娠及哺乳铁需求量增加,每次月经丢失 20～40 mg 的铁,胎儿体重每增加 1000 g 需母体供给 80 mg 的铁,哺乳期每日丢失 0.5～1.0 mg 的铁;如饮食供给不足,则易造成缺铁性贫血。婴幼儿生长迅速而铁储备量较少,作为主食的各种乳类(包括)乳汁均又含铁甚少,如喂养不合理也易发生缺铁性贫血。

(二)铁吸收障碍

饮食中铁的生物利用度变化颇大。除血红素铁外,其他铁形式均需转变为亚铁形式才能被吸收。铁的转变和吸收受诸多因素(如肠道环境、饮食内容和还原物质)的影响。胃酸有助于二价铁和食物铁的吸收。胃酸缺乏、胃切除术后、慢性萎缩性胃炎及其他胃肠道疾病可造成铁吸收障碍,从而引起缺铁性贫血。

(三)铁丢失过多

慢性失血是缺铁性贫血最常见的病因。失血 1 mL 丢失铁 0.5 mg。慢性失血的原因众多,包括消化道出血、反复鼻出血、月经过多、频繁献血、出血性疾病等。消化道是慢性失血的好发部位,如消化性溃疡、胃肠道恶性肿瘤、胃肠道憩室、痔、肠息肉、溃疡性结肠炎及钩虫病等。消化道慢性失血有时表现隐匿或部位难以确定,应尽力查找。慢性或反复的血管内溶血,如阵发性睡眠性血红蛋白尿症、人造心脏瓣膜和疟疾时,铁随血红蛋白尿排出,从而造成缺铁。缺铁性贫血除血红蛋白合成减少外,铁依赖性酶类的活性亦降低。其他微量元素如铜有助于铁的吸收,故铜缺乏可加重缺铁。

二、病理生理

(1)铁为人体必需的微量元素。人体内铁总量3~5 g(男性约为50 mg/kg,女性为40 mg/kg),其中62.1%为血红蛋白铁,33.9%为储存铁,4%为肌红蛋白铁。

(2)人体内铁主要来自食物,在十二指肠和空肠上段黏膜吸收。食物中的铁只有10%被吸收,成人每天应在食物中摄取1~2 mg铁。

(3)黏膜吸收的铁进入血液与转铁蛋白结合,随血液进入骨髓及全身组织以用于细胞活动。

(4)多余的铁以铁蛋白和含铁血黄素形式储存于骨髓、肝和脾的单核-巨噬细胞中以备用。

(5)正常人每日自胃肠道、泌尿道及皮肤上皮细胞丢失的铁约1 mg,育龄妇女每日排出铁1.5~2 mg,妊娠期全程约丢失铁2 mg/d。每100 g血红蛋白约含铁340 mg。

(6)成人男性每日铁的需要量约1 mg;育龄妇女及发育期青少年铁的需要较多,为1.5~2 mg/d;哺乳期需增加铁0.5~1 mg/d;月经周期及量正常的妇女,约需铁1.5 mg/d。

(7)每日摄入铁和消耗铁应达到平衡。此平衡丧失可引起缺铁,继之红细胞内铁减少,最终出现缺铁性贫血。

三、临床表现和实验室检查

(一)临床表现

缺铁性贫血的初始症状很隐匿,病程进展缓慢,患者可以很好地适应这种状态,而可能使治疗延误。

1.贫血的表现

头晕、头痛、面色苍白、乏力、易倦、心悸、活动后气短、眼花及耳鸣等。其中疲劳最常见,即使是潜在的铁缺乏(缺铁但不贫血)也可导致疲劳。

2.组织缺铁的表现

发育迟缓、体力下降、智力低下、容易兴奋、注意力不集中、烦躁、易怒或淡漠、异食癖和缺铁性吞咽困难(Plummer-Vinson综合征)。

3.对生长的影响

铁缺乏可以影响婴儿的生长,缺乏纠正后可以恢复。

4.对神经、肌肉系统的损害

即使是轻度的缺铁性贫血,也可以影响肌肉的性能。运动最大负荷量、心率、血浆乳酸水平都和贫血的程度成反比。在铁缺乏时,机体抵御寒冷的能力会下降。有些患者偶尔有神经痛、麻木感。

5.对上皮组织的影响

长时间的铁缺乏可以造成上皮组织结构或功能的特征性缺陷,特别是指甲、舌咽、口腔、胃肠。在缺铁的患者中,指甲会变脆、易碎或出现纵脊,这些表现不特异,更具特征性的表现是指甲变扁、变平,最终产生凹面,形成"匙状甲"。口腔改变以舌乳头萎缩最常见,表现为舌灼痛,可自发或者在进食时发生,占舌 2/3 的丝状乳头最先萎缩并完全消失,严重者菌状乳头也可受累,使舌面完全光滑呈白色蜡状,这些通常在给予铁剂治疗 1~2 周后得到逆转;还可出现口角炎,表现为口角溃疡或皲裂,但在缺铁时不太特异,也可发生在维生素 B_2 和维生素 B_6 缺乏时。

6.免疫和感染

铁缺乏和感染的关系很复杂。铁缺乏至少可以导致免疫应答的两个异常:淋巴细胞介导的免疫缺陷和巨噬细胞吞噬细菌的能力下降。细胞免疫缺陷的证据包括 T 细胞数量下降多至 35%,辅助性 T 细胞和抑制性 T 细胞都受到影响。

7.异食癖

是铁缺乏的重要症状。

8.生殖、泌尿系统

月经过多是铁缺乏的常见原因。

9.骨骼系统

在长期缺铁性贫血的儿童中可以发现颅骨类似于珠蛋白生成障碍性贫血或慢性溶血性贫血的改变,板障变厚,外板变薄。另外,长骨的改变值得注意,尤其是掌骨和趾骨,髓质扩张,皮质变薄。这种改变可能是骨发育时红髓扩张导致。

10.体征

皮肤、黏膜苍白,毛发干燥,指甲扁平、失去光泽、易碎裂,反甲或脾大。

(二)实验室检查

确诊铁缺乏需依靠多项实验室检查(表 5-1)。其中测定血清铁、铁蛋白和总铁结合力最重要,其他检查包括测定骨髓铁、红细胞游离原卟啉和血清转铁蛋白受体。

表 5-1 铁缺乏的实验室检查

项目	贮存铁缺乏	缺铁性红细胞生成	缺铁性贫血
血红蛋白	正常	轻度降低	显著降低(红细胞呈小细胞低色素性)
贮存铁	<100 mg(0~+)	0	0
SI/(μg·dL^{-1})	正常	<60	<40
TIBC/(μg·dL^{-1})	360~390	>390	>410
PST/%	20~30	<15	<10
SF/(μg·dL^{-1})	<20	<12	<12
铁粒幼红细胞/%	40~60	<10	<10
FEP/(μg·dL^{-1})	30	>100	>200

SI 为血清铁;TIBC 为总铁结合力;TSAT 为转铁蛋白饱和度;SF 为血清铁蛋白;FEP 为红细胞游离原卟啉

（1）血常规：①小细胞低色素性贫血。②血涂片示红细胞染色浅淡，中心淡染区扩大并和贫血程度成正比，重则为环形，网织红细胞正常，红细胞大小不等，这是铁缺乏的重要早期信号。铁剂治疗效果通过网织红细胞、血红蛋白含量的变化在 4 日内就可以看出来，比血液学的其他指标都要早。网织红细胞正常或轻度增多，网织红细胞的血红蛋白含量是铁缺乏的一个早期敏感指标。③白细胞数量一般正常，但患病时间长者可轻度减少。新近的大出血患者中性粒细胞可轻度增加，偶尔可以在外周血中发现中幼粒细胞。④血小板计数正常，亦可增加至正常水平的 2 倍，铁剂治疗后恢复正常。

（2）骨髓象：有核细胞增生明显活跃；幼红细胞增多，早幼红和中幼红比例增高，染色质颗粒致密，胞浆少；成熟红细胞中心浅染区扩大；粒系、巨核系多正常。铁染色：铁粒幼细胞极少或消失，细胞外铁缺少。

（3）血清铁（SI）和总铁结合力（TIBC）测定：血清铁降低，$< 8.95\ \mu mol/L$（50 $\mu g/dL$）；总铁结合力增高，$> 64.44\ \mu mol/L$（360 $\mu g/dL$）；故转铁蛋白饱和度降低，$< 15\%$。

（4）血清铁蛋白（SF）测定：血清铁蛋白降低，$< 12\ \mu g/L$。尽管血清铁蛋白并不总是和铁的储备呈线性关系，但血清铁蛋白水平是反映储存铁的单个的最好指标。在无并发症时血清铁蛋白低于 12 $\mu g/L$；在感染或炎症性疾病如类风湿关节炎，血清铁蛋白较高，但通常低于（50～60）$\mu g/L$。所有铁缺乏的血清检验中，血清铁蛋白测定最重要，低血清铁蛋白可以肯定铁缺乏。但此检验灵敏度较低，测出的值在正常范围内并不能排除铁缺乏。

（5）红细胞游离原卟啉（FEP）测定：红细胞游离原卟啉（FEP）增高，FEP $> 4.5\ \mu g/dL$ 时，表示血红素的合成有障碍，见于缺铁或铁利用障碍（如慢性疾病）。

（6）转铁蛋白受体（sTfR）：根据铁需要量调节，与缺铁的程度呈正相关，在储存铁耗竭时迅速降低，不受年龄、性别、妊娠、炎症、感染、肝病等的影响，是储存铁耗竭的最敏感指标。对鉴别缺铁性贫血和由慢性疾病引起的贫血很有用。当转达铁蛋白受体片段和血清铁蛋白的比值为 1.5 时，说明当前铁缺乏，当该比值 < 1.5 时极有可能是慢性炎症性贫血所致。

四、诊断与鉴别诊断

（一）诊断标准

1.国内诊断标准

缺铁可分为三个阶段：储铁缺乏、缺铁性红细胞生成及缺铁性贫血，三者总称为铁缺乏症。

（1）小细胞低色素性贫血：男性血红蛋白 $< 120\ g/L$，女性血红蛋白 $< 110\ g/L$，孕妇 $< 100\ g/L$；红细胞平均体积 $< 80\ fL$，平均红细胞血红蛋白量 $< 27\ pg$，平均红细胞血红蛋白浓度 $< 0.32\ g/L$；红细胞形态可有明显低色素表现。

（2）有明确的缺铁病因和临床表现。

（3）血清（血浆）铁 $< 8.95\ \mu mol/L$（50 $\mu g/dL$），总铁结合力 $> 64.44\ \mu mol/L$。国内诊断缺铁的血清铁标准也有采用血清铁 $< 10.7\ \mu mol/L$，总铁结合力 $> 62.7\ \mu mol/L$。

（4）运铁蛋白饱和度 < 0.15。

（5）骨髓铁染色显示骨髓小粒可染铁消失，铁粒幼红细胞 $< 15\%$。

(6)红细胞游离原卟啉(FEP)>0.9 μmol/L 或血液锌原卟啉(ZPP)>0.96 μmol/L 或 FEP/Hb>4.5 μg/gHb。

(7)血清铁蛋白<12 μg/L。国内诊断缺铁的血清铁蛋白标准也有采用<14 μg/L 或<16 μg/L。但一般都主张将血清铁蛋白<12 μg/L 作为储铁耗尽,<20 μg/L 表示储铁减少。

(8)血清可溶性运铁蛋白受体(sTfR)浓度>26.5 nmol/L。

(9)铁剂治疗有效。

符合第 1 条和第 2~9 条之中任何两条以上者,可诊断为缺铁性贫血。

2.国外诊断标准

国外诊断标准都是按照世界卫生组织制订的标准。

(1)血清铁<8.95 μmol/L(50 μg/dL)。

(2)运铁蛋白饱和度<0.15。

(3)血清铁蛋白<12 μg/L。

(4)红细胞原卟啉>1.26 μmol/L(70 μg/dL)。

(二)鉴别诊断

1.珠蛋白生成障碍性贫血

常有家族史;有溶血性贫血表现(黄疸、网织红细胞计数增高);血涂片示靶形红细胞增多;血清铁、转铁蛋白饱和度增高;骨髓可染色铁增多;血红蛋白电泳常有异常。

2.慢性病贫血

常伴有肿瘤或感染疾病,血清铁蛋白增多,骨髓铁粒幼细胞数量减少,含铁血黄素颗粒增加。两者鉴别见表 5-2。

表 5-2　慢性病贫血与缺铁性贫血的鉴别

病名	血清铁 /(μmol·L^{-1})	总铁结合力 /(μmol·L^{-1})	转铁蛋白饱和度/%	转铁蛋白受体	骨髓
缺铁性贫血	<8.95	>64.44	<15	↑	↓或消失
慢性病贫血	低于正常	正常或降低	正常或降低	↓	↑

3.铁粒幼细胞贫血

好发于老年人,常为小细胞正色素性贫血,血清铁增高,总铁结合力正常,转铁蛋白饱和度、铁蛋白及骨髓中铁粒幼细胞或环形铁粒幼细胞增多。

五、治　疗

(一)病因治疗

去除或纠正导致缺铁的原因。

(二)补充铁剂

1.口服补铁

常用的口服铁剂有:①硫酸亚铁 300 mg,每日 3 次。②琥珀酸亚铁 100 mg,每日 2 次。③葡萄糖酸亚铁 325~650 mg,每日 3 次。④富马酸亚铁 0.2 mg,每日 3 次。血红蛋白大多于治疗 2 周后明显上升,1~2 个月后达正常水平。血红蛋白恢复正常后仍需继续铁剂治疗,待血清铁蛋白恢复到≥50 μg/L 再停药。为减少胃肠道反应,铁剂可进餐时或餐后服用,但忌与茶、钙盐及镁盐同时服用。

2.肠外补铁

若口服铁剂不能耐受或口服铁剂不能吸收或失血速度快,需迅速补充,可选用右旋糖酐铁深部肌内注射,所需补充铁的量根据以下公式初步估算:[150－患者血红蛋白(g/L)×体重(kg)]×0.33。首次注射 50 mg,如无不良反应,第 2 次可增加到 100 mg,每周 2~3 次,直到铁蛋白为 50 μg/L。注射铁剂后可发生局部肌肉疼痛、淋巴结炎、头痛、头晕、发热、荨麻疹及关节痛等,多为轻度及暂时性的症状;偶尔可出现过敏性休克,故给药时应备有急救设备和药品。有右旋糖酐铁过敏史者禁用。

(三)输注红细胞

缺铁性贫血一般不需要输注红细胞,仅在严重贫血伴组织明显缺氧时应用。

第二节　巨幼细胞贫血

一、概念

巨幼细胞性贫血是脱氧核糖核酸合成障碍所致的一组贫血,主要是体内缺乏维生素 B_{12} 或叶酸所致,亦可由遗传性或药物等获得性脱氧核糖核酸合成障碍而引起。本症的特点是呈大红细胞性贫血,骨髓内出现巨幼红细胞系列,并且细胞形态的巨型改变也见于粒细胞、巨核细胞系列,甚至某些增殖体细胞。该巨幼细胞易在骨髓内破坏,出现无效性红细胞生成。

二、维生素 B_{12} 和叶酸代谢

(一)维生素 B_{12} 代谢

维生素 B_{12} 主要从动物性食物中摄取。食物中的维生素经胃酸和胃蛋白酶的作用游离后,与胃液中的 R 蛋白相结合,形成一种稳定的复合物,后者进入十二指肠在胰液作用下被降解,游离的维生素 B_{12} 和由胃黏膜壁细胞分泌的内因子相结合形成维生素 B_{12}-内因子复合物。维生素 B_{12}-内因子复合物进入远端回肠,和回肠绒毛刷状缘的黏膜受体相结合,被摄取进入回肠黏膜细胞后形成维生素 B_{12} 和运钴胺 Ⅱ 相结合形成复合体进入门静脉。维生素 B_{12} 吸收具有肠肝循环,即经门静脉吸收入肝,可再由胆汁排出,又到回肠重新被吸收。

(二)叶酸代谢

叶酸在新鲜绿叶蔬菜中含量最多。食物烹调、腌制及储存过久等均可被破坏。吸收部位主要在近端空肠,在肠上皮细胞通过还原酶作用形成二氢叶酸和四氢叶酸,后者再转变成具有活性的 N^5-甲基四氢叶酸,经门静脉入肝,叶酸的吸收也有肠肝循环。

三、发病机制和病理

维生素 B_{12} 和叶酸是细胞合成脱氧核糖核酸过程中的重要辅酶,维生素 B_{12} 和叶酸缺乏可导致脱氧核糖核酸合成障碍,使脱氧核糖核酸复制减慢,核分裂时间延长(S 期和 G 期延长),故细胞核比正常大,核染色质呈疏松点网状,缺乏浓集现象,而胞质内核糖核酸及蛋白质合成并无明显障碍,核浆发育不同步,形成所谓"老浆幼核"变的巨型血细胞。骨髓呈增生象,但血象为全血细胞减少,其主要病理生理改变为无效性红细胞、粒细胞和血小板生成,称为髓内溶血。维生素 B_{12} 还参与神经组织的代谢。维生素 B_{12} 缺乏,导致脱髓鞘病变、轴突变性,最后可导致神经元细胞死亡。神经系统可累及周围神经、脊髓后侧索及大脑。

四、病因

(一)维生素 B_{12} 缺乏症

1.摄入不足

妊娠、婴幼儿、溶血性贫血、感染、甲状腺功能亢进及恶性肿瘤等。

2.吸收障碍

(1)缺乏内因子:见于恶性贫血,存在内因子的抗体;内因子缺乏也见于胃全部或大部切除及胃黏膜腐蚀性破坏。

(2)小肠疾病:如小肠吸收不良症候群、口炎性腹泻、克罗恩病、回肠切除后、小肠淋巴瘤及硬皮病等。此外,尚有罕见的家族性选择性吸收不良症(Imerslund-Grasbeck 综合征)。

(3)某些药物:如对氨基水杨酸钠、新霉素、秋水仙碱、二甲双胍、苯乙双胍等。

(4)阔节裂头绦虫寄生。

(5)胃泌素瘤和慢性胰腺炎。

3.利用障碍

如缺乏 TCⅢ或存在异常的维生素 B_{12} 结合蛋白及应用一氧化氮。

4.原因不明

如血液透析、艾滋病等。

(二)叶酸缺乏症

1.摄入不足

需要量增加见于儿童、妇女妊娠期和哺乳期、慢性溶血、骨髓增殖症、恶性肿瘤、甲状腺功能亢进症及剥脱性皮炎等。慢性乙醇性肝硬化叶酸摄入和储存都减少,酗酒使叶酸摄入减少。

2.肠道吸收不良

如小肠吸收不良综合征、热带口炎性腹泻、短肠综合征、小肠疾病及某些药物作用(抗癫痫如苯妥英钠、扑痫酮等,柳氮磺胺吡啶及口服避孕药等)。

3.利用障碍

叶酸对抗物如甲氨蝶呤、乙胺嘧啶和甲氧苄啶都是二氢叶酸还原酶的抑制药,导致叶酸利用障碍。

4.丢失过多

如从血液透析过程中丢失。

（三）维生素 B_{12} 或叶酸治疗无效的脱氧核糖核酸合成障碍

包括许多抗代谢药如 6-巯基嘌呤、氟尿嘧啶、羟基脲及阿糖胞苷等的治疗；某些遗传性疾病如乳清酸尿症、Lesch-Nyhan 综合征、亚氨甲基转移酶或 N^5-甲基四氢叶酸转移酶缺乏；尚有维生素 B_6 反应性巨幼细胞性贫血和维生素 B_1 反应性巨幼细胞性贫血。

五、临床表现

维生素 B_{12} 和叶酸缺乏的临床表现基本相似，都可引起巨幼细胞性贫血、白细胞和血小板减少以及消化道症状如食欲减退、腹胀、腹泻及舌炎等，以舌炎最为突出，舌质红、舌乳头萎缩、表面光滑，俗称"牛肉舌"，伴疼痛。维生素 B_{12} 缺乏时常伴神经系统表现，如乏力、手足麻木、感觉障碍、行走困难等周围神经炎、亚急性或慢性脊髓后侧索联合变性表现，后者多见于恶性贫血；小儿和老年患者常出现精神症状，如无欲、嗜睡或精神错乱。叶酸缺乏可引起情感改变，补充叶酸即可消失。维生素 B_{12} 缺乏尚可影响中性粒细胞的功能。

六、诊断

（一）确定巨幼细胞性贫血

周围血象表现为大卵圆形红细胞增多和中性粒细胞核分叶过多，红细胞平均体积常＞100 fl，平均红细胞血红蛋白量常＞32 pg，重型病例常呈全血细胞减少，网织红细胞减少。骨髓呈增生象，巨幼红细胞系列占骨髓细胞总数的 30%～50%，其中巨原红及巨早幼红细胞可为 50% 以上，需注意在维生素 B_{12} 或叶酸治疗开始6～24 小时后即可找不到典型的巨幼红细胞。中性粒细胞分叶过多要早于巨幼红细胞的出现，粒系巨型变在治疗后的恢复要迟于巨幼红细胞。

（二）维生素 B_{12} 或叶酸缺乏测定

维生素 B_{12} 或叶酸缺乏测定是诊断本病的重要指标。

七、鉴别诊断

应和引起全血细胞减少、大细胞性贫血及骨髓有巨幼样改变的疾病相鉴别，特别是骨髓增生异常综合征中的难治性贫血、急性非淋巴细胞白血病中的红血病和红白血病、甲状腺功能减退症、肿瘤化疗后及先天性红细胞生成异常性贫血等。

八、治疗

（一）病因治疗

治疗基础疾病，去除病因。注意改善饮食，增加新鲜蔬菜、水果的摄入。

（二）补充叶酸和维生素 B_{12}

1.叶酸的补充

口服叶酸5～10 mg，3 次/日。对肠道吸收不良者也可肌内注射亚叶酸钙5～10 mg，

1 次/日,直到血红蛋白恢复正常。妊娠妇女至少应给予叶酸每日 400 μg。如伴随有维生素 B_{12} 的缺乏,单独给予叶酸会加重神经系统的表现,应同时联用维生素 B_{12}。如需紧急治疗,可在检测叶酸和维生素 B_{12} 后立即同时给予两种药物。

2.维生素 B_{12} 的补充

维生素 B_{12} 500 μg 肌内注射,1 次/日,直到血红蛋白恢复正常。对恶性贫血或全胃切除的患者需终生使用维生素 B_{12} 维持治疗(每月注射 1 次)。

(三)其他辅助治疗

合并铁缺乏者及时补充铁剂,同时补充氯化钾。

第三节　急性白血病

急性白血病是造血细胞恶性克隆性病变,以骨髓和其他造血组织中原始和幼稚细胞异常增生为特点,以贫血、出血、感染及白血病细胞浸润各组织、脏器为主要临床表现。

我国急性白血病的发病率为 1/10 万,成人以急性粒细胞白血病为主,儿童以急性淋巴细胞白血病为主。

一、病因及发病机制

人类白血病的病因尚不完全清楚,可能与以下因素有关。

(一)病毒

成人 T 细胞白血病是人类 T 淋巴细胞病毒-Ⅰ所引起。

(二)电离辐射

研究表明全身或者大面积照射,可使骨髓抑制和机体免疫力缺陷,染色体发生断裂和重组,染色体双链脱氧核糖核酸有可逆性断裂。

(三)化学因素

苯的致白血病作用已经得到肯定,乙双吗啉、氯霉素、保泰松亦可能有致白血病的作用。

(四)其他血液病

某些血液病最终可能发展成为急性白血病,如慢性粒细胞白血病、真性红细胞增多症、原发性血小板增多症、骨髓增生异常综合征等。

二、临床表现

(一)正常血细胞减少的表现

1.发热

多数起病急剧。发热大多数是感染所致。

2.出血

早期可有皮肤黏膜出血,继而内脏出血或并发弥散性血管内凝血。

3.贫血

进行性加重。

（二）白血病细胞的浸润表现

淋巴结、肝、脾肿大、胸骨压痛。亦可表现为其他部位浸润,如出现胸腔积液、腹腔积液或心包积液以及中枢神经系统皮肤软组织浸润等。

三、实验室检查

（1）血象:红细胞和血红蛋白浓度降低。白细胞数可低可高,分类计数可见幼稚细胞,血小板数减少。

（2）骨髓象:骨髓象是诊断本病的主要依据。增生明显活跃,白血病细胞≥20%。

（3）细胞化学:主要用于协助形态学鉴别各类白血病,如:过氧化酶、苏丹黑脂酶、糖原染色、非特异性脂酶及氟化钠抑制试验。

（4）骨髓/血细胞免疫学分型检测。

（5）骨髓/血细胞染色体检测。

（6）骨髓/血细胞的有关基因检测。

（7）病理:对疑有髓外浸润者可行相应部位病理检查。

四、鉴别诊断

（1）传染性单核细胞增多症。

（2）类白血病反应。

五、治疗原则

（一）支持疗法

1.防治感染

（1）患者应注意饮食、日常生活的清洁卫生,加强基础护理,强调无菌操作。化疗前尽可能清除感染灶。

（2）白血病继发感染,以革兰氏阴性杆菌居多。用药前需详细询问病史及体检,取送各种培养标本,根据医院以及社区的流行病学结果选用相应的抗菌药物。注意真菌、厌氧菌及多重耐药菌的感染或合并感染。

2.纠正贫血

严重的贫血可输注红细胞悬液,尽量使血红蛋白浓度维持在60 g/L以上,遇有老年、需氧量增加,氧气供应缺乏可放宽输血阈值。对需要进行异基因造血干细胞移植的患者需输注辐照血,以免脏器组织产生明显缺氧症状。积极争取白血病缓解是纠正贫血最有效办法。

3.防止出血

防止外伤和剧烈活动。血小板过少者,输注血小板悬液。

4.高尿酸血症防治

应鼓励患者多饮水,在治疗过程中给予别嘌醇 0.1 g,口服,每日 3 次。

(二)化学治疗

1.急性淋巴细胞白血病的诱导缓解治疗

最常用的方案为柔红霉素＋长春新碱＋泼尼松组成的联合方案,即 DVP 方案。

柔红霉素每日 45 mg/m²,静脉注射,第 1～3 日及第 22～24 日。

长春新碱每周 1.4 mg/m²,静脉注射,共 4 周。

泼尼松每日 60 mg,分 3 次口服,第 1～28 天。

亦可酌情延长泼尼松及长春新碱治疗 2 周。

DVP 方案中的柔红霉素亦可用其他蒽环类药物替代组成联合方案。可在以上 DVP 方案基础上,再加用左旋门冬酰胺酶(L-AsP)200 U/kg,静脉滴注,每日或隔日 1 次,10 次为 1 个疗程,即组成 DVP-L 方案。

2.急性非淋巴细胞白血病的诱导缓解治疗

方案颇多,可选择以下常用方案之一。

(1)三尖杉酯碱加阿糖胞苷方案(HA 方案)。

三尖杉酯碱每日 3～4 mg,静脉滴注,第 1～7 日。

阿糖胞苷每日 100～200 mg/m²,静脉滴注,第 1～7 日。

一般间歇 2 周,再用第 2 疗程。亦可增加柔红霉素,组成 HAD 方案。

(2)柔红霉素加阿糖胞苷(DA 方案)。

柔红霉素每日 45～90 mg/m²,静脉滴注,第 1～3 日。

阿糖胞苷每日 100～200 mg/m²,静脉滴注,第 1～7 日。

一般间歇 3 周,再用第 2 疗程。

(3)去甲氧柔红霉素联合阿糖胞苷 IA 方案(IA 方案)。

去甲氧柔红霉素 8～12 mg/m²,第 1～3 日。

阿糖胞苷 100～200 mg/m²,第 1～7 日。

(4)MA 方案,即阿糖胞苷联合米托蒽醌 8～12 mg/d,连用 3 天或 2 mg/d,连用7～10 天。

(5)如同一方案 2 个疗程无效者应考虑其他方案,可有多种选择,以病情而定。

3.急性早幼粒细胞白血病的诱导分化治疗

全反式维 A 酸每日 25 mg/m²,可合用三氧化二砷(或硫化砷)、细胞毒药物进行诱导治疗。

4.缓解后治疗

急性白血病经过诱导治疗,取得完全缓解仅是治疗的第一步。缓解后的患者必须进行缓解后的治疗,否则易复发。缓解后治疗的疗程应视化学治疗方案而定,如大剂量强化治疗可在 8～10 个疗程后结束治疗,常规剂量的缓解后治疗需要 3 年。根据残留结果调整疗程。

5.中枢神经系统白血病的防治

(1)鞘内化疗:甲氨蝶呤 8～12 mg/(m²·次)或阿糖胞苷 30～50 mg/(m²·次),地塞米松每次 5 mg 加入上述化疗中,每周 1～2 次,连用 4～6 次;然后间隔 4～6 周,鞘内注射 1 次,维持 1～3 年。

(2)放疗:全颅加全脊髓放疗、扩大放疗、全颅放疗加鞘内注射。

(3)全身化疗:大剂量阿糖胞苷、甲氨蝶呤。

(三)其他

(1)异基因或自体骨髓移植及外周血干细胞移植或脐血移植。

(2)复发者可选用未用过的药物或方案或视病情而定。

(3)条件合适者可考虑临床试验。

第六章　内分泌和代谢疾病

第一节　甲状腺功能亢进症

甲状腺功能亢进症(简称甲亢)系由多种病因引起的甲状腺功能增强,甲状腺激素分泌过多所致的临床综合征。其中 Graves 病(简称 GD)又称毒性弥散性甲状腺肿或 Basedow 病,是甲亢中最常见的一种,属器官特异性自身免疫性疾病。甲状腺激素分泌过多,会造成机体神经、循环、消化等系统兴奋性增高,代谢亢进等。GD 患者可伴有浸润性突眼,少数伴胫前黏液性水肿及指端粗厚。

一、病因及发病机制

病因和发病机制尚未完全阐明,近代研究与下列因素有关。

(一)遗传因素

(1)与人类白细胞抗原(HLA)的某些易感基因有关,但有地区和种族差异,如高加索白人中 $HLA-A1$、$B8$、$DR3$,日本人 $HLA-B35$ 以及国外华人 $HLA-BW46$ 阳性者本病发生率高。在免疫应答中 GD 的发生与 GM 基因有关。

(2)GD 患者本人或其直系亲属中易患自身免疫性甲状腺疾病或其他自身免疫性疾病。

(3)单卵双生者本病的共显率为 $30\%\sim60\%$,而异卵双生者仅为 $3\%\sim9\%$。

(二)自身免疫反应

1.体液免疫

GD 患者血清中可检出促甲状腺激素受体抗体,包括以下两种。

(1)甲状腺刺激性抗体。

(2)甲状腺刺激阻断型抗体,又称促甲状腺激素结合抑制免疫球蛋白。

近年来研究证明,不同程度的甲状腺刺激性抗体和甲状腺刺激阻断型抗体及其相互作用导致自身免疫性甲状腺疾病(包括 GD)的各种病理生理变化。其证据有:

1)未治疗的 GD 患者,甲状腺刺激性抗体阳性率可在 90% 以上,其中大多数甲状腺刺激阻断型抗体亦阳性,并在治疗缓解后减低或转阴。

2)甲状腺刺激性抗体或甲状腺刺激阻断型抗体阳性的 GD 患者若停用抗甲状腺药治疗,则复发率较高。

3)GD 复发时,甲状腺刺激性抗体及甲状腺刺激阻断型抗体活性可再度增高。

4)甲状腺刺激性抗体或甲状腺刺激阻断型抗体阳性的孕妇分娩后,其新生儿可能发生 GD。

5)GD 患者亲属中甲状腺刺激阻断型抗体阳性人群,当发生 GD 时,甲状腺刺激性抗体活性明显增高。

2.细胞免疫

GD 存在 T 细胞亚群紊乱。

(1)外周血液中淋巴细胞绝对值和百分比增加。

(2)淋巴组织(如淋巴结、胸腺和脾脏):有淋巴组织增生。

(3)肿大的甲状腺和眼球后组织有大量淋巴细胞和浆细胞浸润,甲状腺局部有合成分泌促甲状腺受体抗体的淋巴细胞浸润及大量积聚,同时也发现 GD 患者甲状腺静脉血中促甲状腺受体抗体活性较外周静脉血高。

这些都提示甲状腺是 GD 器官特异自身抗体的主要制造场所,而且存在 T 淋巴细胞功能缺陷。

(三)环境因素

环境因素(应激、感染、创伤等)作为一种诱因作用于免疫系统。

(1)可引起抑制性 T 淋巴细胞(Ts 细胞)的功能下降和数量减少,加重特异性 T 淋巴细胞的损害,从而降低了对甲状腺辅助性 T 淋巴细胞(Th 细胞)的抑制。

(2)特异 B 淋巴细胞在特异 Th 细胞的辅助下,产生一组异质性免疫球蛋白,大量自身抗体甲状腺刺激性抗体和甲状腺刺激阻断型抗体的作用导致甲状腺激素生产过多和甲状腺抗原表达增强而发生 GD。

二、病理

(一)甲状腺

多呈不同程度的弥散性、对称性蝶形肿大,质较柔软,血管丰富,充血扩张,呈鲜牛肉样;滤泡间组织中有淋巴样组织增生,可形成淋巴滤泡或出现淋巴组织生发中心。

(二)眼

突眼者,球后组织常有脂肪、淋巴细胞、浆细胞浸润,纤维组织增多,糖胺聚糖沉积和透明质酸增多,眼肌水肿增大、纹理模糊、透明性变、断裂与破坏。

(三)胫前黏液性水肿

较少见,病变皮肤光镜下见黏蛋白样透明质酸沉积,多有肥大细胞、吞噬细胞及成纤维细胞浸润。电镜下见大量微纤维伴糖蛋白及酸性糖胺聚糖沉积。

三、诊断

本病好发于青、壮年女性,男女之比为 1:(4~6)。多数起病较缓慢。老年和小儿患者临床表现常不典型。典型者有下列临床表现。

（一）三碘甲状腺原氨酸（T_3）、四碘甲状腺原氨酸（T_4）分泌增多综合征

1.高代谢综合征

因怕热、多汗、低热，疲乏无力，食欲亢进而体重减轻。

2.中枢神经综合征

神经过敏、多言好动、紧张焦虑、烦躁易怒、失眠，偶有（尤其在老年人）寡言抑郁、表情淡漠、双手平伸细速震颤。

3.心血管系统症状

（1）自觉心悸、胸闷、气短。

（2）体征有：①心动过速，常为窦性，多在 100 次/min 以上，静息或入睡时仍快。②心尖部第一心音亢进，常有Ⅰ～Ⅱ级收缩期杂音。③心律失常，以房性期前收缩（房早）多见，可发展成阵发或持续性心房颤动（房颤）或心房扑动（房扑）偶见房室传导阻滞。④心脏扩大，可加重心脏负荷，发生心力衰竭（心衰）时以右心衰竭多见。⑤脉压增大。

4.消化系统症状

（1）食多、消瘦，老年甲亢可表现食欲减退、厌食。

（2）因胃肠蠕动增快，便次增多，呈糊状，不伴腹痛。

（3）重症甲亢可有肝大及肝功能损害，偶有黄疸。

5.骨骼肌肉系统症状

多数患者有肌无力及肌肉萎缩。甲亢肌病可表现出下列病症。

（1）急性甲亢肌病：罕见，起病急、病情重，主要表现为延髓麻痹，如发音不清、呼吸肌麻痹、吞咽困难等。

（2）慢性甲亢肌病：较多见，起病缓慢，首先受累的主要是肩胛与骨盆带近躯体肌群，表现为上肢持物无力，下肢蹲、坐时起立困难。

（3）甲亢性周期性瘫痪：较多见，多见于东方国家的年轻男性患者，发作时血钾降低，但尿钾不增多，可能是钾过多地转移至细胞内（主要是肝、骨骼肌）所致，与甲亢时甲状腺激素增加 Na^+-K^+-三磷酸腺苷酶活性有关。

（4）少数 GD 患者伴重症肌无力，此与二者同属自身免疫性疾病有关。

（5）特发性炎性肌病。

（6）突眼性眼肌麻痹。

以上前 3 种症状与甲状腺激素增高有关，甲亢控制后可消失，第四种与甲状腺激素无关。此外，本病可引起骨质疏松症。

6.皮肤毛发与肢端症状

皮肤温暖湿润、光滑细腻，缺乏皱纹；颜面潮红或呈红斑样改变，手掌红疹；皮肤色素加深或色素减退，毛发稀疏脱落，白癜风或斑秃。甲状腺皮肤病常发生在小腿的前面侧面，出现非感染的深粉色或紫色的硬化斑块。还可有甲状腺肢端病。

7.其他系统症状

女性常月经量减少或闭经，男性性功能障碍；皮质醇半衰期缩短，葡萄糖耐量受损；过多甲状腺激素刺激儿茶酚胺受体使患者呈交感神经亢进征象；周围血白细胞总数常偏低，淋巴细胞

绝对值和百分比增加,血小板寿命较短,有时可出现紫癜。

(二)甲状腺肿大

多呈不同程度的弥散性、对称性蝶形肿大,质较柔软。甲状腺部位震颤或血管杂音,是诊断本病的重要体征。甲状腺肿大程度与甲亢轻重无明显关系。

(三)眼征

非浸润性突眼:非浸润性突眼又称良性突眼,占极大多数,多无自觉症状。眼征包括:①突眼,突眼度一般<18 mm(正常<16 mm)。②眼裂增大。③瞬目减少。④双眼聚合能力欠佳。⑤眼下看时上端白色巩膜外露。⑥眼上看前额皮肤时无皱纹。⑦上睑挛缩。⑧眼神惊恐。这些眼征主要与甲亢时因交感神经兴奋,眼外肌群和上睑肌群张力增高所致,甲亢控制后能自行恢复,预后良好。

(四)实验室检查

(1)血清促甲状腺激素(T3II)和甲状腺激素:一般甲亢时 TSH<0.1mU/L,敏感促甲状腺激素(sTSH)是公认的诊断甲亢的首选指标,可应用于甲亢的筛查。血清游离三碘甲腺原氨酸(FT_3)和游离甲状腺素(FT_4)升高,正常值 FT_3 为 3~6 pmol/L,FT_4 为 9~25 pmol/L。各实验室略有差异。FT_3、FT_4 能直接反映甲状腺功能状态,其敏感性和特异性均明显优于血清总三碘甲状腺原氨酸(TT_3)和血清总甲状腺素(TT_4)。

(2)TT_3 和 TT_4 升高:正常值 TT_3 为 1.54~3.08 nmol/L(100~200 mg/dL),TT_4 为 51.6~154.8 nmol/L(4~12 μg/dL)(CPBA 法)。各实验室亦有差异。TT_3 中有 99.5%、TT_4 中有 99.95%与血清中的球蛋白结合,其中主要与甲状腺结合球蛋白(TBG)结合,故 T_3、T_4 与蛋白结合总量均受 TBG 的影响,分析结果时必须注意。TT_4 是判定甲状腺功能最基本的筛选指标;TT_3 为诊断甲亢较敏感的指标,是诊断 T_3 型甲亢的特异性指标。老年淡漠型甲亢、甲亢伴其他较重的慢性疾病时 TT_3 可不高,应予注意。

(3)血清反三碘甲状腺原氨酸(rT_3)升高:rT_3 无生物活性,主要在外周组织由 T_4 转变而来。少数甲亢初期或复发早期仅有 rT_3 升高而可作为较敏感的指标。有严重营养不良或某些较重的全身疾病时,可出现 rT_3 明显降低,rT_4 明显增高。rT_3 为低三碘甲状腺原氨酸综合征(甲状腺功能正常的病态综合征)的主要指标。

(4)甲状腺自身抗体:甲状腺刺激性抗体(TSAb)是 Craves 病的致病性抗体,在 GD 中的检出率为 80%~95%,该抗体阳性的甲亢的病因为 Graves 病。如存在甲亢,促甲状腺激素受体抗体(TRAb)阳性可视为 TSAb 阳性,可作为判断 Graves 病预后和抗甲亢药物治疗停药的指标。

(5)甲状腺摄^{131}I率:甲亢时摄取率增高,高峰提前,诊断的符合率可达 90%。但需要注意下列事项:

1)缺碘,女性长期使用避孕药物时亦可升高,但一般高峰不提前。

2)富含碘的食物、药物(包括中药)以及抗甲状腺药物等均可使之降低。

3)本法不能反映甲亢病情的严重程度与治疗中的病情变化。

4)孕妇和哺乳期的妇女禁用。

四、鉴别诊断

根据临床表现及实验室检查,诊断一般不难。但早期轻型、特殊类型的患者,以及老年或小儿患 GD 时,诊断更需依据实验室的检查。此外甲亢诊断成立后,GD 应与其他病因的甲亢,如多结节性甲状腺肿伴甲亢、自主性高功能性甲状腺腺瘤性甲亢、甲状腺癌性甲亢、碘甲亢、垂体性甲亢、甲状腺炎〔亚急性、慢性淋巴细胞性甲状腺炎(桥本病)、放射性甲状腺炎性甲亢〕、药源性甲亢等相鉴别。

(一)单纯性甲状腺肿

无甲亢症状,^{131}I 摄取率虽增高,但高峰不提前,TT_3、TT_4 正常或 TT_3 偏高,sTSH 正常。

(二)神经官能症

有与甲亢相似的神经精神症状,但无甲亢的高代谢综合征、突眼及甲状腺肿,甲状腺功能检查均正常。

(三)其他疾病

消瘦、低热应与结核、癌症区别,心律失常应与风湿性心脏病、冠状动脉硬化性心脏病及心肌病区别,单侧突眼应与眶内肿瘤鉴别。

五、治疗

(一)一般治疗

应予适当休息。合理安排饮食,需要高热量、高蛋白质、高维生素和低碘饮食。精神紧张、不安或失眠较重者,可给予安定类镇静药。

(二)药物治疗

1.抗甲状腺药物及作用机制

抗甲状腺药物分为两类:硫脲类的丙硫氧嘧啶;咪唑类的甲巯咪唑(MM,商品名他巴唑)和卡比马唑(CMZ,商品名甲亢平)。丙硫氧嘧啶和 MM 是目前治疗甲亢的两种最主要的抗甲状腺药物。MM 与丙硫氧嘧啶的药理等效比为 1∶10,但 MM 的半衰期明显长于丙硫氧嘧啶,且实际效能也强于丙硫氧嘧啶,故 MM 可使甲状腺功能更快恢复正常。在维持治疗阶段较小剂量的 MM 每日一次服药即可将甲状腺功能维持在良好状态。它们的作用机制相同,主要为抑制甲状腺内的过氧化酶系统,使被摄入到甲状腺细胞内的碘化物不能氧化成活性碘,使酪氨酸不能被碘化,同时使一碘酪氨酸和二碘酪氨酸的缩合过程受阻而抑制甲状腺激素的合成。

2.适应证和优缺点

抗甲状腺药物适应于甲亢病情较轻,病程短,甲状腺较小者。儿童、青少年甲亢及甲亢伴有妊娠者也宜首选抗甲状腺药物治疗。其优点是:①疗效较肯定。②不会导致永久性甲减。③方便、经济、使用较安全。缺点:①疗程长,一般需 2 年以上。②停药后复发率较高。③可引起肝损害或粒细胞缺乏等。

3.剂量与疗程

一般情况下,抗甲状腺药物的初始剂量为:丙硫氧嘧啶 300～450 mg/d,MM 或 CMZ 230～45 mg/d,分 3 次口服。至症状缓解、血甲状腺激素恢复正常后逐渐减量。每 4～8 周减量 1 次,丙硫氧嘧啶每次减 50～100 mg,MM 或 CMZ 每次减 5～10 mg。减量至能够维持甲状腺功能正常的最小剂量后维持治疗 1 年半至 2 年。维持治疗期间每 3～5 个月化验甲状腺功能,根据结果适当调整抗甲状腺药物的剂量,将甲状腺功能维持在完全正常状态(即促甲状腺激素在正常范围)。

4.不良反应

抗甲状腺药物的发生率相对较高且较严重的不良反应为粒细胞缺乏,其发生率约为 0.4%。大部分粒细胞缺乏发生在抗甲状腺药物大剂量治疗的最初 2～3 个月内或再次用药的 1 个月内。因此,为了防止粒细胞缺乏的发生,在早期应每 1～2 周查白细胞 1 次,当白细胞少于 $2.5 \times 10^9/L$、中性粒细胞少于 $1.5 \times 10^9/L$ 时,应考虑停药观察。甲亢本身可有白细胞减少,因此治疗之前白细胞的多少并不影响抗甲状腺药物的治疗。一旦发生粒细胞缺乏应立即停用抗甲状腺药物,由于抗甲状腺药物之间可能有交叉反应,故禁止使用其他抗甲状腺药物。抗甲状腺药物可引起肝脏损害,MM 引起的肝脏损害以胆汁淤积为主,而丙硫氧嘧啶引起者多为免疫性肝细胞损害,肝酶升高较明显,且预后较差。近年来的临床观察发现,丙硫氧嘧啶可诱发机体产生抗中性粒细胞胞质抗体(ANCA),多数患者无临床表现,仅部分呈 ANCA 相关性小血管炎,有多系统受累表现,如发热、肌肉关节疼痛及肺和肾损害等。

5.停药与复发

抗甲状腺药物治疗 GD 最主要的缺点是复发率高。为了降低复发率,在停药之前还应认真评估后再决定是否停药。如果甲状腺不大、促甲状腺受体抗体阴性或最后阶段抗甲状腺药物维持剂量很小时,停药后复发率低。反之,复发率较高,延长疗程可提高治愈率。由于抗甲状腺药物治疗停药后复发率较高,故停药后还应定期检测甲状腺功能,如有复发迹象需再次给予治疗。

6.其他药物治疗

(1)复方碘溶液:大剂量碘可减少甲状腺充血、阻抑甲状腺激素释放,也可抑制甲状腺激素合成及外周 T_4 向 T_3 转换,但属暂时性,于给药后 2～3 周内症状渐减轻,之后甲亢症状反而加重。碘的使用减弱抗甲状腺药物的疗效并延长抗甲状腺药物控制甲亢症状所需的时间。临床仅用于术前准备和甲亢危象的治疗。

(2)β受体拮抗药:可阻断甲状腺激素对心脏的兴奋作用,还可抑制外周组织 T_4 转换为 T_3。主要在甲亢治疗的初期使用,以较快改善症状。也可与碘剂一起使用行术前准备,应可用于 ^{131}I 治疗前后及甲亢危象时。有支气管哮喘或喘息性支气管炎者宜选用选择性β受体拮抗药,如阿替洛尔、美托洛尔等。

(三)放射性 ^{131}I 治疗

1.作用机制

利用甲状腺高度摄取和浓集碘的能力及 ^{131}I 释放出的β射线对甲状腺的生物效应,破坏甲状腺滤泡上皮,达到治疗目的(β射线在组织内的射程约 2 mm,故电离辐射仅限于甲状腺局部而不累及毗邻组织)。此外,^{131}I可损伤甲状腺内淋巴细胞使抗体生成减少,也具有治疗作用。放射性碘治疗具有迅速、简便、安全、疗效明显等优点。

2.适应证

①中度甲亢,年龄>25 岁者。②对抗甲状腺药物过敏或长期治疗无效者。③合并心、肝、肾疾病等不宜手术或术后复发或不愿手术者。④自主性高功能结节或腺瘤。

3.禁忌证

①绝对禁忌证为妊娠、哺乳期妇女(^{131}I可透过胎盘,进入乳汁)。②甲亢危象。③年龄<25 岁,严重心、肝、肾衰竭等为相对禁忌证。④甲状腺摄碘低下者不适宜^{131}I治疗。

治疗后 2~4 周症状减轻,甲状腺缩小。如 6 个月后仍未缓解可进行第 2 次治疗。

4.并发症

①甲状腺功能减退,国内报道第 1 年发生率 4.6%~5.4%,以后每年递增1%~2%。早期是由于腺体破坏,后期则可能由于自身免疫反应参与。一旦发生需用甲状腺激素替代治疗。②放射性甲状腺炎,见于治疗后 7~10 天,个别可因炎症破坏和甲状腺激素的释放而诱发危象。故重症甲亢必须在^{131}I治疗前用抗甲状腺药物治疗。一般不需要处理,如有明显不适或疼痛可短期使用糖皮质激素。③放射性碘治疗不会导致浸润性突眼的发生,也不会使稳定的浸润性突眼恶化。但可使活动性浸润性突眼病情加重,故活动性浸润性突眼患者一般不宜采用放射性碘治疗,如确需放射性碘治疗者应同时短期使用糖皮质激素预防其恶化。

(四)手术治疗

1.适应证

①中、重度甲亢,长期服药无效,停药后复发或不愿长期服药者。②甲状腺巨大,有压迫症状者。③胸骨后甲状腺肿伴甲亢者。④结节性甲状腺肿伴甲亢者。

2.禁忌证

①浸润性突眼。②甲亢合并较重心、肝、肾、肺疾病,全身状况差不能耐受手术者。③妊娠早期(第 3 个月前)及晚期(第 6 个月后)。

3.术前准备

术前先用抗甲状腺药物充分治疗至症状控制,心率<80 次/min,T$_3$、T$_4$ 正常后,再加用复方碘溶液,每次 5 滴,每日 3 次,3 天后增加至每次 10 滴,每日 3 次。使用碘剂 7~10 天后行手术。

4.复发及术后并发症

手术治疗 GD 治愈率为 90% 左右。6%~12% 的患者术后可复发,复发者可再次手术,但一般情况下以^{131}I治疗较好。许多观察表明,复发与遗留甲状腺组织多寡明显相关,剩余甲状腺组织越多,甲亢复发概率越高。现主张一侧甲状腺全切,另一侧次全切,保留甲状腺组织 4~6 g,或仅保留 2 g 甲状腺组织;也有主张行双侧甲状腺次全切除,每侧保留甲状腺组织 2~3 g。GD 术后甲状腺功能减退症(简称甲减)的发生率为 6%~75%。与甲减发生有关的因素主要为保留甲状腺组织较少以及甲状腺组织中有较多淋巴细胞浸润。术后甲减的发生随着时间的推移而减少,此不同于^{131}I治疗后甲减的发生。但也应终身对甲状腺功能进行监测。

(五)甲亢治疗方法的选择及评价

一般来说,甲亢都可以通过上述 3 种治疗方法之一对其进行有效治疗,它们三者的适应证之间也没有绝对的界限。在实际工作中究竟选择何种方法为好,要考虑多种因素。初发甲亢,尤其青少年、甲状腺轻度肿大、病情较轻者应首选抗甲状腺药物治疗。经药物治疗后复发、甲状腺肿大较明显且伴有甲亢性心脏病或肝功能损害、中老年甲亢宜采用^{131}I治疗。甲状腺巨大、结节性甲状腺肿伴甲亢、甲亢合并甲状腺结节不能除外恶性者,且有经验丰富的手术者时,应积极采用手术治疗。积极寻找疗程短、治愈率高,又不以甲状腺功能减退为代价的新的治疗方法是甲亢治疗领域面临的重要课题。

(六)甲亢危象的治疗

甲亢危象是可以预防的,去除诱因、积极治疗甲亢及避免精神刺激等是预防危象发生的关键,尤其要注意积极防治感染和做好充分的术前准备。一旦发生危象则需积极抢救。

(1)抑制甲状腺激素合成:诊断确定后立即给予大剂量抗甲状腺药物抑制甲状腺激素的合成。首选丙硫氧嘧啶,首次剂量 600 mg 口服或经胃管注入。如无丙硫氧嘧啶时可用 MM(或 CMZ)60 mg 口服或经胃管注入。继用丙硫氧嘧啶 200 mg 或 MM(或 CMZ)20 mg,每 6 小时一次口服,待症状减轻后减至一般治疗剂量。

(2)抑制甲状腺激素释放:服丙硫氧嘧啶(或 MM)1 小时后再加用复方碘溶液,首剂 30~60 滴,以后每 6~8 小时服用 5~10 滴或用碘化钠 0.5~1.0 g 加入 5%葡萄糖氯化钠注射液中静脉滴注 12~24 小时,以后视病情逐渐减量,一般使用3~7 天停药。如患者对碘剂过敏,可改用碳酸锂 0.5~1.5 g/d,分 3 次口服,连服数日。

(3)地塞米松 2 mg,每 6 小时 1 次,大剂量地塞米松可抑制甲状腺激素的释放及外周 T_4 向 T_3 的转化,还可增强机体的应激能力。

(4)如无哮喘或心功能不全,加用 β 受体拮抗药,如普萘洛尔 30~50 mg,每 6~8 小时口服 1 次或 1 mg 稀释后缓慢静脉注射。

(5)降低血甲状腺激素浓度:在上述常规治疗效果不满意时,可选用血液透析、腹膜透析或血浆置换等措施迅速降低血甲状腺激素浓度。

(6)支持治疗:应监护心、肾、脑功能,迅速纠正水、电解质和酸碱平衡紊乱,补充足够的葡萄糖、热量和多种维生素等。

(7)对症治疗:包括供氧、防治感染,高热者给予物理降温,必要时可用中枢性解热药,如对乙酰氨基酚(扑热息痛)等,但应注意避免应用乙酰水杨酸类解热药(因可使 FT_3、FT_4 升高)。利舍平 1 mg,每 6~8 小时肌内注射一次。必要时可试用异丙嗪、哌替啶各 50 mg 静脉滴注。积极治疗各种并发症。

危象控制后,应根据具体病情,选择适当的甲亢治疗方案,并防止危象再次发生。

(七)妊娠期甲亢的治疗

1.治疗目的

甲亢合并妊娠时的治疗目标:维持妊娠期妇女处轻微甲亢状态或甲状腺功能处于正常上限,并预防胎儿甲亢或甲减。

2.治疗措施

(1)抗甲状腺药物:剂量不宜过大,首选丙硫氧嘧啶 $50\sim100$ mg,每日 $1\sim2$ 次,每月监测甲状腺功能,依临床表现及检查结果调整剂量。一定要避免治疗过度引起母亲和胎儿甲状腺功能减退或胎儿甲状腺肿。由于丙硫氧嘧啶通过胎盘慢于和少于甲巯咪唑,故妊娠期甲亢优先选用丙硫氧嘧啶。

(2)由于抗甲状腺药物可从乳汁分泌,患者产后如需继续服药,一般不宜哺乳。如必须哺乳,应选用丙硫氧嘧啶,且用量不宜过大。

(3)普萘洛尔可使子宫持续收缩而引起胎儿发育不良、心动过缓、早产及新生儿呼吸抑制等,故应慎用或禁用。

(4)妊娠期患者一般不宜做甲状腺次全切除术,如择期手术治疗,宜于妊娠中期(即妊娠第 $4\sim6$ 个月)施行。

(5)[131]I禁用于治疗妊娠期甲亢。

第二节 甲状腺功能减退症

甲状腺功能减退症(以下简称甲减)是指多种原因引起的甲状腺激素合成、分泌或生物效应不足,导致以全身新陈代谢率降低为特征的内分泌疾病。本病如始于胎儿期或婴儿期时称为克汀病或呆小病;始于性发育前儿童称为幼儿型甲减,严重者可出现幼年型黏液性水肿;成年发病则称为甲减,严重时可出现全身型黏液性水肿。按病变部位可分为甲状腺性、垂体性、下丘脑性和受体性甲减。

一、病因

病因有多种,以甲状腺性最多见,其次为垂体性,下丘脑性及甲状腺激素受体性少见。

(1)甲状腺性甲减:占90%以上,大多数因后天获得性甲状腺组织遭破坏,由遗传因素引起甲状腺激素酶系失常者少见。其病因可为:①炎症,如免疫反应或病毒感染等所致,桥本甲状腺炎是自发性甲减中最常见的病因。②放疗,常见于[131]I放疗后。③甲状腺大部或全部手术切除后。④严重缺碘或长期过度摄碘。⑤某些单价阴离子,如含 SCN^-、ClO_4^-、NO_3^- 的盐类以及含硫氢基前体的食物均可抑制甲状腺摄碘,引起甲状腺肿或甲减。⑥某些遗传因素引起的甲减。⑦其他原因等。

(2)垂体性甲减:垂体疾病引起促甲状腺激素不足而发生继发性甲减,可为肿瘤、手术、放疗和产后垂体缺血坏死所致,后者腺垂体被广泛破坏。多表现为多种垂体促靶腺激素分泌减少。

(3)下丘脑性甲减:促甲状腺激素释放激素(TRH)分泌不足可致 TSH 及 T_3、T_4 分泌功能低下而引起三发性甲减。可为下丘脑肿瘤、炎症、肉芽肿和放疗等所致。

(4)受体性甲减(亦称甲状腺激素抵抗综合征):少见。特点是体内靶组织器官对甲状腺激素的反应降低或丧失,分为全身型、周围型和中枢型。除中枢型外,血中 FT_3、FT_4 多正常或增高,临床表现为明显的甲减综合征。

(5)消耗性甲减:可发生于患血管瘤或其他肿瘤的儿童和体外循环心脏手术患者。

(6)医源性甲减。

二、病理

(一)甲状腺

因病因不同而表现不同:①萎缩性病变,多见于慢性淋巴细胞性(桥本)甲状腺炎,早期腺体内有大量淋巴细胞、浆细胞等炎性浸润,然后腺泡受毁代以纤维组织,残余腺泡细胞变小,腺泡内胶质显著减少。放疗和术后的甲减患者甲状腺亦明显萎缩。继发性甲减患者也表现出上述程度较轻的变化。先天性甲状腺激素合成障碍甲减者,则甲状腺增生肥大。②甲状腺肿大伴多发性结节者多见于地方性甲状腺肿,为缺碘所致;桥本甲状腺炎后期也可伴结节;药物所致者,腺体多呈代偿性弥散性肿大。

(二)垂体

甲状腺性甲减者因甲状腺激素减少使促甲状腺激素细胞增生肥大,嗜碱性粒细胞变性,久之腺垂体增大,甚或发生腺瘤,可同时伴有高催乳素血症。垂体性甲减者,其垂体萎缩,有肿瘤或肉芽等病变。

(三)其他

1.皮肤

角化,真皮层有糖胺聚糖沉积,有黏液性水肿形成。

2.肌肉

骨骼肌、平滑肌、心肌均有间质水肿,肌纹理消失,肌纤维肿胀断裂等。

3.心脏

常扩大、间质水肿,可有心包积液。另外值得关注的是甲减的患者可出现血清总胆固醇和低密度脂蛋白胆固醇(LDL-C)水平的升高,导致动脉粥样硬化和冠心病的发生。

4.肾脏

可有肾小球、肾小管基膜增厚而出现蛋白尿。

5.脑

脑细胞萎缩、胶质化和灶性衰变。

6.其他脏器

①肝有水肿,肝小叶中央性纤维化。②肾脏细胞间有糖胺聚糖沉积,浆膜腔内有黏液性积液。③胃肠黏膜、肾上腺皮质萎缩,睾丸衰变和大血管有动脉硬化。

三、诊断

(一)成年型甲减

成年人甲状腺激素缺乏主要影响代谢和脏器功能,及时诊治多属可逆性,多见于中年女性。

1.起病缓慢

除手术切除或^{131}I放疗引起的甲减外,多起病缓慢,早期缺乏特征,有的在10年以后方有典型特征。

2.一般表现

畏寒、少汗、乏力、懒言少动。典型黏液性水肿者呈表情淡漠,面色苍白、浮肿,皮肤干燥、增厚、粗糙、脱屑,踝部呈非凹陷性水肿,毛发干燥稀疏,体重增加。因贫血或胡萝卜素血症,手足掌呈姜黄色。

3.神经、精神系统

嗜睡、记忆力及智力低下、反应迟钝、精神抑郁,有些呈神经质表现,严重者发展为猜疑性精神分裂症。后期多痴呆、幻觉、木僵或昏迷,20%~25%的重症患者可发生惊厥。黏液蛋白沉积可致小脑功能障碍,表现为共济失调、眼球震颤等,跟腱反射减退。

4.心血管系统

心动过缓(<60次/min)、心音低弱、心界扩大,超声心动图常提示心包积液,一般为高蛋白浆液性渗出物,很少发生心脏压迫症状。也可发生心肌病变,心排血量减少;但心脏耗氧量亦相应减少,故发生心绞痛与心力衰竭者罕见。

5.消化系统

食欲减退、腹胀、便秘,严重者可出现麻痹性肠梗阻。可有肝功能异常,表现为天冬氨酸氨基转移酶(AST)、乳酸脱氢酶(LDH)、肌酸磷酸激酶(CPK)增高,易误诊为心肌梗死。

6.其他系统

性欲减退,男性性功能障碍,女性不育。女性可有月经紊乱,约1/3的患者可有溢乳、呼吸困难、嗓音嘶哑、听力损伤。如原发性甲减伴自身免疫性疾病所致的肾上腺皮质功能减退和1型糖尿病,称为Schmidt综合征。由于肌无力,可出现肌肉阵发性短暂性疼痛、痉挛或强直,黏液性水肿患者可伴关节病变。因代谢低下,胃酸缺乏或维生素B$_{12}$吸收障碍,2/3的甲减患者可有轻、中度正色素性或低色素性小红细胞性贫血,少数患者有恶性贫血。

(二)呆小病

1.新生儿

有下列表现时应注意甲减可能:少哭笑,反应迟钝,活动少,体温低,厌食,便秘,黄疸时间延长,体格智力发育差。

2.典型的呆小病

外貌丑陋,表现呆滞,面色苍黄,皮肤粗厚多皱褶,前额多皱纹,唇厚,流涎,舌大常外伸,两眼距宽,四肢粗短,身材矮小,腹饱满膨大伴脐疝,骨骼(牙)发育差,性器官发育延迟。

地方性呆小病典型呈三组综合征。

(1)神经型:脑发育障碍,智力低下,聋哑,生活不能自理。

(2)黏液性水肿型:以代谢障碍为主。

(3)混合型:兼有两型表现。

(三)幼年型甲减

介于成人型和呆小病之间。幼儿多表现为呆小症,较大儿童则与成年型相似。

（四）甲减的实验室检查

（1）血清 TSH 升高。

1）是甲状腺性甲减最早、最敏感的改变，多＞10 U/L。

2）在怀疑原发性甲减的患者中，若 TSH 正常则可以排除原发性甲减；若 THS 明显升高（＞20 U/L）则可确诊为甲减。

3）若血清 TSH 轻度升高（＜20 U/L），既可能是非甲状腺疾病所致，也可能是亚临床甲减（指的是甲状腺功能受损但 TSH 的分泌增加，从而能维持 T_4 在正常的范围内）。这些患者可能仅有非特异性的甲减症状，血总胆固醇和低密度脂蛋白胆固醇（LDL）的水平轻度升高，要测定 T_4 以明确诊断。

（2）TT_3 或 FT_3 降低：仅见于甲减后期或重症者。

（3）TT_4 或 FT_4 降低：早于 TT_3 或 FT_3 的下降。

（4）血清 rT_3 明显降低：有助于对低三碘甲状腺原氨酸综合征的鉴别。

（5）甲状腺摄^{131}I 率低下。

（6）TRH 兴奋试验可判定垂体性或下丘脑性甲减，垂体性甲减 TSH 无反应；下丘脑性甲减的患者 TSH 呈延迟升高。

（7）过氯酸钾排泌碘试验：阳性见于 TPO 缺陷所致的甲减和 Pendred 综合征（以甲状腺肿大、先天性感觉神经性耳聋和碘的有机化障碍为主要特征的常染色体隐性遗传病），现多用候选基因突变分析代替过氯酸钾排泌碘试验。

（8）抗体测定：抗甲状腺球蛋白抗体和抗甲状腺微粒体抗体阳性、效价增高者，考虑病因与自身免疫有关。

（9）一般检查：甲减患者常呈轻、中度贫血，多数呈正细胞正色素性，部分呈小细胞低色素性，少数呈大细胞高色素性贫血。甲状腺性甲减者常伴有高脂血症，表现为血清总胆固醇和甘油三酯水平的升高。也有的患者会出现肌酸激酶的升高。

四、鉴别诊断

（1）确诊甲减者，进一步按上述检查鉴定病变部位，并尽可能作出病因诊断。

（2）伴垂体增大、高泌乳素血症者，应排除泌乳素瘤。甲状腺性甲减伴溢乳甚至垂体增大者，补充甲状腺激素治疗后可恢复正常。

（3）早期轻型甲减多不典型，易被漏诊或误诊为贫血、肾炎、特发性水肿、冠心病等。还应排除某些慢性疾病，如肝硬化、肾炎等低血浆蛋白所致的低三碘甲状腺原氨酸综合征。后者低 T_3、高 rT_3、TSH 正常是其特点。

五、治疗

（一）原发性甲减和中枢性甲减

需要替代治疗，一般需要终身服药。左甲状腺素（L-T_4）是最常用的替代药物。甲状腺片是动物甲状腺的干制剂，因其甲状腺激素含量不稳定和 T_3 含量过高已很少使用。

（1）治疗目标：临床甲减症状和体征消失，TSH、TT_4、FT_4 在正常范围。近年来有学者提出应当将 TSH 上限控制在 <2.5 mIU/L。中枢性甲减不能将 TSH 作为治疗目标，而应当把 TT_4、FT_4 达到正常范围中线以上水平作为治疗目标。

（2）治疗剂量：治疗剂量取决于患者的病情、年龄、体重和个体差异。按照理想体重计算的剂量是 $1.6\sim1.8$ μg/（kg·d），一般成年女性患者 L-T_4 替代剂量为 $75\sim112$ μg/d，成年男性患者为 $125\sim200$ μg/d。儿童需要较高的剂量，大约为 2.0 μg/（kg·d）；老年患者需要较低的剂量，大约为 1.0 μg/（kg·d）；妊娠时的替代剂量需要增加 30%～50%；甲状腺癌术后的患者需要剂量大约为 2.2 μg/（kg·d）。

（3）服药方法：起始的剂量和达到完全替代剂量需要的时间要根据患者年龄、体重和心脏状态确定。年龄小于 50 岁且既往无心脏病史患者可尽快达到完全替代剂量，50 岁以上患者服用 L-T_4 前要常规检查心脏状态。一般从 $25\sim50$ μg/d 开始，每 $1\sim2$ 周增加 $12.5\sim25$ μg，直到达到治疗目标。患缺血性心脏病者起始剂量宜小，调整剂量宜慢，防止诱发和加重心脏病。L-T_4 的半衰期是 7 天，可以每天早晨服药 1 次。

（4）监测：治疗初期，每 6 周测定激素指标，然后根据检查结果调整 L-T_4 剂量，直到达到治疗目标。在初始治疗 6 个月后，由于体内甲状腺激素水平的恢复增加了 T_4 的代谢清除，需要重新评估 L-T_4 的剂量。治疗达标后，每 $6\sim12$ 个月复查 1 次激素指标。

（二）亚临床甲减

亚临床甲减引起的血脂异常可促进动脉粥样硬化的发生、发展，部分亚临床甲减发展为临床甲减。对于 TSH 处于 $4\sim10$ mU/L，TPO-Ab 阳性的患者，密切观察 TSH 的变化。下述情况给予治疗：①高胆固醇血症。②血清 TSH>10 mU/L。

（三）妊娠与甲减

妊娠前已经诊断的甲减，调整 L-T_4 剂量，使 TSH 达妊娠早期正常值范围再考虑受孕。妊娠期间诊断的甲减，立即 L-T_4 治疗，每 $2\sim4$ 周测定 TSH、FT_3、TT_4，根据结果调整 L-T_4 剂量，使血清 TSH 尽快达到妊娠期正常值范围，达标的时间越早越好。

（四）筛查

妊娠期甲减的患病率为 2% 左右，有甲状腺疾病个人史和家族史、甲状腺肿、甲状腺手术切除和甲亢放射性碘治疗史者，自身免疫性疾病个人史和家族史或有甲减症状的育龄妇女，建议孕前或受孕后即刻化验甲状腺功能。甲减的妇女孕前行 L-T_4 治疗，也许是避免孕期出现甲减相关并发症最有效的干预措施。

甲减在老年女性中发病率高，且大多缺乏典型甲减临床表现，有学者建议 50 岁以上女性每 5 年化验血 TSH 水平，合并下列情况之一的 60 岁以上人群须筛查本病。

（1）甲状腺手术史。

（2）甲亢放射性碘治疗史。

（3）甲状腺疾病既往史。

（4）自身免疫性疾病个人史和家族史。

新生儿甲减的发生率是 1/4000，产后 $3\sim5$ 天测定新生儿足跟血是可靠的筛查方法，筛查过早会出现假阳性，过晚则会延误启动治疗的时机。

第三节　皮质醇增多症

皮质醇增多症即库欣综合征,是多种病因引起肾上腺皮质长期分泌过量皮质醇所产生的一组症候群,也称为内源性库欣综合征。而长期应用外源性肾上腺糖皮质激素或饮用大量乙醇饮料、抑郁症、肥胖症引起的类似库欣综合征的临床表现,称为外源性、药源性或类库欣综合征。库欣综合征按病因可分为促肾上腺皮质激素依赖性和促肾上腺皮质激素非依赖性。促肾上腺皮质激素依赖性病因包括垂体促肾上腺皮质激素瘤或促肾上腺皮质激素细胞增生(库欣病)、分泌促肾上腺皮质激素的垂体外肿瘤(异位促肾上腺皮质激素综合征)、异位促肾上腺皮质激素释放激素(CRH)综合征。促肾上腺皮质激素非依赖性病因包括肾上腺皮质醇分泌腺瘤(腺瘤或腺癌)和自分泌皮质醇的肾上腺结节,后者包括原发性色素结节性肾上腺皮质增生和促肾上腺皮质激素非依赖性肾上腺大结节性增生。

一、诊断标准

(一)典型临床表现是本病诊断的重要依据

新发皮肤紫纹、多血质、近端肌无力、非创伤性皮肤瘀斑和与年龄不相称的骨质疏松等症状或体征是库欣综合征较特征性的表现,具有鉴别诊断意义。其他临床表现:向心性肥胖;高血压;低血钾、碱中毒、水肿;糖耐量受损或糖尿病;易患各种感染;精神失常;男性性功能障碍,女性多毛、月经紊乱、不育;儿童生长发育迟缓等。库欣综合征患者可有部分或全部上述表现。

(二)实验室检查是确诊本病的关键

库欣综合征诊断的主要指标:

(1) 24 小时尿游离皮质醇高于正常。但可能因为饮水量过多(>5 L/d)及任何增加皮质醇分泌的生理或病理状态而出现假阳性结果;在中、重度肾功能不全患者,可出现假阴性结果。

(2) 1 mg 地塞米松过夜抑制试验(DST)血清皮质醇不被抑制。过夜 DST 可以在门诊进行,目前推荐采用的切点值 1.8 μg/dL(50 nmol/L),则其敏感性>95%、特异性约 80%。

(3)经典小剂量地塞米松抑制试验(LDDST)血清皮质醇不被抑制。因该试验较 1 mg DST 的特异性高,在对患者进行充分指导后,可在门诊进行,故也可将 LDDST 作为筛选检查。正常人口服地塞米松第 2 天,尿游离皮质醇<27 mnol/24 h(10 μg/24h)或尿 17-羟皮质类固醇(尿 17-OHCS)<6.9 μmol/24h(2.5 mg/24 h);血清皮质醇<1.8 μg/dL(50 nmoI/L)。应用血清皮质醇作测定指标时,成人患者敏感性>95%、儿童患者敏感性为 94%。

(4)血清皮质醇昼夜节律消失,午夜血浆皮质醇高于正常。行午夜静脉抽血时必须避免刺激,并保持患者安静入睡。如睡眠状态下 OAM 血清皮质醇>1.8 μg/dL(50 nmoI/L;敏感性100%,特异性 20%)或清醒状态下 OAM 血清皮质醇>7.5 μg/dL(207 nmol/L;敏感性>96%,特异性 87%)则提示库欣综合征的可能性较大。

(三)库欣综合征病因诊断的有关指标

(1)血浆促肾上腺皮质激素测定:可鉴别促肾上腺皮质激素依赖性和促肾上腺皮质激素非

依赖性。

（2）大剂量地塞米松抑制试验：该检查主要用于鉴别库欣病和异位促肾上腺皮质激素综合征，如用药后 24 小时尿游离皮质醇、24 小时尿 17-OHCS 或血皮质醇水平被抑制超过对照值的 50%则提示为库欣病，反之提示为异位促肾上腺皮质激素综合征。大剂量 DST 诊断库欣病的敏感性为60%～80%。

（3）CRH 兴奋试验：CRH 兴奋试验主要用于库欣病与异位促肾上腺皮质激素综合征的鉴别，但结果有重叠。

（4）双侧岩下窦静脉或海绵窦静脉插管取血测促肾上腺皮质激素：建议只在经验丰富的医疗中心由有经验的放射科医生进行，岩下窦（IPS）与外周（P）血浆促肾上腺皮质激素比值在基线状态＞2 和 CRH 刺激后＞3 则提示库欣病，反之则为异位促肾上腺皮质激素综合征。

（四）影像检查在病因鉴别和肿瘤方面有重要意义

（1）肾上腺：以 B 超和（或）CT 为首选，主要明确肾上腺是否有肿瘤或增生结节。MRI 及核素显像的意义与 CT 相似。

（2）垂体及其相邻结构：以 MRI 为首选，CT 有一定帮助。因 90%左右的垂体促肾上腺皮质激素瘤为微腺瘤，故 MRI 阴性结果并不能排除垂体促肾上腺皮质激素瘤，须结合临床表现。垂体促肾上腺皮质激素瘤有向邻近结构浸润的倾向。

（3）胸部：X 线检查应列入常规检查项目，必要时做 CT 检查，以排除胸部占位病变。

（4）对高度怀疑为异位促肾上腺皮质激素综合征的患病，应做更广泛的影像学检查。

（5）骨骼系统检查：了解骨质疏松和病理性骨折情况。

二、治疗

应根据不同的病因予以相应治疗。

（一）垂体性库欣病

（1）经蝶窦切除垂体微腺瘤：该手术方法为近年来治疗本病的首选方法，手术创伤小，并发症少，术后可发生暂时性垂体-肾上腺皮质功能不足，需要补充糖皮质激素，直至垂体-肾上腺皮质功能恢复正常。

（2）一侧肾上腺全切，另一侧大部分切除或全切：适用于经蝶手术未能发现并摘除微腺瘤者，术后行垂体放疗及皮质激素替代治疗。

（3）对于垂体大腺瘤者，宜做开颅手术尽可能切除肿瘤，术后辅以放疗。

（4）药物治疗：可作为辅助治疗，如使用①赛庚啶，每日 24 mg，分 3～4 次口服，疗程 6 个月以上，其作用是抑制 CRH 释放，使血浆促肾上腺皮质激素降低而达到治疗目的。②氨鲁米特，每日 1.0～1.2 g，分 3～4 次口服，其作用是抑制胆固醇转变为孕烯醇酮，以减少皮质激素的合成。③米托坦，每日 2～6 g 递增至 8～10 g，分 3～4 次口服，有破坏肾上腺的作用，主要用于肾上腺癌，疗程不超过 6 个月，用药期间应注意发生肾上腺危象的危险，适时加用皮质醇。④酮康唑，开始剂量每日 1.0～1.2 g，维持量0.6～0.8 g，此药系治疗真菌感染的药物，其作用为阻滞类固醇的合成。⑤对于有高催乳素血症者可用溴隐亭，从小剂量开始。

（二）肾上腺腺瘤

经检查明确肿瘤的部位后,手术切除可获根治,术后应使用适量的激素替代,如氢化可的松,每日 15～30 mg,分 2～3 次口服。注意对激素量的调整依赖于临床症状和生化指标的恢复,当血清皮质醇浓度＞10 μg/dL,即可停药。

（三）肾上腺癌

早期应尽可能手术治疗,如未能根治或已转移者用药物治疗。

（四）异位促肾上腺皮质激素综合征

主要是治疗原发肿瘤,可根据肿瘤的性质、部位、分期等情况选择手术、化疗或放疗。

第七章　泌尿系统疾病

第一节　急性肾小球肾炎

急性肾小球肾炎(AGN),是以急性肾炎综合征为主要临床表现的一组疾病。其特点为急性起病,患者出现血尿、蛋白尿、水肿、高血压和短暂肾功能损害等。多见于链球菌感染(称为链球菌感染后肾小球肾炎),及其他细菌、病毒、原虫等感染后,故本病又称急性感染后肾小球肾炎。任何年龄均可发病,但以学龄儿童多见,约占90%。成人及老年人较少见。

一、病因及发病机制

(一)病因

链球菌感染是最常见的病因,但并非所有链球菌感染都能引起肾炎,只有甲族乙型溶血性链球菌致肾炎菌株(β-溶血性链球菌)(常见为 A 组 12 型和 49 型等)才能引起本病。常见于上呼吸道感染(多为扁桃体炎)、猩红热、皮肤感染(多为脓疱疮)等链球菌感染后。非链球菌的其他细菌(如葡萄球菌、肺炎双球菌、伤寒杆菌等)、病毒(各型肝炎病毒、麻疹等)、寄生虫(如疟原虫、血吸虫等)和梅毒螺旋体等也可患本病。

(二)发病机制

本病主要是由感染所诱发的免疫反应引起,链球菌的致病抗原以前认为是胞壁上的 M 蛋白,而目前认为胞质成分(内链素)或分泌蛋白(外毒素 B 及其酶原前体)可能是主要致病抗原。致病抗原导致免疫反应后可通过循环免疫复合物沉积于肾小球致病或种植于肾小球的抗原与循环中的特异性抗体相结合形成原位免疫复合物而致病。自身免疫反应也可能参与了发病机制。肾小球内的免疫复合物激活补体,导致肾小球内皮及系膜细胞增生,并可吸引中性粒细胞及单核细胞浸润,导致肾脏病变。

二、临床表现和实验室检查

(一)临床表现

AGN 起病较急,通常于前驱感染(如上呼吸道感染、猩红热、皮肤感染等)后 1～3 周发病。病情轻重不一,轻者呈亚临床型(仅有尿常规及血清 C3 异常);典型者呈急性肾炎综合征表现;重症者可发生急性肾衰竭(ARF)。患者大多预后良好,常可在数月内临床自愈,但部分患者也可遗留慢性肾脏病。典型表现:①尿异常。几乎均有肾小球源性血尿,约 30% 患者可有肉眼血尿,常为首发症状和就诊原因。可伴有轻、中度蛋白尿,少数患者(<20%)可呈肾病综合征范围的大量蛋白尿。尿沉渣除红细胞外,早期尚可见白细胞和上皮细胞稍增多,可有红细胞管型等。②水肿。80%以上患者出现水肿,轻者为晨起眼睑水肿,严重时波及全身,多为不可凹性水肿,指压无凹痕;但若患者蛋白尿严重,也可出现低蛋白水肿,即为可凹性水肿。③高血压。约80%患者出现一过性轻、中度高血压,利尿后血压可逐渐恢复正常。少数患者可出现严重高血压,甚至高血压脑病。④肾功能异常。大部分患者起病时尿量减少(常在400~700 mL/d),少数甚至少尿(<400 mL/d)。肾功能可一过性受损,表现为血肌酐(Scr)轻度升高。多于1~2周后尿量渐增,肾功能于利尿后数日可逐渐恢复正常。仅少数患者可表现为ARF,易与急进性肾炎混淆。⑤急性心力衰竭。老年患者发生率较高(可至40%),儿童患者少见(<5%),但在儿童急性左心衰竭可成为AGN的首发症状,如不及时识别,可迅速致死。⑥其他表现。如儿童患者常有疲乏、厌食、恶心、呕吐、头痛、腰部钝痛等全身非特异性症状,若感染未控制,患者叮表现发热。成人全身症状相对较少。

(二)实验室检查

1.免疫学检查

绝大多数患者起病初期血中总补体及C3都明显降低,8周内渐恢复正常,对诊断本病意义很大。如血清补体持续降低,可作为病情仍在进展的指标。50%~80%患者抗"O"增高,表明近期内曾有链球菌感染,但滴度高低与肾炎的严重程度及预后无关。部分患者起病早期循环免疫复合物(CIC)及血清冷球蛋白可呈阳性。

2.肾活检

肾活检的指征为:①少尿1周以上或进行性尿量减少伴肾功能恶化者。②病程超过2个月而无好转趋势者。③急性肾炎综合征伴肾病综合征者。

三、诊断和鉴别诊断

于链球菌感染后1~3周发生血尿、蛋白尿、水肿和高血压,甚至少尿及氮质血症等急性肾炎综合征表现,伴血清C3下降,病情于8周内逐渐减轻到完全恢复正常者,即可临床诊断为急性肾炎。如血清抗"O"滴度在1:400以上,咽拭子培养或皮肤脓液培养找到β溶血性链球菌,有助于判断链球菌感染后肾炎。症状不典型时需多次查尿常规,根据尿的典型改变及补体下降也可作出诊断,但如果病情的发展不像急性肾炎那样经过休息治疗逐渐好转,血清补体C3持续下降超过8周,则应考虑有其他类型肾小球肾炎的可能性,必须做肾穿刺以明确诊断。

本病尚应与下列疾病鉴别。

1.发热性蛋白尿

在某些急性感染发热期间(如扁桃体炎、丹毒、肺炎、骨髓炎等),部分患者往往出现蛋白尿及管型尿,有时镜下血尿,易与不典型急性肾炎相混淆,此可能与肾血流量增加、肾小球通透性增加及肾小管上皮细胞肿胀有关。急性感染期蛋白尿时出现尿的改变发生于感染、高热的极期,不伴高血压及水肿等肾脏疾病的临床表现,热退后尿异常迅速消失。

2.全身系统性疾病引起急性肾炎综合征

见于系统性红斑狼疮、过敏性紫癜、结节性多动脉炎或其他弥漫性血管炎等。其中部分患者肾脏受损方面的临床表现与急性肾炎相似,但具有其他系统病变的临床表现及特殊检查所见。

3.急进性肾炎

少数病例临床起病和典型急性肾炎相似,但病情急剧恶化,出现进行性肾衰竭。凡病程1个月以上,肾功能不好转反而恶化者,应考虑本病,须及时行肾穿刺活检以利早期诊断和治疗。

4.慢性肾炎急性发作

既往病史不明确的慢性肾炎患者,若有急性发作时,易与急性肾炎相混淆。除认真询问既往史外,潜伏期短于3~5d,中重度贫血,血浆蛋白浓度降低,肾功能持续性减退,长期高血压引起心脏和眼底改变,肾脏影像学检查(超声、CT 等)发现双肾已缩小,均有利于慢性肾炎的诊断。

四、治疗

本病治疗以休息和对症治疗为主。ARF 患者应予血液透析,待其自然恢复。AGN 为自限性疾病,不宜用糖皮质激素和细胞毒药物。

1.一般治疗

急性期应卧床休息,直至肉眼血尿消失、水肿消退及血压恢复正常后逐步增加活动量。一般需要卧床休息2周;其后继续限制活动1~2个月,3个月内避免体力劳动,学生则需要休学。急性期应予低盐(<3 g/d)饮食。肾功能正常者不需限制蛋白质入量,但肾功能不全时可考虑限制蛋白质摄入,并以优质动物蛋白(牛奶、鸡蛋、瘦肉等)为主。明显少尿者应控制液体入量。

2.治疗感染灶

病初常规注射青霉素10~14 d(过敏者可用大环内酯类抗菌药物)的必要性现有争议。反复发作的慢性扁桃体炎,待病情稳定后(尿蛋白少于＋,尿沉渣红细胞少于10 个/HP)可考虑行扁桃体摘除术,术前、术后2周需注射青霉素以防止细菌活跃而导致肾炎复发。

3.对症治疗

包括利尿消肿、降血压,预防心脑并发症的发生。①利尿消肿是对症治疗的重点措施。轻中度水肿者,卧床休息、限制钠盐及水的摄入即可。高度水肿应使用利尿药。常用噻嗪类利尿药如氢氯噻嗪,剂量1~2 mg/kg 每次,1~2 次/d,口服;无效时用襻利尿药如呋塞米(速尿),40~200 mg 静脉注射,最大可为 400~1000 mg/d。应注意如无效,则不应反复使用,因在无尿的情况下,大剂量呋塞米可能引起听力及肾功能的严重损害。②降压:经休息、控制水盐、利尿等措施而血压仍高者,应给予降压药。首选 ACEI 或 ARB 类降压药,如卡托普利12.5~25 mg/次,口服,3 次/d;氯沙坦25~50 mg/d 口服。③防治心力衰竭:急性肾炎导致的心力衰竭实质上是继发于水、钠潴留高血容量所致的循环充血,与因心肌衰竭的充血性心力衰竭虽症状相似,但病理生理基础不同,故治疗重点应放在限制水、钠摄入,利尿,降压,以矫正水、钠潴留。洋地黄类药物对于急性肾炎合并心力衰竭效果不肯定,不作常规应用,仅于必要时试用。经保守治疗仍难控制的循环充血状态,可用腹膜透析或血液滤过治疗。

4.透析治疗

少数发生 ARF 者有透析指征时应及时予以透析治疗以帮助患者度过急性期。

五、预后

急性肾炎是一个自限性疾病,一般预后良好,只要及时去除病因,辅以适当的治疗,在儿童有 85%~90%,在成人有 60%~75%可完全恢复。老年人患急性肾炎的机会不多,但其预后在急性肾炎患者中最差。多数病例尿常规改变在 3~6 个月内恢复,少数患者急性期后临床表现消失,肾功能良好,但尿液中红细胞和少量蛋白可迁延 1~2 年才逐渐消失。少数病例病程迁延或转为慢性肾炎,个别病例急性期可发生严重并发症而死亡。近年来由于防治工作的改进,病死率已降为 1%~2%,甚或无死亡。

第二节 急进性肾小球肾炎

急进性肾小球肾炎(RPGN)是指一组肾功能急剧下降、常伴有少尿或无尿、血尿、蛋白尿为表现的临床综合征。本病(以下简称急进性肾炎)通常在病理上伴有广泛的新月体形成,所以临床上其病理学名词为"新月体肾炎"。急进性肾炎的发病率虽然较低,约为 7/100 万人口,但是若不及时正确诊断和治疗,肾脏存活及患者存活会受到严重影响。本病的诊断可以通过肾活检光镜检查,但精确的诊断需要根据临床表现、血清学检查、免疫病理和电镜检查综合判断。

一、病因及发病机制

本病根据免疫病理学检查可分为 3 型,其发病机制各异:①抗肾小球基底膜型(I 型)。本型发病率相对较低,常见于年轻男性或老年女性患者。由抗肾小球基底膜抗体与肾小球基底膜(GBM)相关抗原结合,激活补体而致病。②免疫复合物型(II 型):主要是定位在肾小球内的免疫复合物所致。③非免疫复合物型(III 型):为成人特别是老年患者 RPGN 的常见类型。肾小球内未见免疫复合物沉积,患者血清抗中性粒细胞胞质抗体(ANCA)常呈阳性。

1.抗肾小球基底膜型(I 型)

本型占 RPGN 10%~20%,其发病率为 0.5~1/100 万人口。其特征为血清中抗 GBM 抗体阳性,及肾脏免疫病理 IgG 沿 GBM 条带样沉积。主要的发病机制为患者产生 IV 型胶原 α_3 链非胶原区域的自身抗体。抗肾小球基底膜型分为两类:①单纯肾脏受累,称为抗肾小球基底膜型肾炎。②伴有肺损害,称为肺出血-肾炎综合征。本病发生有两个年龄高峰。第一个高峰为 20~30 岁,主要为男性,常表现为肺出血-肾炎综合征;第二个高峰为 60~70 岁,主要是女性患者。

本病的发生与免疫遗传易感性有关,大多数患者 HLA-DR2 抗原阳性,白种人较黄种人好发。

2.免疫复合物型(Ⅱ型)

在我国,本型发生率相对较高。临床和病理证实多为原发性肾小球肾炎,如 IgA 肾病、感染后肾小球肾炎、膜增生性肾小球肾炎;也可能是系统性疾病所致,如系统性红斑狼疮、冷球蛋白血症、过敏性紫癜等。与另外两型急进性肾炎相比,本型新月体形成的概率较小,即使有新月体形成,所累及的肾小球比例也相对较少。

3.非免疫复合物型(Ⅲ型)

本型 RPGN 肾小球损害特征为肾小球局灶性坏死和新月体形成,但免疫病理检查肾小球中没有或仅有少量的免疫复合物沉积。本型通常是系统性小血管炎的表现之一,如 Wegener 肉芽肿、显微镜下多血管炎等,但某些患者肾损害可为首发症状,甚至是唯一的受累器官。本型肾炎以及伴随的小血管炎是成人尤其是老年患者 RPGN 中最常见的类型。流行病学调查发现,与黑种人相比,该类型 RPGN 在白种人中的发病率较高,但与性别无关。

二、肾脏病理改变

1.抗肾小球基底膜型(Ⅰ型)

(1)光镜检查:大多数患者新月体所累及的肾小球数目为50%以上,平均77%的肾小球有新月体形成。邻近新月体的肾小球毛细血管襻因受挤压出现典型的节段性纤维素样坏死,非坏死节段光镜下可以完全正常或有轻度中性粒细胞和单核细胞渗透。经银染等特殊染色常发现坏死区基底膜断裂以及肾小囊局部出现破裂,但肾小球毛细血管内皮细胞增生轻微。该型进展较快,发病几周后肾脏活体组织检查即可见慢性硬化性病变,也可能急性病变和慢性病变并存,但相对其他类型少见。

肾小管间质病变与肾小球损害程度一致。破坏严重的肾小球和肾小囊周围出现剧烈的炎症反应,偶可见多核巨细胞;肾活检可见局灶性小管上皮萎缩、间质水肿和纤维化、单核细胞浸润;肾小血管一般无特殊改变,如果出现炎症性坏死性血管病变,常提示抗 GBM 肾炎可能合并 ANCA 阳性相关病变。

(2)免疫病理检查:免疫球蛋白沿肾小球基底膜呈条带状沉积,主要成分是 IgG,偶为 IgA。常伴有 C3 呈不连续线条状或颗粒状沿毛细血管壁沉积;肾小管基底膜也可见 IgG 线条状沉积;另外,基底膜 IgG 线条状沉积也可见于糖尿病肾病或老年高血压血管病患者,要注意鉴别,临床资料和光镜检查可以帮助鉴别,结合血清学检查可以明确诊断。血清学检查应包括 ANCA,因为 1/4～1/3 的患者合并有 ANCA 阳性,这有助于区分系统性小血管炎。

(3)电镜检查:该型重要特征为肾小球基底膜无电子致密物沉积。在急性期,可见局灶性肾小球坏死、毛细血管壁塌陷以及肾小囊断裂,在坏死区出现中性粒细胞和单核细胞浸润,一般不累及整个肾小球。未坏死节段可完全正常或仅发现脏层上皮细胞足突消失。在慢性期,不定型或条带状胶原沉积物扭曲或替代了肾小球正常结构。

2.免疫复合物型(Ⅱ型)

(1)光镜检查:显著特征为肾小囊内细胞增生形成较大的新月体,常累及整个肾小球。Ⅰ和Ⅲ型虽然常有严重的坏死性病变,但很少累及整个肾小球。因受新月体挤压,邻近新月体的肾小球节段常出现不同程度的核碎裂性坏死,但程度不及Ⅰ、Ⅲ型广泛。另外,本型患者肾小囊破坏程度及肾小管间质炎症浸润相对较轻且新月体内上皮细胞较多而巨噬细胞少见,可能与肾小囊壁破坏较轻,巨噬细胞难于侵入有关。

(2)免疫病理检查:根据免疫球蛋白和补体的成分和分布,可以为诊断提供参考。以IgA为主的沉积提示IgA肾病,C3呈边缘条带状沉积为主应考虑膜增生性肾炎,C3呈粗颗粒状沿毛细血管壁沉积应考虑感染后新月体肾炎,IgG呈细颗粒状沿毛细血管壁沉积常提示膜性肾病;当合并有抗GBM疾病时,表现为细颗粒染色下可见线形基底膜沉积。

(3)电镜检查:本型显著特征为免疫复合物型电子致密物沉积,可以分布在系膜区、内皮下或上皮下。与免疫荧光结果类似,电镜下沉积物的成分和分布有助于不同类型RPGN的鉴别。如上皮下呈驼峰样的沉积物应怀疑感染后RPGN,上皮下沉积合并基底膜"钉突样"改变应考虑膜性肾病的可能,基底膜电子致密物沉积为主提示膜增生性肾炎。

3.非免疫复合物型(Ⅲ型)

(1)光镜检查:ANCA相关新月体肾炎肾活检的重要特征是病理中同时出现新旧程度不一的各种新月体。肾组织常见局灶节段性至球性的纤维素样坏死。与抗GBM病一样,未受损的肾小球节段光镜下通常无异常表现。但严重受损的肾小球表现为广泛的肾小球血管襻坏死和肾小囊的溶解,以及伴随的球旁炎症。有多种细胞参与球旁炎症,偶见多核巨细胞。球旁炎症也可表现为肉芽肿,尤其是炎症聚集部位的肾小球已经被破坏时,但不是特异性表现。若坏死性肉芽肿不是表现在肾小球,而在肾间质或肾血管,则提示可能为Wegener肉芽肿病或Churg-Strauss综合征。如出现动脉炎表现则提示很可能是全身广泛血管炎的表现之一,如显微镜下多血管炎、Wegener肉芽肿病或Churg-Strauss综合征等。

ANCA相关性肾炎常常反复发作加重。因此,在同一个肾活检标本中常可见到肾小球急性坏死性病变和慢性硬化性病变并存。

(2)免疫病理检查:本型与其他两型新月体肾炎不同点在于免疫病理检查肾小球无或仅有少量免疫球蛋白沉积。本型新月体肾炎ANCA阳性检出率与免疫病理检查免疫球蛋白染色强度成反比。即如果免疫荧光完全阴性,则血清学检查ANCA为阳性概率约90%;若免疫荧光为+,则ANCA阳性概率为80%;若为2+,则ANCA阳性概率为50%;若为3+,ANCA阳性概率为30%左右;若为4+,ANCA阳性概率小于10%。因此,ANCA阳性易出现在那些无或仅有少量免疫复合物沉积的患者或抗GBM病的患者。

肾小球毛细血管壁或系膜区通常也有免疫球蛋白沉积。在肾小球纤维素样坏死区、毛细血管血栓形成部位以及新月体中,可见到不规则的纤维素沉积;在肾小球坏死和硬化灶内也可见到不规则的C3和IgM沉积。

(3)电镜检查:电镜检查不能区分本型和Ⅰ型早期病变。本型典型病例的肾组织标本中无免疫复合物型电子致密物沉积。在肾小球坏死灶可见白细胞浸润及肾小球基底膜破坏,在毛细血管血栓形成处和纤维素样坏死区,可见纤维素样类晶体团块。硬化区被无定形或条带状胶原替代。

三、临床表现

本病占肾活检患者的 2%～5%,男性居多,男女之比大致为 2:1。我国以Ⅱ型多见。

本病起病多较急,病情进展迅速,患者可有前驱上呼吸道感染症状,全身症状较重,如乏力、发热、腹痛等,常表现为急性肾炎综合征(起病急、血尿、蛋白尿、尿少、浮肿、高血压)。多在早期出现少尿或无尿,进行性肾功能下降,并迅速发展为尿毒症为其临床特征。低蛋白血症和贫血出现较早、进展快,贫血可为中度。Ⅰ型和Ⅱ型患者血压不一定升高或轻度升高,Ⅲ型患者常合并高血压。常见的胃肠道症状表现为恶心、呕吐,少数患者可发生上消化道出血。严重者可发生肺水肿、心包炎、酸中毒、高钾血症及其他电解质紊乱,甚至心律失常、脑水肿等并发症。感染也很常见。

患者腹部平片和肾脏 B 超检查示双肾增大或大小正常,皮髓质交界不清,随着病情进展,肾脏进行性缩小。

四、诊断和鉴别诊断

临床表现为急性肾炎综合征且伴有少尿和肾功能急剧下降,应疑及本病。建议早期进行肾活检。若病理证实 50% 肾小球有大新月体形成,排除系统性疾病等,原发性急进性肾炎诊断则可成立。另外,免疫血清学检查对诊断也很重要。免疫学异常主要有抗 GBM 抗体阳性(Ⅰ型)、ANCA 阳性(Ⅲ型),Ⅱ型患者的血循环免疫复合物及冷球蛋白可呈阳性,并可伴血清补体 C3 降低。

虽然临床表现和血清学检测对急进性肾炎的诊断和鉴别很重要,但有时仍不能作出明确判断且难于评估病变程度和阶段,这将直接影响治疗方案的制订和预后的估计。例如,对于 ANCA 相关性非免疫复合物型肾炎,研究发现,对 1000 例增生性和(或)坏死性肾小球肾炎进行 PR3-ANCA 或 MPO-ANCA 检测,ANCA 阳性对该型诊断的预测价值为 86%,假阳性率为 14%,假阴性率为 16%。因此,我们提倡积极肾活检(除非该患者不能耐受),以明确新月体肾炎的诊断、类型以及活动度和慢性度评分,这对指导治疗很有帮助。

本病主要应与下列疾病鉴别。

1.少尿或无尿性急性肾损伤

(1)急性肾小管坏死:①常有明确病因,如休克、脱水或使用肾毒性药物(如某些抗菌药物、少数中草药)等诱因。②以肾小管损害为主(尿钠增加、低比重尿及低渗透压尿),尿中可见大量肾小管上皮细胞。③一般不表现为急性肾炎综合征。

(2)急性间质性肾炎:常伴发热、皮疹、血和尿嗜酸性粒细胞增加,有明确的用药史,可予以鉴别。必要时肾活检以明确诊断。

（3）梗阻性肾病：有肾结石病史，患者常突然出现无尿，可伴肾绞痛或腰痛，但无急性肾炎综合征表现，B超检查、X线检查、膀胱镜检查或逆行尿路造影可确诊。

（4）肾乳头坏死：常见于有糖尿病史或长期服用镇痛药后发生尿路感染的患者，在急性肾损伤发生前常有高热、腰痛等菌血症表现。静脉肾盂造影可鉴别。

2.继发性急进性肾炎

系统性红斑狼疮肾炎、过敏性紫癜肾炎、肺出血-肾炎综合征（Goodpasture综合征）等均可引起新月体肾炎，依据临床表现和实验室检查，鉴别一般不难；此外，也要排除一些少见疾病引起的继发性急进性肾炎，如Alport综合征、膜性肾病等。

3.重症原发性肾小球病

极少数急性肾小球肾炎可以伴有新月体形成，临床上表现为肾功能进行性减退，早期鉴别诊断困难时应进行肾活检。另外，重症毛细血管内增生性肾小球肾炎或重症系膜毛细血管性肾小球肾炎等，在病理上并无新月体形成，但病情较重，可表现为急进性肾炎综合征，也常需要做肾活检以鉴别。

五、治疗

本病近年来治疗进展较大，效果提高明显。关键是能否对本病作出及时的诊断，并给予正确的治疗。包括针对急进性肾衰竭的并发症（如水钠潴留、酸中毒、高血压、尿毒症及感染等）的对症治疗以及针对急性免疫介导性炎症病变的特殊治疗两方面。以下主要介绍免疫病理分型基础的特殊强化治疗。

（一）一般对症治疗

患者应卧床休息，酌情限制水、钠、钾和蛋白质的摄入。高血压、水钠潴留、酸中毒、尿毒症、心功能不全、心包炎以及感染等并发症的治疗，具体措施与一般急性肾损伤类似。这些治疗对改善患者的一般状况和临床症状，保障其安全地接受强化治疗具有重要的意义。另外，当患者对利尿药、降压药不敏感时或急性肾损伤已达透析指征者，应及时进行透析治疗。对强化治疗无效的晚期病例或肾功能已无法逆转者，则有赖于长期维持透析治疗。肾移植一般在病情静止半年后进行（Ⅰ型患者抗GBM抗体转阴、Ⅲ型ANCA转阴）。

（二）针对急进性肾炎的特殊治疗

早期作出病因诊断和在免疫病理分型的基础上尽快进行强化治疗非常重要。

1.抗肾小球基底膜型（Ⅰ型）

（1）强化血浆置换疗法：于1975年首次应用于Goodpasture综合征的治疗。该疗法对Ⅰ型患者疗效较好，对伴有肺出血的患者作用较为肯定、迅速，应首选。具体方法为：应用血浆置换机分离患者的血浆和血细胞，一般每天取出2～4 L患者血浆，补充等量含4%人血白蛋白的平衡盐溶液或健康人的新鲜血浆，直到血中抗GBM抗体不能检出为止，一般需置换约10次。对于肺出血患者，每次治疗结束时，应强调给予新鲜冰冻血浆以补充凝血因子。

（2）糖皮质激素与细胞毒药物联合免疫抑制治疗：该疗法应与血浆置换疗法联合应用，以防止血浆置换导致机体大量丢失免疫球蛋白后大量合成而造成反跳。泼尼松按 1 mg/(kg·d) 口服,至少 1 个月,以后逐渐减药,第二、三个月可以隔天口服治疗。环磷酰胺按 2 mg/(kg·d) 口服,也可以静脉用药,开始剂量按 0.5 g/m² 计算,累积总量 6~8 g。应根据肾功能损害程度和白细胞数目来调整环磷酰胺的用量,当白细胞计数低于 $3.0×10^9$/L 时应减少剂量或停药。

关于环磷酰胺的最佳疗程目前尚无定论。环磷酰胺通常治疗 6~12 个月,病情缓解才考虑停用。如果 6~12 个月后仍未缓解,则需要延长疗程。有些患者,采用每月环磷酰胺静脉用药不能起到免疫抑制作用,可改为每天口服治疗。目前推荐的替代治疗方案为,前 3 个月给予环磷酰胺治疗,继之予以硫唑嘌呤 2 mg/(kg·d),疗程 6~12 个月。根据肾功能、血管炎活动度及损害评分来看,这种方案与口服环磷酰胺 12 个月疗效相同。

联合应用强化血浆置换、糖皮质激素和环磷酰胺治疗,可以使患者存活率近 85%,约 40% 进展至终末期肾衰竭。相反,未应用强化血浆置换治疗的患者存活率不到 50%,近 90% 的患者进展至终末期肾衰竭。最近英国一项研究表明,甚至对于严重肾功能障碍的患者,给予强化血浆置换治疗仍能改善病情,并有助于提高患者和肾脏长期存活率。

(3)甲泼尼龙冲击治疗:为强化治疗之一。对本型患者,大剂量静脉甲泼尼龙冲击治疗疗效未定。然而,因该型临床发展迅速,在无血浆置换的条件下,部分患者可应用甲泼尼龙进行诱导治疗。通常甲泼尼龙剂量为 7 mg/(kg·d),溶于 5% 葡萄糖注射液中静脉滴注,每天或隔天 1 次,3 次为一疗程。必要时间隔 3~5 d 可进行下一疗程,一般不超过 3 个疗程。甲泼尼龙冲击疗法也需辅以泼尼松及环磷酰胺常规口服治疗,方法同前。

(4)治疗方案的选择:开始治疗时的血肌酐水平是判断能否进展至终末期肾衰竭的重要指标。当患者血肌酐超过 7 mg/dL 时,肾功能很难恢复到脱离透析的水平。对依赖透析的患者,免疫抑制药治疗是否应该给予或维持多长时间,目前尚无定论。

1)对于有肺出血的患者,已有充分的证据支持给予强化免疫抑制和血浆置换治疗。而对于那些病理证实肾小管和间质有广泛瘢痕形成、血肌酐超过 618.8 μmol/L 的患者,不主张应用强化免疫抑制治疗。这部分患者治疗的弊大于利。对于血肌酐已升高而病理证实为急性新月体性肾炎的患者,强化治疗应该持续至少 4 周;如果治疗 4~8 周,肾功能并没恢复且未合并肺出血,应停止免疫抑制治疗。

2)血液循环中存在抗 GBM 抗体同时合并 ANCA 阳性的患者,其肾功能比单纯抗 GBM 抗体阳性患者易于恢复。对于这些合并 ANCA 阳性的患者,即使血肌酐超过 618.8 μmol/L,也主张给予免疫抑制治疗。

3)部分患者在病理检查中发现肾小球损伤区存在纤维蛋白,治疗上除了皮质激素和细胞毒药物之外,还要考虑加用抗凝药。但当前没有充分的数据证明加用抗凝药是有利的。因为肝素或华法林的应用可能会增加肺出血的危险,导致发病率和病死率上升。

2.免疫复合物型(Ⅱ型)

本型新月体肾炎的治疗要根据免疫复合物的种类来定。例如,急性感染后肾炎与 IgA 肾病都伴有 50% 新月体形成时,两者的治疗方法可能并不相同。然而,目前没有充分的循证医学证据来明确该型新月体肾炎的治疗问题。

(1)甲泼尼龙冲击治疗:本型一般首选该疗法。即甲泼尼龙剂量按 7 mg/(kg·d)计算,通常剂量为0.5~1.0 g溶于5%葡萄糖注射液中静脉滴注,并辅以泼尼松及环磷酰胺治疗,具体方法同前。近年来,有人应用环磷酰胺冲击疗法替代常规口服,即 1 g 溶于 5%葡萄糖注射液静脉滴注,每月 1 次,其确切疗效有待进一步总结。有证据表明,该型 RPGN 对免疫抑制药治疗的反应较 ANCA 相关性 RPGN 为差。

(2)强化血浆置换疗法:对常规治疗无效的患者应考虑进行血浆置换治疗。临床可以用此疗法来治疗肾小球损伤较重的该型急进性肾炎,如严重的新月体型 IgA 肾病。外国学者 Cole 等在对 32 例特发性 RPGN 的患者随机采用血浆置换和免疫抑制药治疗 1、3、6 和 12 个月后,发现血浆置换并不比免疫抑制药优越,但 Pusey 等在进行大样本分析表明,对于严重的病例(依赖透析的患者),血浆置换仍然有效。

3.非免疫复合物型(Ⅲ型)

本型新月体肾炎的治疗主要是应用皮质激素和环磷酰胺,具体治疗方案多样。由于本病具有潜在的突然加重等特性,因此应及时给予甲泼尼龙诱导治疗。

(1)激素及环磷酰胺联合治疗:甲泼尼龙冲击治疗 3 d 后,口服足量激素 1 mg/kg,联合环磷酰胺治疗,具体方法同前。

(2)强化血浆置换疗法:适用于此型伴有血肌酐快速进展的患者及伴有肺出血的患者。关于血浆置换在 ANCA 相关性小血管炎和肾炎治疗中的作用,有 3 个随机对照研究发现,对于仅肾脏受累的患者或已有轻中度肾衰竭的患者,血浆置换并不优于单独的免疫抑制治疗。欧洲血管炎研究小组在一项研究中发现,对于重度肾衰竭患者,血浆置换优于甲泼尼龙冲击治疗。

(3)维持期治疗:KDIGO 指南推荐对于获得缓解的患者建议继续至少 18 个月的维持期治疗。推荐的方案为,硫唑嘌呤 1~2 mg/(kg·d);不能耐受者可服用吗替麦考酚酯(MMF)1 g 每天 2 次;前两种药物都不能耐受者可选用氨甲蝶呤[起始剂量 0.3 mg/(kg·d),最大剂量为 25 mg/w]。但当肾小球滤过率(GFR)小于 60 mL/min 时,氨甲蝶呤为禁忌。

(4)伴有呼吸道感染的维持期患者推荐联合使用复方新诺明。

需要肾脏替代治疗的患者肾功能恢复的概率较小(需要肾脏替代治疗的为 50%,而不需要替代治疗的为 70%),此时血浆置换联合免疫抑制药治疗能够改善这些患者的病情。对于治疗 12 周内可以脱离透析的患者尤其适用。而对于持续免疫抑制治疗超过 12 周仍不能脱离透析者,继续应用免疫抑制药对患者并无益处。KDIGO 指南推荐,患者若已经处于维持性透析治疗状态而且并无肾外系统疾病活动表现,在使用环磷酰胺 3 个月后停用。

(三)其他治疗

(1)对于难治性 ANCA 相关性血管炎患者,利妥昔单抗和激素的联合治疗被 KDIGO 指南推荐为环磷酰胺治疗无法耐受时的替代治疗方案,具体方案为 375 mg/(m²·w),共 4 次。

(2)对于免疫抑制药治疗无效的系统性血管炎,可以应用大剂量丙种球蛋白静脉用药。但在无系统性症状和体征的非免疫复合物型新月体肾炎中的疗效,目前尚无文献报道。

六、预后

患者若能得到及时明确诊断和早期强化治疗,预后可得到显著改善。早期强化治疗可使部分患者得到缓解,避免或脱离透析,甚至少数患者肾功能得到完全恢复。若诊断不及时,早期未接受强化治疗,患者多于数周至半年内进展至不可逆肾衰竭。影响预后的主要因素有①疾病的类型:Ⅰ型最差,Ⅱ型次之,Ⅲ型预后较Ⅰ、Ⅱ型好。②临床表现与强化治疗是否及时:有前驱感染者疗效较好。病程短,在出现少尿、无尿以前或在肌酐清除率降至 10 mL/min 以前开始强化治疗疗效较好。③病理指征:组织学已显示出慢性病者(如纤维性新月体、肾小球硬化、间质纤维化及肾小球萎缩)疗效差,但疗效与新月体多少及新月体大小无肯定关系。

第三节　老年肾病综合征

肾病综合征(NS),是多种原因引起肾小球基膜的损伤、肾小球滤过屏障破坏而出现的临床症候群。临床上以大量蛋白尿(尿蛋白 3.5 g/d 以上)、低蛋白血症(血浆总蛋白 60 g/L 以下、白蛋白 30 g/L 以下)、明显水肿和高脂血症(血清胆固醇 250 mg/dL 以上)为特征。其中大量蛋白尿和低蛋白血症为诊断必备的条件。

NS 根据病因分为原发性和继发性两类。老年肾病综合征多以原发性为主,不过其中继发性所占构成比却远远大于年轻人肾病综合征比例。因此,老年肾病综合征确诊后,必须仔细寻找系统疾病,如淋巴瘤、多发性骨髓瘤、糖尿病、肾淀粉样变和结缔组织病。如未能将继发性肾病综合征排除,则不能轻易下原发性肾病综合征诊断。

一、病理类型

老年患者的肾病综合征首先要排除继发性原因。根据国外资料分析,主要的继发性肾病综合征的病理类型为糖尿病肾病、淀粉样变。国内的资料也显示,主要的继发性肾病综合征为淀粉样变和糖尿病肾病,分别占老年肾病综合征肾活检患者的 10.66% 和 1.64%,老年患者两者的发病率都明显高于非老年患者。肾脏淀粉样变最常见的原因为免疫球蛋白相关淀粉样变,占所有肾脏淀粉样变患者的 85.9%,常继发于浆细胞疾病、多发性骨髓瘤;其次为 AA 型淀粉样变,约占 7.0%,多与类风湿性关节炎、慢性感染性疾病有关;淀粉样蛋白白细胞趋化因子2(ALECT2)相关的淀粉样变已占到第 3 位,为 2.7%;明确淀粉样物质的主要成分对于确定治疗方案、判断预后以及是否有肾外的沉积都非常重要。

虽然继发性老年肾病综合征患者中糖尿病肾病占有很大比例,但要注意的是并非所有糖尿病患者的肾病综合征都是糖尿病肾病造成的。糖尿病可以合并膜性肾病、微小病变性肾病等原发性肾病综合征;当存在急性肾衰竭、血尿、糖尿病时间较短、无糖尿病视网膜病变等情况下,非糖尿病肾病的可能性较大。

原发性老年肾病综合征病理类型多样,根据国外资料分析,其主要病理类型为膜性肾病和肾小球微小病变、局灶节段性肾小球硬化。国内也报道,膜性肾病是老年肾病综合征最常见的病理类型(56.97%),其次为微小病变(9.02%)。作为最常见的老年肾小球病变,膜性肾病可以占所有肾病综合征的56.97%。约有10%膜性肾病常常继发于肿瘤性疾病,甚至有报道其中40%~45%的患者在发现肿瘤前先出现肾病综合征的表现。有研究发现,超过60岁的患者肿瘤相关性膜性肾病的发病率是9.4%,超过64岁时发病率为24.7%,常见的肿瘤包括:肠道、肺部、胃、胰腺、肾脏、前列腺、皮肤肿瘤。对于超过65岁,有抽烟史的患者,肺癌是最常见的肿瘤。肿瘤可能是膜性肾病的病因,也可能为免疫抑制药所诱发,或者两者同时发生。

另外,在老年肾活检组织中会出现球性或者局灶性肾小球硬化,局灶性肾小管萎缩、管腔扩张,有憩室或囊肿形成,同时可见肾间质灶状纤维化及肾小动脉的玻璃样变等病理改变。在进行肾脏病理诊断时,应该注意鉴别这些病理改变是衰老相关的退行性改变还是疾病引起的特征性病变。

二、临床表现及并发症

(一)临床表现

多以眼睑或下肢水肿起病,卧床较多的患者也可有腰骶部水肿,严重者有胸腔积液、腹腔积液、心包积液。尿检可见尿蛋白,伴或不伴有红细胞,24h尿蛋白定量≥3.5 g;尿蛋白成分可以为选择性也可以为非选择性,AL型淀粉样变患者尿中免疫球蛋白增多,轻链比例倒置,血液检查可有副蛋白血症。血白蛋白的降低程度与蛋白尿的量有关,但也不完全平行。其他血浆蛋白成分如免疫球蛋白、补体、凝血、纤溶有关蛋白、结合蛋白也会发生变化。老年肾病综合征患者常同时合并高血压、糖尿病、脑血管病及冠心病等多种基础疾病,临床上可有其相应表现。

(二)并发症

1.急性肾衰竭

老年人生理功能减退,肾脏调节功能下降,肾间质水肿,肾小管间质损害多见,对容量缺失的耐受性差,出现急性肾衰竭的可能性较高,若患者病情得不到及时有效的控制可能对其生命安全造成威胁。最常见的并发急性肾衰竭的病理类型为肾小球局灶节段硬化,其次为微小病变及膜性肾病。另外,血管炎在老年人中的发病率较高,也是易发生急性肾衰竭的可能原因。发生急性肾衰竭也是进行肾活检的重要指征。

2.感染

肾病综合征患者由于免疫球蛋白丢失,白细胞功能下降,容易发生感染。另外,老年人各个器官存在不同程度的衰老变化,全身免疫反应能力下降,存在感染的高危因素;而激素和免疫抑制药的应用更进一步抑制了机体的免疫功能,导致了老年肾病综合征患者感染发生率的增加,甚至危及生命。

3.血栓和栓塞

肾病综合征由于血液浓缩,血黏度增加、红细胞聚集增加,尿蛋白丢失,高甘油三酯血症,凝血和抗凝血机制的紊乱等,易形成血栓。另外,老年人由于生理因素的影响,活动减少,更易于形成血栓。年龄是血栓栓塞的重要危险因素。大部分的血栓栓塞在诊断肾病综合征6个月后发生。最常发生血栓栓塞的病理类型为膜性肾病。需肾活检的患者,术前停用阿司匹林等抗凝药,肾穿刺术后需要卧床休息等,这些因素使下肢静脉血栓形成的可能性进一步增加。

4.其他

肾病综合征患者由于白蛋白流失、食欲下降、肾功能不全、酸中毒、糖皮质激素使用等因素可能会造成蛋白能量消耗(PEW),使得感染及病死率增加。患者常见有低钙血症,以及微量元素铜、锌、铁等缺乏。老年肾脏的保钠功能明显减退,长期低盐饮食及利尿药的应用可引起低钠血症、低钾血症。

三、诊断

临床表现为水肿,24 h尿蛋白定量≥3.5 g,血白蛋白≤30 g/L,诊断并不困难,但老年肾病综合征的诊断应包括病理诊断。老年并不是肾活检的禁忌证,肾活检对于确定老年肾病综合征患者的病理类型,确定治疗方案及预后,明确是否存在继发性因素均有重要意义。虽然老年肾脏病患者的身体情况差,穿刺过程中的反应性及与医生的配合能力下降,肾活检的难度较年轻人大,但若做好充分的术前准备,医生操作熟练、快速、准确,严重并发症的发生率并不高于年轻人。

老年肾病综合征应注意排查继发性因素,尤其是膜性肾病,因与肿瘤相关,临床可常规进行有关肿瘤的影像学筛查和实验室检查,如胸部 X 线检查、肿瘤标志物、便潜血、男性前列腺超声或女性卵巢超声。但是,对无明显证据者,不建议进行大范围的肿瘤筛查。要常规进行尿蛋白成分检查,观察尿中蛋白及轻链蛋白(κ、λ)成分比例是否正常。老年人肾病综合征的病理标本除了进行常规光镜检查、免疫荧光及电镜检查之外,还应进行特殊染色。对原因不明的老年肾病综合征患者,肾活检应常规进行免疫荧光的轻链蛋白(κ、λ)染色,对光镜标本行刚果红染色并进行电镜检查以除外淀粉样变性病、轻链沉积病、肿瘤相关性肾病等继发性病变等。

四、治疗

(一)治疗思路提示

1.查找原因,明确诊断

肾病综合征作为一组临床症候群具有共同的临床表现、病理生理和代谢变化,在治疗方面亦有共同的规律,即多种肾脏病理损害所致的严重蛋白尿及其相应的一组临床表现,与肾病很相似,故概称为肾病综合征。但肾病综合征只是一个症状诊断名词,临床不应将此作为一个疾病看待。正如"头痛""腹痛"不能作为患者的最后诊断一样,临床上必须找出引起头痛、腹痛的原因,对肾病综合征亦是如此,应尽可能找出其原因,关键是在排除继发的肾小球疾病造成的肾病综合征,如糖尿病肾病、多发性骨髓瘤肾损害及淀粉样变性等。如无以上疾病的线索,可考虑为原发性肾病综合征。对临床上诊断不明确或反复发作及难治性肾病综合征患者,应及早做肾活检,根据病理类型进一步明确诊断,指导治疗,了解预后。

2.重视活检,指导治疗

肾活检病理诊断对明确诊断、指导治疗和判断预后转归都具有十分重要的意义,特别是老年患者更应及早做肾活检。原因如下:

(1)老年病由微小病变引起者比较少,其病理类型多样化,有些类型不宜应用激素和(或)细胞毒性药物进行治疗,而且即使上述药物适合治疗,治疗方案也不尽相同。

(2)激素和细胞毒性药物有一定的不良反应,若根据病理损害情况估计,给予上述药物的益处可能不大,则最好不用。

(3)根据不同的病理类型,要求治疗后达到的标准也有所区别,如对微小病变型要求完全缓解,而对膜性肾小球肾炎只要求能保持肾功能不再恶化或部分缓解即可。由于治疗目标的不同,故激素的剂量、用法、疗程和是否并用细胞毒性药物等,均有所不同。

(4)目前,临床上对各种不同病理类型的治疗方案已经具备,患者年龄越大,越要根据肾活检结果拟订治疗方案,因为其病理类型越复杂,激素治疗无效者越多见,激素的不良反应亦多见。

(5)肾活检能发现原发性或继发性肾小球疾病是否并发其他肾小球病损。因此,在临床上对肾脏进行活检并区分其病理类型要引起足够的重视,这是提高治疗效果、缩短疗程的一个重要措施。

3.激素治疗,有的放矢

应用激素是治疗肾病综合征的一个重要措施,但并非所有肾病综合征患者都适用激素治疗。临床应根据肾活检的病理类型决定是否应用激素,如病理改变为轻度系膜增生性肾炎、早期膜性肾病者,激素治疗可能有效;而对膜增值型及局灶节段硬化者,单纯激素治疗则可能很少有效或无效。因此,不要见到大量蛋白尿就盲目应用激素治疗,首先要看是否有使用激素的适应证,若有则要做进一步相应的检查,看是否有使用激素的禁忌证;用药前必须排除结核病、糖尿病、精神病及严重的潜在感染。一般选用中效类制剂如强的松,要按照"使用宜早,首量宜足,撤减宜慢,维持宜长"的方案用药。首剂量不足或减量过快,都有可能导致病情迁延不愈或复发。应用激素治疗肾病综合征的目的不仅仅是为了使蛋白尿转阴,还应该考虑到巩固疗效,防止复发,故首量宜足,而6～8周大剂量强的松疗程是鉴定肾病综合征对激素是否有效的一个可靠方法。用药后无论蛋白尿是否转阴均应该继续应用6～8周。有效者逐渐减量,无效者可以在短期内撤完。减药或停药后半年内患者可出现急性肾上腺皮质功能不全,应引起足够的重视。

4.撤减激素,防止反跳

在撤减激素的过程中病情出现反跳现象是十分常见的,也是影响激素治疗肾病综合征效果的一个重要原因,特别是治疗难治性肾病时,防止反跳是提高肾病综合征治疗效果的一个重要课题。首先要按照"使用宜早,首量宜足,撤减宜慢,维持宜长"的原则应用激素,撤减的过程一定要规律、缓慢。其次要中西医结合,应用中药抑制激素的反跳和不良反应,二者相辅相成。一般而言,随激素的剂量的变化,即首剂量、减量、维持量、停用,机体也会相应出现阴虚、气阴两虚、阳虚、阴阳两虚的病理改变。因此,在应用激素初期出现阴虚火旺的证候时可以加用知母、黄柏、生地黄、女贞子、旱莲草、地骨皮、牡丹皮等以滋阴降火;在激素减量过程中应根据辨证酌情应用黄芪、党参、生地黄、熟地黄、麦冬、女贞子、旱莲草、牡丹皮、枸杞子、菟丝子等以益气滋阴;在激素维持阶段宜重用菟丝子、补骨脂、巴戟天、淫羊藿、肉苁蓉等以温补肾阳;在激素停用期应阴阳双补。如此中西医有机结合,可以明显提高疗效,降低反跳率。

5.中西结合,坚持治疗

肾病综合征病程较长,复发率比较高。因此,首先要树立战胜疾病的信心,坚持治疗。其次要坚持中西医结合治疗。特别是一些难治性肾病综合征、激素依赖性肾病综合征,单纯西药治疗往往不能取得理想的疗效。而采用中西医结合的方法治疗肾病综合征,不仅扩大了治疗途径且临床实践也证实取得了可喜的疗效,被国内首肯为目前较为理想的治疗方案。在应用激素、细胞毒类药物和免疫增强剂的同时,结合中医学的辨证论治,不仅能拮抗激素、细胞毒类药物的不良反应,减少并发症以及撤减激素后的反跳现象,而且能够缩短西药的应用时间,提高肾病综合征对激素的敏感性,预防感染,增强机体免疫力,减少复发,提高治愈率。叶任高应用中西医结合治疗成人常复发性肾病综合征,并与单纯西医治疗该病对照,结果中西医结合组缓解率为 100%,而单纯西医组仅为 53.1%,中医组的复发率和不良反应发生率显著低于西医组。常用的中西医结合方法有:①辨证分型加西药。②分期辨证配合西药治疗。③中药基本方配合西药。④西药配合食疗等。

(二)一般治疗

1.休息

严重水肿、胸腹水时应卧床休息,水肿消退且一般情况好转后,可起床活动。

2.饮食

(1)高质量蛋白饮食:临床应该以富含必需氨基酸的优质动物蛋白为主,其摄入量为 1 g/(kg·d),同时摄入非蛋白热量 33 kcal。可以有效缓解负氮平衡和改善低蛋白血症。但如果肾病综合征患者已有氮质血症,则应适当限制蛋白摄入量,可增加必需氨基酸量以补充机体对蛋白质的需要。

推荐低蛋白饮食,认为蛋白质摄入量应少于 1 g/(kg·d),但是否能真正缓解肾脏疾病,尚无可信依据。当然,低蛋白饮食可以减少尿蛋白,通过动物实践和对肾病综合征患者的观察发现,低蛋白饮食仅能引起白蛋白合成的轻微下降,使尿蛋白量明显减少,但血浆白蛋白水平有轻度升高。

(2)低脂高纤维素饮食:为减轻高脂血症,应该少进食富含饱和脂肪酸的饮食,如动物油脂;应多吃富含多聚不饱和脂肪酸的饮食,如植物油、鱼油等,以及富含可溶性纤维素的饮食,如燕麦、豆类等。

(3)低盐饮食:水肿时应予以低盐饮食,一般应低于 3 g/d。

（三）对症治疗

1.利尿消肿

（1）应用利尿药。

噻嗪类利尿药：氢氯噻嗪片 25 mg，3 次/d，口服。长期服用应防止低钾、低氯血症碱中毒，可与保钾利尿药合用。

保钾利尿药：氨苯蝶啶片 50 mg，3 次/d，口服；或螺内酯 20 mg，3 次/d，口服。

襻利尿药：呋塞米 20～120 mg/d 或丁尿胺 1～3 mg/d，分次口服或静脉注射。

渗透性利尿药：低分子右旋糖酐或 706 代血浆，500 mL，静脉滴注，隔日 1 次。但当尿量小于 400 mL/24h 时应慎用。以防止诱发"渗透性利尿"，导致急性肾衰竭（ARF）。

（2）提高血浆胶体渗透压：可以酌情静脉输注血浆或血浆白蛋白，以达到利尿效果。但是给患者输入蛋白质制剂并不能解决患者从尿中丢失蛋白质的问题，也不可能充分补充其所缺的蛋白质，而且输入的血清白蛋白在 1～2 d 即被代谢，只能维持很短的疗效。有学者提出正确输注血清白蛋白的适应证：肾病综合征患者有严重的全身水肿，而静脉注射呋塞米不能达到利尿消肿目的者；使用呋塞米利尿后，出现血浆容量不足者。静脉滴注白蛋白，然后给予利尿药，常可以有效利尿。临床上可以先静脉滴注 10% 人体白蛋白 100 mL 或同型冻干血浆 200 mL，然后立即用呋塞米 100～300 mg 加入 25% 葡萄糖注射液 40 mL 中缓慢推注，常能达到较好的利尿效果。需要指出的是，血浆制品不可以输注过多过频，否则可影响激素等药物的疗效，甚则损害肾功能，有人称为"蛋白超负荷性肾病"；有心功能不全者，输入白蛋白，可以使有效血容量迅速增加，有导致左心衰竭的危险性，应予以高度警惕。

临床上常以噻嗪类利尿药并用保钾利尿药作为基础利尿药，二者并用可以提高利尿效果，减少钾代谢紊乱。无效时可以改为渗透性利尿药并用襻利尿药治疗。在静脉输注渗透性利尿药、血浆、白蛋白后，再静脉注射襻利尿药常可以获得比较理想的利尿效果。但利尿不可以过快过猛，以免造成血容量不足，形成血栓。

2.减少尿蛋白

持续性大量蛋白尿本身就可以导致肾小球的高滤过，加重肾小球病变，促进肾小球硬化。因此，对症性地减少尿蛋白的排泄，有时也有必要。

（1）非类固醇消炎药：常用吲哚美辛和布洛芬口服。它们能抑制前列腺素的合成，从而减少肾小球血流量和滤过率而起效，但对肾病不利，故现已少用。

（2）血管紧张素转换酶抑制药：常用卡托普利片（巯甲丙脯酸、开搏通）及血管紧张素Ⅱ受体拮抗药。卡托普利片剂量从 6.25 mg/次开始，逐渐增至 25 mg/次，3 次/d，口服。对难治性肾病综合征有降低蛋白尿和保护肾功能的作用，可以作为常规用药。但对肾功能不全的患者，在服药期间要警惕高血钾的发生。

（四）主要治疗——抑制免疫与炎症

1.糖皮质激素治疗

该药可以通过抑制免疫、抑制炎症、抑制醛固酮和抗利尿激素分泌，从而发挥其治疗效果。激素的应用最好在肾活检的指导下进行，因为根据不同的肾脏病理组织类型，采用不同的治疗方案，可以收到比较理想的效果。从临床实践经验看，临床表现为类脂性肾病（多为微小病变）

者,对激素治疗敏感;而临床表现带有慢性肾炎征象者,伴持续性高血压、血尿、氮质血症等,即肾炎肾病综合征,则激素治疗仅对部分病例有效。中山医科大学肾病研究所资料显示,肾病综合征患者如有下述情况者,激素治疗的效果大多不够理想:①持续性血肌酐升高。②持续性高血压。③选择性蛋白尿的情况差。④纤维蛋白降解产物(FDP)较高。⑤较严重的镜下血尿。⑥年龄超过 45 岁,病程超过 6 个月。临床观察也显示,大多数老年肾病综合征患者对激素治疗不如年轻人敏感。

用激素治疗肾病综合征有多种方案,但目前国内多主张:

(1)起始用量要足。如以泼尼松为例,起始量应为 1~1.5 mg/(kg·d),共服用 8~12 周。足量激素治疗肾病综合征有利于诱导疾病缓解,临床称为大剂量激素疗法。有肝功能损害者可以直接选用泼尼松龙或氟美松(地塞米松),剂量等量换算。近年来国际上多数学者的意见,采用清晨一次性顿服比较好,因为这样才符合皮质激素分泌的昼夜规律,从而减轻激素的不良反应。对难治性肾病综合征,一般不进行激素冲击疗法(即使用超大剂量的激素静脉滴注),因有并发感染和钠、水潴留的危险。

(2)撤减激素要慢。有效病例每 2~3 周减原用量的 10%,一般每周减 5 mg,当减至 20 mg/d 左右时疾病容易反跳,应当注意。

(3)维持用药要久。最后以最小有效剂量 10~15 mg/d 作为维持量,可改为 2 d 药量、隔日清晨顿服,再服用半年至一年或更久。

依据激素对肾病综合征的反应,可将肾病综合征分为"激素敏感型"(用药 12 周内肾病综合征缓解)、"激素依赖型"(激素减量到一定程度即复发)和"激素无效型"。

2.细胞毒药物治疗

(1)环磷酰胺:100 mg/d 或 2 mg/(kg·d),分 1~2 次服用;或 200 mg 静脉注射。累计量为 6~8 g 后停药。应注意监测其不良反应。

(2)盐酸氮芥:不良反应严重,现已经很少应用,但在其他细胞毒性药物无效的情况下可以考虑应用。

(3)其他:如苯丁酸氮芥、硫唑嘌呤、长春新碱和塞替派均有一定的效果。虽然毒性较小,但疗效也不如盐酸氮芥。

3.环孢素 A 治疗

该药有选择性地抑制 T 辅助细胞和 T 细胞毒效应,故近年来开始试用其治疗激素及细胞毒药物无效的难治性肾病综合征。用量为 5 mg/(kg·d),分 2 次口服,服用 2~3 个月后缓慢减量,共服半年左右。服药期间须监测血药浓度,其谷值应维持在 100~200 mg/mL。此药价格昂贵,不良反应大,停药后病情容易复发,均限制了它的广泛应用。

4.免疫刺激剂治疗

(1)左旋咪唑可以刺激 T 细胞功能,加强免疫调节,用于治疗难治性肾病综合征有一定的效果。用量为 2.5 mg/kg,1 周 2 次至 1 次/d,用药 1~18 个月,总有效率 60% 左右。

(2)应用卡介苗治疗难治性肾病综合征,不仅临床疗效明显,而且可以改善淋巴及单核吞噬细胞功能。

（五）并发症的治疗

1.感染

用激素治疗肾病综合征时,不宜合用抗菌药物,后者不但不能防治感染,而且容易诱发霉菌和细菌双重感染。若出现感染,应及时选择敏感、强效且无肾毒性的抗菌药物积极治疗。严重感染难以控制时是否减少激素用量,应根据具体情况决定。

2.血栓及栓塞

因为老年患者有较高血栓及栓塞性并发症发生概率,故目前抗凝治疗也被作为一种治疗肾病综合征的手段而应用于临床。当肾病综合征患者出现明显的血液浓缩、血脂升高,并应用大量皮质激素及利尿药时,可短期应用小剂量抗凝药,以提高治疗效果,减少血栓并发症的发生。临床首选肝素,其次为华法林。肾病综合征的高凝指标有纤维蛋白原升高、血小板数增高、凝血时间缩短以及血、尿 FDP 增高等。患者血浆白蛋白低于 20 g/L,伴有肾静脉血栓形成或是肾病综合征由膜性肾病引起者,肝素剂量一般为 100 mg,2 次/d 或肌内注射 40 mg。也有人使用肝素 100 mg 溶于 10%葡萄糖注射液中持续静脉注射 8～10 h 的方法。如需要长期抗凝治疗时,可口服华法林,初次用量 5～10 mg/d,2～3 d 后减量至 2～4 mg/d,应根据凝血酶原时间调整剂量。其他如藻酸双酯钠、阿司匹林等均可配合选用。若血栓、栓塞已经形成,应立即采用促纤溶疗法,给药越及时越好,6 h 内效果最好,但 3 d 内仍可望有效。常用的溶栓药物有尿激酶、链激酶和纤溶酶(蛇毒),均有较好的溶解血栓的作用。尿激酶常用剂量 18000 IU,静脉注射,2 次/d,连用 5 d;或 12000～20000 IU,加入 5%～10%葡萄糖注射液 250～500 mL,静脉滴注,4～6 h 滴完,1 周为 1 疗程。当肾病综合征患者并发肾动脉或其他部位动、静脉血栓形成时,在发病后 36 h 内通过动脉导管给予链激酶或尿激酶,开始用量为 250000 IU,30 min 后每小时给 100000 IU,在 24 h,48 h,72 h 分别进行血管造影,可显示是否通畅。因此,一旦发现较大的动、静脉血栓形成,应立即在局部应用促纤溶药物溶解血栓,可以收到良好的治疗效果。近年来,也有报道使用蝮蛇抗栓酶治疗取得了较好的疗效。国产蝮蛇抗栓酶中含有两种成分,即纤溶及抗凝血酶原。作为溶栓疗法主要是应用前者,一般用量为 0.25 U 溶于 5%葡萄糖注射液 250 mL 中,缓慢滴注,3 周为 1 疗程。

3.急性肾衰竭

老年肾病综合征患者出现 ARF 并不少见,应及时给予正确处理,否则将危及生命。主要措施如下。

(1)血液透析。可维持生命,并在补充血浆制品后适当脱水,以减轻肾间质水肿。

(2)积极治疗基础病。常用甲基泼尼松龙冲击疗法,0.5～1.0 g 溶于 200 mL 等渗葡萄糖注射液中,静脉滴注,每日或隔日 1 次,一般用 6～9 次。治疗后若有明显钠、水潴留,则进行透析超滤脱水。

(3)对袢利尿药仍有效者,应积极给予,以冲刷掉阻塞肾小管的管型。

(4)口服碳酸氢钠碱化尿液,减少管型的形成。

4.蛋白质及脂肪代谢紊乱

可采取饮食疗法、口服降脂药、纠正低蛋白血症等措施。尽管在 NS 缓解之前要彻底纠正代谢紊乱几无可能,但仍要采取积极的措施将紊乱降低到最小限度。

（六）中西医结合治疗

1.复方丹参注射液加激素疗法

复方丹参注射液 16 mL,加入 10％葡萄糖注射液 500 mL,静脉滴注,1 次/d;配合应用强的松口服,20 d 为 1 疗程。并予以对症治疗。共治疗 NS 患者 33 例,结果完全缓解 23 例,占70％;部分缓解 8 例,占 24％。

2.激素冲击加中药阶段疗法

(1)激素冲击疗法:使用超大剂量激素静脉注射,一般选用地塞米松 50～100 mg 加入10％葡萄糖注射液 300 mL,1 h 内静脉滴注完毕,1 次/d,连用 3 d。如激素冲击后尿蛋白未转阴,1 周后可以重复用药 1 次,一般不超过 3 个疗程。激素冲击间隔期间或疗程结束后再以强的松 30～60 mg,晨起顿服,4 周后开始减量,一般每次减原量的 10％,1～2 周减量 1 次,当减至 5～10 mg,减量宜慢,激素需维持 1～1.5 年。

(2)中药分阶段治疗:激素诱导阶段的治疗以养阴补肾、活血解毒为主,药用生地黄、玄参、山药、知母、女贞子、旱莲草、黄芪、防己、丹参、益母草、红花、何首乌、金银花、连翘、地骨皮等。激素减量阶段治疗以益肾活血为主,药用生地黄、熟地黄、山茱萸、黄芪、泽泻、怀牛膝、白术、防风、肉桂、益母草、丹参等。激素维持阶段治疗以平补阴阳为主,常用六味地黄丸、知柏地黄丸、金匮肾气丸等中成药维持治疗。

运用本法治疗原发性肾病综合征患者 32 例,临床治愈 25 例,占 78.1％;好转 3 例,占9.4％;部分缓解 2 例,占 6.3％;无效 2 例,占 6.3％;总有效率为 93.7％。

3.中西医结合治疗成人常复发性原发性肾病综合征

对照组采用激素标准疗程:强的松首剂量每日 1 mg/kg,清晨空腹 1 次顿服,服用 8 周后,逐渐减量,每周减 10％,到每日 0.5 mg/kg(小剂量),并将 2 d 药量改为隔日顿服,用药 6～8个月,然后按每周减 10％而逐渐减至维持量,即隔日 0.4 mg/kg,持续服 1～1.5 年。潘生丁50 mg,3 次/d。维生素 E 胶囊 50 mg,3 次/d。在服用小剂量强的松时加用环磷酰胺(CTX),隔日 200 mg,加 0.9％氯化钠注射液 40 mL,静脉注射,总剂量为 150 mg/kg。

治疗组除用上述药物外,还按中医辨证和辨病加用中药。

(1)脾肾阳虚型,治宜温阳实脾,方选真武汤加减(熟附子、白芍各 10 g,茯苓 15 g,白术、泽泻各 12 g,带皮槟榔 20 g)。

(2)脾肾气虚型,治宜益气健脾,方用防己黄芪汤加减(生黄芪 30 g,防己、白术、山茱萸各12 g,茯苓、党参、山药各 15 g)。

(3)阴虚湿热型,治宜养阴清热利湿,方选六味地黄丸加减(生地黄、茯苓、泽兰各 15 g,山药、牡丹皮、泽泻、山茱萸、知母各 12 g,益母草 30 g)。

(4)水瘀交阻型,治宜活血利水,方选大黄䗪虫丸加减(酒制大黄、水蛭、虻虫各 10 g,赤芍各 15 g,桃仁、红花各 12 g,益母草 30 g)。易患感冒者,加用玉屏风散,在服用 CTX 时,若出现消化道反应,加服二陈汤。

共治疗成人常复发性原发性肾病综合征 57 例,经与西医对照组比较和进行远期疗效观察,发现中西医结合组(治疗组)远期完全缓解率为 68.4％,对照组为 21.1％,两组比较有高度统计学意义($P<0.001$);治疗组 5～15 年的复发率为 18.7％,对照组为 52％,治疗组明显低于

对照组（$P<0.01$）；治疗组不良反应发生率为 26.3％，对照组为 63.2％，治疗组明显低于对照组（$P<0.001$），提示中西医结合治疗成人常复发性肾病综合征的疗效优于单纯应用西药治疗者。

第四节　老年慢性肾衰竭

由于各系统器官衰老和功能减退，老年人患慢性肾衰竭（CRF）者较多见。据报道，老年 CRF 发病率为人群的 1.7％，其他年龄组仅 0.8％，血液透析患者中年龄＞60 岁者占 35％。随着老年人口数量的增加，人口平均寿命的延长，老年 CRF 的患病率有进一步增加的趋势。

一、病因

近年来，老年 CRF 的病因中由继发性肾脏疾病引起的比例有所增加，为 50％～60％。其中，以高血压肾小动脉硬化所致肾硬化最常见；而糖尿病所致的 CRF 在西方发达国家显著增多，是导致老年人 CRF 的第二位病因；其他如间质性肾炎、梗阻性肾病、血管炎等也较为常见。老年 CRF 病因的另一个突出特点是缺血性肾病较成人明显增多（4.4％ vs 0.8％）。缺血性肾病主要由动脉粥样硬化或胆固醇栓塞引起。

二、临床表现

老年 CRF 的临床表现与年轻人相似，但有其自身特点。老年人由于意识障碍，主动摄取不足，加上不适当的治疗如利尿等，因此脱水、电解质紊乱为最常见诱因。其他如感染，心力衰竭，药物尤其是抗菌药物、非甾体抗炎药等诱发者也较多见。

老年 CRF 临床表现多不典型，常隐匿起病而被忽视，往往因其他系统疾病就诊时发现肾功能已至慢性肾功能不全或某些诱因导致肾功能迅速恶化而被发现。

（一）胃肠道表现

消化系统症状是老年 CRF 患者最早和最常见的症状，常表现为食欲缺乏、恶心、呕吐、腹胀、腹泻，严重者伴有消化道出血。消化道症状的产生可能与尿毒症毒素刺激胃肠黏膜以及水、电解质紊乱和酸碱失衡等有关。

（二）心血管系统

老年 CRF 患者心血管系统并发症较多见。常见的并发症主要为冠状动脉粥样硬化性心脏病、充血性心力衰竭、心肌病、高血压、心律失常、心搏骤停等，严重者可有大量心包积液、积血，病程长者可有粘连性心包炎。

（三）血液系统

贫血是尿毒症的必有症状。老年患者常合并营养不良，贫血往往较重，有的患者还可由贫血导致冠状动脉供血不足而出现频繁心绞痛和心力衰竭。少数患者可因血小板及某些凝血因子活性降低，而表现为出血倾向，以胃肠道出血多见。

（四）神经、肌肉系统

老年 CRF 患者神经精神症状突出，除了具有尿毒症神经系统常见表现如疲劳、失眠、乏力、注意力不集中外，突出表现为性格改变，幻视幻觉，严重者可出现谵妄、昏迷、癫痫样发作。晚期常有周围神经病变，感觉神经较运动神经病变显著，最常侵犯下肢远端，呈现肢端袜套样分布的感觉丧失。

(五)呼吸系统

老年患者肺活量较年轻人降低且常患慢性阻塞性肺疾病等，出现急性肺水肿和(或)肺部感染时极易致低氧血症，严重时出现呼吸衰竭。肺部 X 线检查典型者常表现为"尿毒症肺"。

(六)肾性骨病

老年患者的 1α 羟化酶活性下降，导致 1,25-二羟维生素 D_3 的生成明显减少，钙吸收不足，骨质丢失，可致骨质疏松、骨软化、纤维性骨炎或骨硬化等。由于 GFR 下降，血磷水平升高，甲状旁腺素(PTH)分泌增加，出现继发性甲状旁腺功能亢进，可加重肾性骨营养不良。

(七)营养不良

随着年龄增长，老年人味蕾数量减少，消化道功能减退，极易出现消化不良，加之尿毒症毒素引起的食欲下降、厌食、恶心、呕吐等的影响，使老年 CRF 患者营养不良显得尤为突出。由于营养不良和免疫功能低下，患者易被感染，常见为呼吸道和泌尿道感染，皮肤感染也很常见，容易发展为败血症。

(八)水、电解质紊乱

由于老年人体液容量占体重的 $45\%\sim59\%$，加上老年人口渴感明显减退，肾小管对血管升压素反应性降低，因而老年 CRF 者脱水较年轻人相对多见。老年人肾小管的浓缩与稀释功能减退，易出现高钠血症或低钠血症。钾代谢紊乱既可表现为高钾血症，也可表现为低钾血症；由于钙磷代谢紊乱，可出现高磷血症和低钙血症。

(九)代谢性酸中毒

老年 CRF 患者由于肾脏酸化功能和排泄酸性代谢产物障碍，常发生代谢性酸中毒，多表现为恶心、呕吐，严重时可出现呼吸深大甚至昏迷。

三、诊断

患者具有慢性肾脏病史，出现上述 CRF 症状，并行肾功能检查后，诊断一般没有困难。老年 CRF 往往起病隐匿，进展缓慢，易误诊和漏诊。由于老年人肌肉量减少，内源性肌酐不足，尤其在营养缺乏时，血肌酐上升幅度不如年轻患者高，所以老年患者血肌酐水平并不能完全真实反映其实际肾功能水平。此外，约有 20% 的老年 CRF 患者存在可逆因素，应积极寻找可逆因素并给予治疗，不应草率诊断为慢性肾功能不全。

四、治疗

许多研究结果表明，如果诊断正确，治疗措施得当，老年 CRF 患者在治疗后仍可得到与年轻人同样满意的疗效。治疗一般包括以下几个方面。

(一)寻找促使肾功能恶化的因素

促进肾功能恶化的主要因素有：①血容量不足。②感染，以呼吸道和泌尿道感染最为常见。③严重高血压。④尿路梗阻，前列腺肥大者多见。⑤慢性心力衰竭和严重心律失常。⑥肾毒性药物的使用，最常见于氨基糖苷类抗菌药物和 X 线造影剂。⑦急性应激状态。⑧高钙血症、高磷血症或转移性钙化症。

（二）药物治疗

1.纠正酸中毒和水、电解质紊乱

（1）纠正代谢性中毒：主要为口服碳酸氢钠，轻者 1.5～3.0 g/d 即可；中、重度患者 3～15 g/d，必要时可静脉输入。可将纠正酸中毒所需之碳酸氢钠总量分 3～6 次给予，在 48～72 h 或更长时间后基本纠正酸中毒。对有明显心衰的患者，要防止碳酸氢钠输入量过多，输入速度宜慢，以免心脏负荷加重；也可根据患者情况同时口服或注射呋塞米 20～200 mg/d，以增加尿量，防止水钠潴留。

（2）水、钠紊乱的防治：为防止出现水、钠潴留需适当限制钠摄入量，一般氯化钠摄入量不应超过 8 g/d。有明显水肿、高血压者，钠摄入量限制在 2～3 g/d（氯化钠摄入量 5～7 g/d），个别严重病例可限制为 1～2 g/d（氯化钠 2.5～5 g/d）。也可根据需要应用祥利尿药（呋塞米、布美他尼等，呋塞米每次 20～200 mg，2～3 次/d）。噻嗪类利尿药及保钾利尿药对中、重度 CRF 患者避免应用，因此时疗效甚差，并可致药物蓄积。对严重肺水肿急性左心衰竭者，常需及时给予血液透析或持续性血液滤过，以免延误治疗时机。

对轻、中度低钠血症，一般不必积极处理，而应分析其不同原因，只对真性缺钠者谨慎补充钠盐。对严重缺钠的低钠血症者，也应逐渐纠正低钠状态。对"失钠性肾炎"患者，因其肾脏失钠较多，故需要积极补钠，但这种情况比较少见。

（3）高钾血症的防治：首先应积极预防高钾血症的发生。当 GFR<25 mL/min 时，应适当限制钾摄入；当 GFR<10 mL/min 或血清钾水平>5.5 mmol/L 时，则应更严格地限制钾摄入。在限制钾摄入的同时，还应注意及时纠正酸中毒，并适当应用利尿药（呋塞米、布美他尼等），增加尿钾排出。

对已有高钾血症患者，还应采取更积极的措施：①积极纠正酸中毒，除口服碳酸氢钠外，必要时（血钾>6 mmol/L）可静脉给予碳酸氢钠 10～25 g，根据病情需要 4～6 h 后还可重复给予。②给予祥利尿药，静脉或肌内注射呋塞米 40～80 mg（或布美他尼 2～4 mg），必要时将呋塞米剂量增至每次 100～200 mg，静脉注射。③应用葡萄糖-胰岛素溶液输入（葡萄糖 4～6 g 中，加胰岛素 1 单位）。④口服聚磺苯乙烯，一般每次 5～20 g，3 次/日，增加肠道钾排出；其中以聚苯乙烯磺酸钙更为常用，因为离子交换过程中只释放出钙，不释放出钠，不导致增加钠负荷。⑤对严重高钾血症（血钾>6.5 mmol/L），应及时给予血液透析治疗。

2.高血压的治疗

对高血压进行及时、合理的治疗，不仅是为了控制高血压的症状，也是为了保护心、肾、脑等靶器官。ACEI、ARB、钙通道拮抗药（CCB）、祥利尿药、β 受体拮抗药、血管扩张药等均可应用，以 ACEI、ARB、CCB 应用较为广泛。一般透析前患者应控制血压 130/80 mmHg 以下，维持透析患者血压不超过 140/90 mmHg。ACEI 及 ARB 有使钾升高及一过性血肌酐升高的作用，在使用过程中，应注意观察血清钾和肌酐水平的变化。

3.贫血的治疗和重组人促红细胞生成素(rHuEPO)的应用

如排除失血、造血原料缺乏等因素,血红蛋白(Hb)<100 g/L 可考虑开始应用 rHuEPO 治疗。一般开始用量为每周 80～120 U/kg,分 2～3 次(或每次 2000～3000 U,每周 2～3 次),皮下或静脉注射,并根据患者 Hb 水平、Hb 升高速率等调整剂量;以皮下注射更为理想,既可达到较好疗效,又可节约用量(1/4～1/3)。对透析前患者,目前趋向于小剂量 rHuEPO 疗法(2000～3000 U,每周 1～2 次),疗效佳,不良反应小。Hb 上升至 110～120 g/L 即达标,不建议维持 Hb>130 g/L。在维持达标的前提下,每个月调整用量 1 次,适当减少 rHuEPO 用量。个别透析患者 rHuEPO 剂量可能需要有所增加(每次 3000～4000 U,每周 3 次),但不应盲目加大剂量,而应当首先分析影响 rHuEPO 疗效的原因,有针对性地调整治疗方案。

功能性缺铁是影响 rHuEPO 疗效的重要原因。在应用 rHuEPO 时,应同时重视补充铁剂。口服铁剂有琥珀酸亚铁、硫酸亚铁等,但部分透析患者口服铁剂吸收较差,常需经静脉途径补充铁。

除非存在需要快速纠正贫血的并发症(如急性出血、急性冠脉综合征等),慢性肾衰竭贫血患者通常无须输注红细胞治疗。因其不仅存在输血相关风险,而且可导致致敏状态影响肾移植疗效。

4.低钙血症、高磷血症和肾性骨营养不良的治疗

GFR<30 mL/min 时,除限制磷摄入外,可应用磷结合剂口服,如碳酸钙(含钙 40%)、醋酸钙(含钙 25%)、司维拉姆、碳酸镧等。碳酸钙一般每次 0.5～2 g,每日 3 次,餐中服用效果最好。对明显高磷血症(血磷>2.26 mmol/L)或血清钙浓度升高者,则应暂停应用含钙磷结合剂,以防止转移性钙化的加重。司维拉姆、碳酸镧为新型不含钙的磷结合剂,可有效降低血磷水平而不增加血钙水平。

对明显低钙血症患者,可口服骨化三醇,0.25 μg/d,连服 2～4 周;如血钙和症状无改善,可将用量增加至 0.5 μg/d;对血钙不低者,则宜隔日口服 0.25 μg。凡口服骨化三醇的患者,治疗中均需要监测血钙、磷、PTH 浓度,使透析前患者血全段甲状旁腺激素(iPTH)保持在 35～110 pg/mL(正常参考值为 10～65 pg/mL);维持性透析患者血 iPTH 保持在 150～300 pg/mL。

5.防治感染

平时应注意预防各种病原体感染。抗菌药物的选择和应用原则,与一般感染相同,但剂量需要根据 GFR 水平调整。在疗效相近的情况下,应选用肾毒性最小的药物。

6.高脂血症的治疗

透析前患者与一般高血脂患者治疗原则相同,应积极治疗。但对维持透析患者,高脂血症的标准宜放宽,血胆固醇水平保持在 6.5～7.8 mmol/L(250～300 mg/dL),血甘油三酯水平保持在 1.7～2.3 mmol/L(150～200 mg/dL)为宜。

7.口服吸附疗法和导泻疗法

口服氧化淀粉、活性炭制剂或大黄制剂等,均是应用胃肠道途径增加尿毒症毒素的排出。这些疗法主要应用于透析前患者,对减轻氮质血症起到一定辅助作用,但不能依赖这些疗法作为治疗的主要手段,同时需注意这些疗法有导致营养不良,加重电解质紊乱、酸碱平衡紊乱的可能。

8.其他

①糖尿病肾衰竭患者随着 GFR 下降,因胰岛素灭活减少,需相应调整胰岛素用量,一般应逐渐减少。②高尿酸血症:有研究显示别嘌醇治疗高尿酸血症有助于延缓肾功能恶化,并减少心血管疾病风险,但需大规模循证医学证据证实。③皮肤瘙痒:口服抗组胺药物,控制高磷血症及强化透析,对部分患者有效。

(三)替代治疗

随着透析技术和医疗水平的提高,高龄已不再是透析的禁忌证。老年人接受透析治疗的疗效与其他年龄组差异并不大,其并发症的出现也可以减少到一定程度。由于老年人生理系统老化及系统性疾病的存在,需要警惕心血管并发症及感染的发生。

1.血液净化

血液透析(HD)和腹膜透析(PD)均可获得满意疗效,但也存在一定差异。在对老年患者选择透析方式时应考虑到医学与精神因素。有广泛的血管疾病和不能维持功能性血管的患者,进行 HD 可能会因液体及电解质的快速波动出现低血压和心律失常,此时应选择对心血管影响较小的维持性腹膜透析(CAPD);但对那些身体状况及家庭环境不适宜自理的患者来说,HD 是一种较好选择。

2.肾移植

在 20 世纪 80 年代以前,普遍认为 60 岁以上老年患者因感染及心血管并发症发生率较高不宜接受肾移植。然而自 1982 年以来,随着新型免疫抑制药环孢素的应用,欧美国家对老年终末期肾衰竭患者开展了肾移植的初步尝试。结果表明,老年 CRF 肾移植患者 5 年生存率与进行血透治疗者相同,故有学者认为 55～75 岁的老年 CRF 患者也可选择肾移植。

参考文献

[1]田淇第,陈爱武,张其昌.消化系统慢性病诊断与治疗[M].郑州:河南科学技术出版社,2021.

[2]王吉耀,葛均波,邹和建.实用内科学[M].北京:人民卫生出版社,2021.

[3]王建祥.血液系统疾病诊疗规范[M].北京:中国协和医科大学出版社,2020.

[4]毕丽岩.呼吸内科学高级医师进阶[M].北京:中国协和医科大学出版社,2020.

[5]王朝晖.消化内科急危重症救治手册[M].郑州:河南科学技术出版社,2019.

[6]林曙光.心脏病学进展2019[M].北京:科学出版社,2019.

[7]叶本兰.循环系统[M].厦门:厦门大学出版社,2019.

[8]葛均波,方唯一.现代心脏病学进展2018[M].北京:科学出版社,2018.

[9]谭松.消化系统疾病临床诊断与治疗[M].昆明:云南科技出版社,2018.

[10]沈悌,赵永强.血液病诊断及疗效标准[M].北京:科学出版社,2018.

[11]刘又宁.呼吸内科学高级教程[M].北京:中华医学电子音像出版社,2016.

[12]陈灏珠.实用心脏病学[M].上海:上海科学技术出版社,2016.

[13]徐长福,魏强.泌尿系统[M].北京:人民卫生出版社,2015.

[14]李卓江.内科临床思维[M].贵阳:贵州科技出版社,2015.

[15]田德安.消化疾病诊疗指南[M].北京:科学出版社,2013.

图书在版编目（CIP）数据

内科常见疾病临床诊治概要 / 俞婧佳等主编. —长沙：
中南大学出版社，2024.8
ISBN 978-7-5487-5604-0

Ⅰ．①内… Ⅱ．①俞… Ⅲ．①内科—常见病—诊疗
Ⅳ．①R5

中国国家版本馆 CIP 数据核字（2023）第 205987 号

内科常见疾病临床诊治概要

NEIKE CHANGJIAN JIBING LINCHUANG ZHENZHI GAIYAO

俞婧佳　袁茜　伍炯星　白焕强　主编

□出 版 人　林绵优
□责任编辑　陈　娜
□责任印制　李月腾
□出版发行　中南大学出版社
　　　　　　社址：长沙市麓山南路　　　　邮编：410083
　　　　　　发行科电话：0731-88876770　　传真：0731-88710482
□印　　装　广东虎彩云印刷有限公司

□开　　本　787 mm×1092 mm　1/16　□印张 16.25　□字数 378 千字
□版　　次　2024 年 8 月第 1 版　　□印次 2024 年 8 月第 1 次印刷
□书　　号　ISBN 978-7-5487-5604-0
□定　　价　89.00 元